栄養科学イラストレイテッド
微生物学

改訂第2版

編/大橋典男

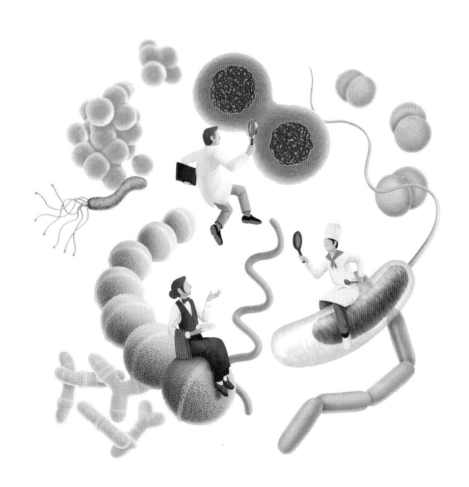

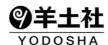
羊土社
YODOSHA

改訂第2版の序

　本書の初版の序文を執筆していた2020年1月上旬，その直後から「新型コロナウイルス感染症（COVID-19）」が猛威を振るいはじめました．その報道の第1報を見たときから，「こいつは，やばい！」と直感しました．これまでのウイルス感染症にはない，恐ろしい性質をもっていたからです．1つは，当時の従来株の潜伏期がきわめて長く，毒性も強いという性質，もう1つは，感染後，発症する前からウイルスが体内から出てしまうという性質です．そして，その対策として生まれたのが「クラスター」という概念と「3密（密閉・密集・密接）」を避ける政策です．それから，猛スピードで，mRNAワクチンが開発・実用化されました．このmRNAワクチンの開発に携わったカリコ氏らは，2023年のノーベル生理学・医学賞を受賞されました．このことは本書中にも記載しました．

　現在，COVID-19は，オミクロン株が変異をくり返し，その亜系統がいまだに蔓延っています．ただ，人類社会はコロナ禍前の日常に戻りつつあり，もう少しの辛抱であろうと思っています．ところが，このコロナ禍による副産物も生まれました．それは，コロナ禍で消毒などが徹底されたため，子どもの頃に感染して免疫力をつけておくべき感染症に子どもたちがかかっていないのです．そのため，子どもたちの間で，RSウイルス感染症，手足口病，季節はずれのインフルエンザ，咽頭結膜熱（プール熱）などが大流行し，小児科医の先生方の苦労が絶えません．

　一方で，食物アレルギーも複雑化しはじめました．これまで食物アレルギーは，Ⅰ型の即時型であると学んできましたが，そうでもないことがわかってきました．改訂版には，「遅延型食物アレルギー」や「遅発型アナフィラキシー」などを紹介しています．このように学ぶべき微生物学・免疫学は常に変化しています．

　本書では，前版に引き続き感染症や食中毒，発酵食品に関与する微生物を解説するとともに，これらの新たな知見や図表も増やし，管理栄養士・栄養教諭をめざす学生さんたちが，さらに勉強しやすい書籍となるよう努めました．特に多くの写真を掲載していますので，微生物の特徴を知り関心をもつきっかけとなれば嬉しい限りです．また，食品衛生監視員，養護教諭，保健師，介護士，理学療法士などをめざす学生さんやそれらの専門職に携わる現職の方々にも活用していただけたら幸いです．

　なお，改訂版を発行するにあたっては，初版で執筆いただきましたそれぞれの専門分野の先生方にご協力をいただきました．この場を借りて心より深謝申し上げます．

　最後に，本書「改訂版」の企画・編集・出版にあたり，多大なご協力をいただいた羊土社編集部の寺山七夢氏と田頭みなみ氏をはじめ，関係者の皆様方に厚く御礼申し上げます．

2023年10月

執筆者代表
大橋 典男

栄養科学イラストレイテッド

微生物学

改訂第2版

◆ 改訂第2版の序 ──────────── 大橋典男

第 5 章　免疫とアレルギー

Column

本文中★で示した微生物は，巻末の付表（微生物の学名変更表）に掲載しています．

■正誤表・更新情報

https://www.yodosha.co.jp/textbook/
book/7183/index.html

本書発行後に変更，更新，追加された情報や，訂正箇所の
ある場合は，上記のページ中ほどの「正誤表・更新情報」
を随時更新しお知らせします．

■お問い合わせ

https://www.yodosha.co.jp/
textbook/inquiry/other.html

本書に関するご意見・ご感想や，弊社の教科書
に関するお問い合わせは上記のリンク先から
お願いします．

栄養科学イラストレイテッド

微生物学

改訂第2版

第 **1** 章 微生物学の概論

Point

1. ヒトにかかわる微生物の基礎について理解する
2. 微生物の分類について理解する
3. 微生物と感染症について理解する
4. 感染症に関する法律について理解する
5. 細菌遺伝子の突然変異と水平伝達について理解する

概略図 微生物がもたらすこと

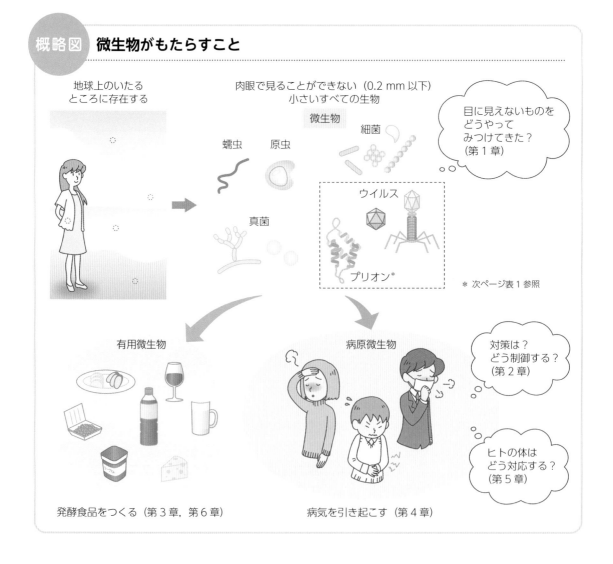

地球上のいたる
ところに存在する

肉眼で見ることができない（0.2 mm 以下）
小さいすべての生物

微生物

蠕虫　　原虫　　　　　　　細菌

真菌

ウイルス

プリオン*

目に見えないものを
どうやって
みつけてきた？
（第1章）

＊ 次ページ表1参照

有用微生物

病原微生物

対策は？
どう制御する？
（第2章）

ヒトの体は
どう対応する？
（第5章）

発酵食品をつくる（第3章，第6章）　　　　　病気を引き起こす（第4章）

1 微生物とは

微生物（microbe, microorganism）とは，肉眼で見ることができないほど小さな生き物の総称である．ヒトの肉眼での分解能[※1]は0.2 mm程度なので，それより小さいものはそこに存在しても見ることができない．したがって，微生物とは"0.2 mmよりも小さいすべての生物"ということになる．土壌，海，空気中など地球上のいたるところに生息しており，さらにはわれわれの体の表面や体内にも存在する．微生物は，いろいろな病気（感染症）を引き起こすことでも知られるが，じつは発酵食品をつくるのも微生物である．われわれの生活と密接に関係する微生物の特性を理解し，微生物とどうつき合っていけばよいかを考えることはとても重要である（概略図）．

本章では，多種多様な微生物について学ぶ前に，生物の分類について解説し，目に見えない小さな生物をどう発見したのか，その歴史についても紹介したい．その後，微生物にはどんな種類・特徴があるのか，そ

の概要を解説する．なお，本書で扱う微生物に関しては表1を参照されたい．

A. 生物の分類

地球上には170万種を超える生物が存在しており，生物はその形態や生化学的あるいは生理学的な性質に基づいて階級によって分類されてきた．遺伝子の配列解析が容易になった現代においては，遺伝情報に基づく分類が行われている．生物の分類の基本単位となるものは**種**であり，さらにその上位の階級は属，科，目，綱，門，界，ドメイン（後述）にまとめられる（表2）．

微生物のみならず，すべての動物，植物などの種の**学名**は，「分類学の父」とよばれる**リンネ**（Linné）の**二名法**により表記される．すなわち，属名と種小名（細菌では種形容語とよぶ）の組み合わせによる表記で，イタリック体（斜体）で記す[※2]．例えば，ヒトの学名は「*Homo sapiens*（ホモ・サピエンス）」となる[※3]．

B. 真核生物と原核生物

すべての生物は，細胞の特徴から大きく2つに分け

表1 本書で扱う微生物などの分類

細胞の構造	生物分類	名称	特徴	例
真核生物	原虫（原生動物）	寄生虫（単細胞生物）	単細胞の動物細胞	マラリア原虫，クリプトスポリジウム，赤痢アメーバ，クドア，ゾウリムシ*
	蠕虫	寄生虫（多細胞生物）	多細胞生物なので微生物ではないが，虫卵は顕微鏡的大きさ	アニサキス，回虫，蟯虫，ミミズ*
	真菌	カビ，キノコ	単細胞であるが，菌糸を形成し多細胞化するものがある	酵母，コウジカビ（アスペルギルス），カンジダ，シイタケ*
原核生物	細菌	グラム陽性菌	グラム染色で紫色に染まる	黄色ブドウ球菌，ボツリヌス菌，納豆菌，乳酸菌 他
		グラム陰性菌	グラム染色で赤色に染まる	大腸菌，カンピロバクター，腸炎ビブリオ，サルモネラ属菌 他
		スピロヘータ	らせん状の細菌	梅毒トレポネーマ，レプトスピラ，ライム病ボレリア
		マイコプラズマ	細胞壁を欠く細菌	肺炎マイコプラズマ
		リケッチア	偏性細胞内寄生，媒介動物を利用	ツツガムシ病オリエンチア，日本紅斑熱リケッチア，顆粒球感染アナプラズマ，単球感染エーリキア
		クラミジア	偏性細胞内寄生	性病クラミジア，オウム病クラミジア
細胞生物でない	ウイルス	DNAウイルス	遺伝子としてDNAをもつ	B型肝炎ウイルス，ヘルペスウイルス，パピローマウイルス 他
		RNAウイルス	遺伝子としてRNAをもつ	インフルエンザウイルス，ノロウイルス，ヒト免疫不全ウイルス，コロナウイルス 他
タンパク質	プリオン		正常なヒトにも存在するタンパク質の構造が異常化し蓄積	牛海綿状脳症プリオン

*本書では取り扱わないが，一般的に認知されているもので，分類学上の見本となるためここに示した．

※1 **分解能**：異なる2点を見分けることができる最小の距離．
※2 人の名前を例に考えると，属名は姓，種小名は名になぞらえることができる．
※3 学名は変更されることもある．原核生物の最新の学名についてはウェブ上で公開されているデータベース（https://www.bacterio.net/）を参考にするとよい．

表2 分類階級と二名法の例

階級		例：ヒト	例：黄色ブドウ球菌
domain	ドメイン	真核生物（Eukaryota）	細菌（Bacteria）
kingdom	界	動物界（Animalia）	―
phylum	門	脊索動物門（Chordata）	ファーミキューテス門（Firmicutes）
class	綱（こう）	哺乳綱（Mammalia）	バシラス綱（Bacilli）
order	目	霊長目（Primate）	バシラス目（Bacillales）
family	科	ヒト科（Hominidae）	ブドウ球菌科（Staphylococcaceae）
genus	属	ヒト属（*Homo*）	ブドウ球菌属（*Staphylococcus*）
species	種	ヒト（*Homo sapiens*）	黄色ブドウ球菌（*Staphylococcus aureus*）

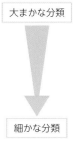

大まかな分類 → 細かな分類

通常，種の学名は属名＋種小名で表記される．ヒトの場合は *Homo sapiens*（ホモ・サピエンス）となる．

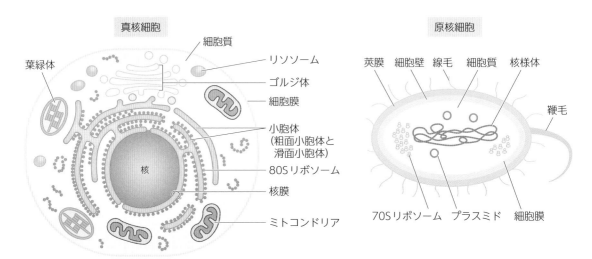

図1 真核細胞と原核細胞
原核生物は細胞膜の外側にペプチドグリカンを主成分とした細胞壁をもつ．真核生物でも，植物はセルロース，ヘミセルロース，リグニンなどを，真菌はグルカン，マンナン，キチンなどを構成成分とした細胞壁をもつ．植物では，光合成を行う葉緑体が存在する．

表3 真核生物と原核生物，ウイルスの構造の比較

	真核生物（動物，植物，真菌，原虫，藻類）	原核生物（真正細菌，古細菌）	ウイルス（細胞生物ではない）
核膜	あり	なし	なし
ゲノム（染色体）	複数，直線状DNA	1本，環状DNA	DNAまたはRNA
リボソーム	80S（40S＋60S）	70S（30S＋50S）	宿主細胞のリボソームを利用
ミトコンドリア	あり	なし	なし
細胞壁	なし（植物・真菌は保有）	あり	なし
細胞壁の主成分	セルロース，グルカン，マンナン，キチンなど	ペプチドグリカン	なし

られる．1つは，核膜で仕切られた核をもつ真核細胞からなる**真核生物**，もう1つは核膜をもたない原核細胞からなる**原核生物**である（図1，表3）．真核細胞の構造は，核膜で仕切られた核，ミトコンドリア，ゴル

ジ体，小胞体などの細胞小器官（細胞内小器官）を有し複雑である．一方，原核細胞の構造は，細胞質にむき出しの染色体が核様体として浮遊しており，核膜は存在しない．また，エネルギー産生小器官であるミト

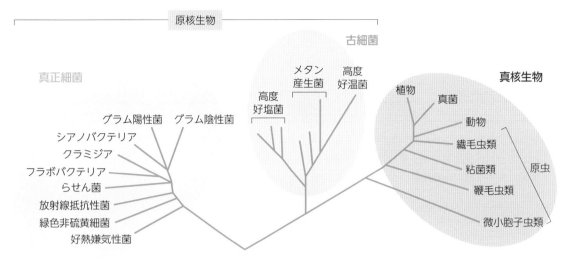

図2 16S，および18SリボソームRNA遺伝子配列に基づく系統分類（3ドメイン説）
「薬学領域の病原微生物学・感染症学・化学療法学　第4版」（増澤俊幸，河村好章／編），廣川書店，2018を参考に作成.

コンドリアもない[※4]．このように，原核生物は真核生物に比べ，非常にシンプルな細胞構造である．

さらに，遺伝系統解析によって，原核生物は真正細菌と古細菌の2群に分かれることが明らかになった．つまり，生物は大きく分けると全体で3群に分けられるということである（後述）．

C. 微生物の生物界における位置づけ

生物の分類法は古くからあるが（下記コラム参照），現在では，従来の形態や構造に基づく分類から，遺伝系統解析による分類が主流となっている．1990年，ウーズ（Woese）は生物を3つのドメイン[※5]に分類した（**3ドメイン説**）．すなわち，生物を**真正細菌**（Bacteria），**古細菌**（Archaea），**真核生物**（Eukarya）の3つに分類する考え方である（図2）．

この分類のなかで，原虫，真菌は真核生物に，細菌は真正細菌に分類される．また，高度好塩菌，メタン産生菌，高度好温菌など特殊環境で生育する原核生物は古細菌に分類される．

遺伝系統解析から動物，植物，真菌（真核生物）は，細菌（真正細菌）より古細菌の方により近いことが明らかになった．これよりはるか以前の1970年にマーギュリス（Margulis）は，真核生物の起源に関する**細胞内共生説**を提唱した．すなわち，古細菌に近い生物に好気性細菌が細胞内寄生しミトコンドリアとなり真核細胞の原形ができ，さらに光合成能をもつ細菌のシ

Column

三界説・五界説

1866年，ヘッケル（Haeckel）は，生物を動物界，植物界，原生生物界（プロティスタ界）の3界に分類した（三界説）．この分類において微生物は，原生生物界に分類される．さらに，1969年にはホイタッカー（Whittaker）が動物界，植物界，菌界，原生生物界，およびモネラ界（原核生物界）よりなる五界説を提案した．ここでは，微生物である原虫や一部の単細胞の真菌（カビ，酵母）は原生生物界に，細菌はモネラ界に分類される．（増澤俊幸）

[※4] ミトコンドリアをもたない原核生物である細菌ではATPの産生酵素系は細胞膜に存在する.

[※5] **ドメイン**：界より上位の階級で，基礎的なゲノム（生物のもつすべての遺伝情報）の進化の違いを反映し分類される.

アノバクテリアが寄生し葉緑体となり植物細胞の起源となったとの説である（図3）．それが，後に遺伝子の解析から正しいことが証明された．

このように"微生物"は，さまざまな異なる生物の寄せ集めといえる．なお，本書において"微生物"として取り扱うものとしては，動物や植物と同じく細胞構造の点からは真核生物であるが単細胞で存在する**原虫**，**真菌**，原核生物である**細菌**[※6]である．また，**蟯虫**（ぎょうちゅう）は多細胞動物の寄生虫であり，肉眼でも確認できるが，その虫卵は顕微鏡的大きさであるので微生物として取り扱う．また，生物とはいえないが，宿主細胞に寄生したときのみ増殖する**ウイルス**と，正常なプリオンタンパク質の構造が異常化，蓄積することで致死的な病気の原因となる**プリオン**もここで取り扱う（表1）．

それぞれの大きさは，原虫で10〜100 μm[※7]，酵母5〜10 μm，細菌1 μm程度，蟯虫1 mm〜1 m，ウイルス20〜300 nmである（図4）．ウイルスは，電子顕

※6　一般的な細菌とはやや性質の異なるリケッチア，クラミジア，マイコプラズマも含まれる．

※7　1 μm（マイクロメートル）は，1/1,000 mm，1 nm（ナノメートル）は1/1,000 μmである．

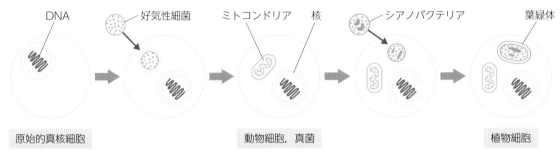

図3　細胞内共生説（ミトコンドリアと葉緑体の起源）
古細菌に近い原始的真核細胞に好気性細菌が細胞内寄生し，共生化しミトコンドリアになった．植物細胞ではシアノバクテリア（光合成能のある細菌）が細胞内寄生し，共生化し葉緑体になった．

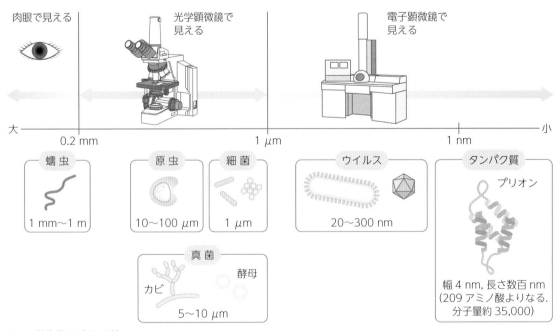

図4　微生物の大きさ比べ

微鏡を用いることではじめて見ることができる．なお，それぞれの微生物の特徴は**本章3**にて解説する．

2 微生物学の歴史

A. 微生物学のはじまり

1) 伝染病の発見

微生物学のはじまりを考えると，古代まで歴史をさかのぼる．古代には，疫病（現在の感染症）は神罰によるものと恐れられていた．ギリシャ時代になると，疫病は汚れた空気により起こるとする**ミアズマ説**が生まれた．さらには，コロンブスのアメリカ新大陸の発見がなされた大航海時代には，新大陸からもたらされた**梅毒**がヨーロッパに蔓延した．梅毒などの伝染病は，患者との接触が原因であるとする考え方，**接触伝染説**（コンタギオン説）が中心となった．この時代，“病気が伝染する”ことはわかっていたが，その原因については不明であった．

2) 微生物の発見

17世紀になると，フックの法則（弾性の法則）でも知られる物理学者**フック**（Robert Hooke）が，複数のレンズを組み合わせた複式顕微鏡を使って，コルクが小さな部屋からなることを発見し，これを修道院の小部屋に似ていることからcell（細胞）と名づけた．他にもさまざまな動植物を観察し，スケッチを残し，1665年「顕微鏡図譜（Micrographia）」として出版した．

1670年頃には，オランダの**レーウェンフック**（Antonie van Leeuwenhoek：図5）が単レンズを使用した顕微鏡を考案し，口腔内や水たまりの水などの中に，今でいうところの原生動物，藻類，酵母，細菌などを発見し微生物の世界の存在を明らかにした．そのため，彼は「微生物学の父」とよばれている．この顕微鏡は単レンズでありながら，フックの複式顕微鏡より倍率や解像度が高かった．しかし，この時点では，この小さな生物が，ヒトを死に至らしめるような重大な感染症の原因になるとの考えには至らない．そして，この時代には，微生物のような下等生物は無生物（物質）から自然発生するとの考え方「自然発生説」が主流であった．

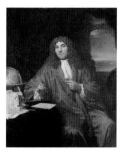 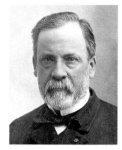

図5 アントニ・ファン・レーウェンフック

図6 ルイ・パスツール

3) ワクチンの発見

伝染病の予防の観点では，痘瘡に一度罹ると二度と罹らない現象（二度なし現象）の存在が，紀元前1000年頃のインドで知られていた．痘瘡患者の膿を塗りつけて人為的に感染させて，発病後に運よく回復すれば感染予防が成立するという命がけの予防法が行われていた．イギリスの**ジェンナー**（Edward Jenner）は，ウシの痘瘡（牛痘）に感染した搾乳婦はヒトの痘瘡に罹らないことに着目し，より安全な牛痘の膿を接種する予防接種法を確立した．経験的にワクチン[8]を発見したのである．しかし，この時代には，どのような理由で二度なし現象が起こるのかは全く不明であった．後の免疫学の発展により，はじめて明らかとなる．

B. 現代微生物学までの道

1) 病原微生物・有用微生物の発見

19世紀になると，フランスの**パスツール**（Louis Pasteur：図6）は，“微生物は微生物から生まれるのであって自然発生はしない”ことを示すために，有名な実験を行った（図7）．すなわち，肉汁をベースとした液体培地が入った「白鳥の首フラスコ」を煮沸し，空気の出入りは妨げないように管の口を閉じないで長期間放置した．その結果，液体培地は濁らず，無菌の状態を保った．しかし，このフラスコの曲がった首を切断すると，またたくまに微生物が増殖して液体培地は濁った．この実験から，微生物は，空気中にすでに存在し，培地に混入して増殖するのであって，自然に

※8 **ワクチン**：後にパスツールが，牛痘法を発見したジェンナーの業績をたたえて，ラテン語のvacca（雌牛の意）に由来するワクチン（vaccine）と命名した．

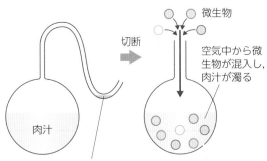

切断

微生物

空気中から微生物が混入し，肉汁が濁る

肉汁

湾曲部で空気中から落下した塵と微生物がせき止められ，フラスコ内に入らず，肉汁は濁らない

問題点：液体培地では複数の微生物が混在して分けることができない

図7　白鳥の首フラスコの実験

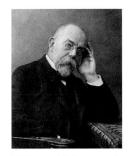

図8　ロベルト・コッホ

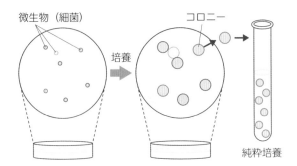

微生物（細菌）

コロニー

培養

純粋培養

寒天平板培地に細菌を塗抹する．細菌は肉眼では見えない

それぞれの細菌が分裂増殖し肉眼で見える集落（コロニー）を形成する．1つのコロニーはもともとは1個の細菌が分裂したものなので，純粋である．また，コロニー数＝もといた生菌数なので，菌数を測定できる

図9　固形培地を用いた微生物の単離方法

生まれるわけではないことを示した．また，ブドウの絞り汁がアルコールを含むワインに変わるのは，酵母のアルコール発酵によることを突き止めるとともに，ワインなどの腐敗を防ぐ低温殺菌法（パスツリゼーション）を開発した．さらに，狂犬病，ニワトリコレラに対するワクチンを開発した．これらの研究成果をもとに，微生物がヒトや動物に感染する病原体である可能性を示唆した．

　19世紀中頃から麻酔法が進歩し，外科手術がさかんに行われるようになったが，手術後の傷口が化膿して敗血症を起こし，死亡する人が増加していた．イギリスの外科医**リスター**（Joseph Lister）は，パスツールの研究成果をもとに，フェノールで手術器具などを消毒することによって，敗血症による死亡率を下げることに成功した．その業績が認められ，ビクトリア女王よりSir（サー）の称号が与えられた．食中毒の起因菌の一種であるリステリアは，彼を記念して命名されたものである．

　ドイツの医師**コッホ**（Robert Koch：図8）は，ごみ箱に捨てられた腐ったジャガイモに，さまざまな色のカビが生えていることをヒントに，寒天などで固めた固形培地を発明した．そして固形培地上に微生物の集落（コロニー）を形成させることにより単離する純粋培養法を考案した（図9）．純粋培養した細菌を実験動物に接種することで病原性を確認し，さらには病気とその細菌との関連性を科学的に証明するため，次に示す**コッホの4原則**を提起した．

〈コッホの4原則〉
特定の病原体がある疾患の原因菌であることを証明するための原則

1. その病原体が常にその疾患の病変部から検出されること．
2. 病変部からその病原体が純粋培養されること．
3. 純粋培養した病原体を感受性のある動物に接種したとき，元と同じ病変が観察されること．
4. 実験的に感染させた動物の病変部から，再び同じ病原体が検出されること．

　この手法により，コッホは炭疽（たんそ）菌，結核菌，コレラ菌など，現在でも重要な多くの病原菌を発見したのである．また，コッホは数多くの偉大な細菌学者を育てた．日本を代表する細菌学者で破傷風菌の発見者であ

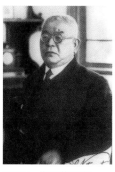

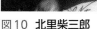

図10　北里柴三郎

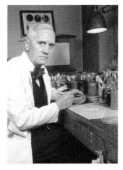

図11　アレクサンダー・
フレミング

表4　細菌の分類

形態による分類	球菌，桿菌，らせん菌
細胞壁構造の違いによる染色性の違い（グラム染色性）による分類	グラム陽性菌，グラム陰性菌
増殖に酸素が必要か否かによる分類	好気性菌，偏性嫌気性菌，通性嫌気性菌，微好気性菌
芽胞形成能による分類	芽胞菌，無芽胞菌

「食品衛生学 改訂第2版」（田﨑達明/編），p55，羊土社，2019より引用.

る北里柴三郎（図10）もコッホの研究室で学んだ. 北里の弟子には赤痢菌発見者である志賀潔や，黄熱病などを研究した野口英世がいる.

2）感染症の治療薬の発見

病原微生物培養法が確立されると，その増殖を阻止する物質の探索がはじまった. コッホの弟子であったドイツのエールリッヒ（Paul Ehrlich）と秦佐八郎は，1909年に梅毒の治療薬サルバルサンを発明した. ドイツのドーマク（Gerhard Domagk）は，化学合成薬品プロントジルがレンサ球菌感染症の治療に有効であることを発見した. 一方，1929年にイギリスのフレミング（Alexander Fleming：図11）は，青カビからペニシリンを発見し，微生物が産生する抗微生物薬である抗生物質（antibiotics）を発見し，それが現在の感染症の化学療法の礎となっている.

3）ウイルスの発見

光学顕微鏡が病原微生物を確認する唯一の手段であった時代には，これより小さな病原体をつかまえることが困難であった. ロシアのイワノフスキー（Dmitri Iosifovich Ivanovsky）は，植物の病気であるタバコモザイク病の病原体が，細菌を濾しとることができる濾過器をすり抜けることから，細菌よりも小さな病原体（ウイルス）であることを示した. これらの実体をとらえるために，ウイルスを孵化鶏卵に接種するウイルス培養法が開発され，インフルエンザウイルスが分離された. さらには，1931年にドイツのクノール（Max Knoll）とルスカ（Ernst Ruska）により電子顕微鏡が発明され，ウイルスの姿がはじめて明らかになった. このように技術の発展とともに多様な微生物が発見されたのである.

3　微生物の特徴

A. 細菌

細菌は，形態，細胞壁の構造，増殖に必要な酸素の有無，芽胞形成能などにより分類されている（表4）.

1）細菌の形態（図12）

細菌の形態は，光学顕微鏡観察により球状の球菌，棒状の桿菌，らせん形のらせん菌に分けることができる. また，球菌は顕微鏡で観察したときの菌の並び方により，単球菌，双球菌，四連球菌，ブドウ球菌，レンサ球菌のように分けることもある.

2）細菌の構造

細菌（原核生物）は核様体，細胞壁，細胞膜，細胞質，それに付属する鞭毛，線毛などからなる（図1右）.

● 核様体・プラスミド：細菌には核膜に囲まれた核がなく，染色体DNAは細胞質にむき出しで漂っている. そのため核様体とよばれることもある. この他に，染色体以外の小さな遺伝子プラスミド（本章6で後述）を細胞質にもつものもある. プラスミドには，薬剤耐性遺伝子が存在することがある.

● 細胞壁：細菌には，細胞膜の外側にペプチドグリカン（peptidoglycan）を主成分とする強固な細胞壁を有するグラム陽性菌と，これに加えてリポ多糖（lipopolysaccharide：LPS）を主要成分として含むグラム陰性菌がある. ペプチドグリカンを含む細胞壁の構造は，後述のグラム染色法による染め分けに関連する. グラム陽性菌では，分厚いペプチドグリカン層とそれを支える鉄骨の役割を果たすタイコ酸が主要な細胞壁成分で，細胞質膜と細胞壁の2層構造である.

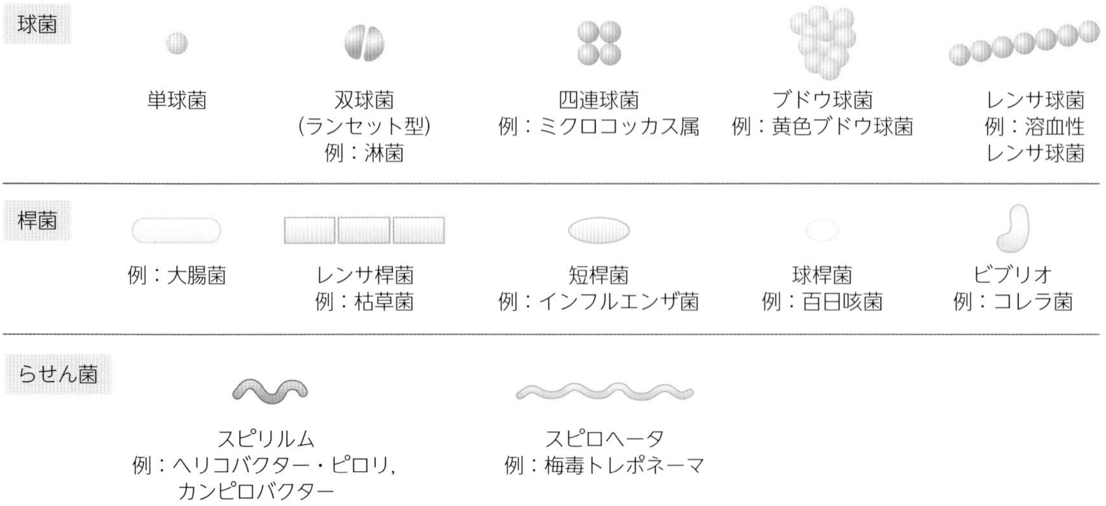

球菌
単球菌
双球菌
(ランセット型)
例：淋菌
四連球菌
例：ミクロコッカス属
ブドウ球菌
例：黄色ブドウ球菌
レンサ球菌
例：溶血性
レンサ球菌
桿菌
例：大腸菌
レンサ桿菌
例：枯草菌
短桿菌
例：インフルエンザ菌
球桿菌
例：百日咳菌
ビブリオ
例：コレラ菌
らせん菌
スピリルム
例：ヘリコバクター・ピロリ,
カンピロバクター
スピロヘータ
例：梅毒トレポネーマ

図12 細菌の形態と配列

グラム陽性菌
グラム陰性菌
LPS
タイコ酸
多糖体
ポーリン
細胞壁
外膜
細胞壁
ペプチドグリカン
細胞(質)膜
内膜

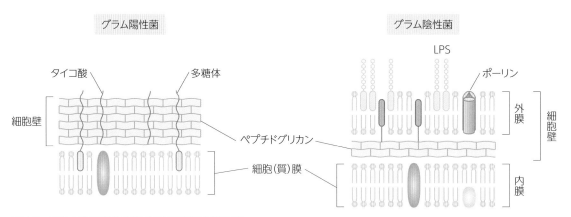

図13 グラム陰性菌と陽性菌の細胞壁構造比較

グラム陽性菌は，細胞壁（厚いペプチドグリカン層）と細胞質膜からなる．グラム陰性菌は，細胞壁（薄いペプチドグリカン層と外膜）と細胞質膜（内膜）からなる．ポーリンはグラム陰性菌の外膜に存在するトンネル様の孔であり，低分子の親水性物質や抗菌薬などの取り込みに関与している．
「はじめの一歩のイラスト感染症・微生物学」（本田武司/編），p64，羊土社，2011より引用．

一方，グラム陰性菌では，細胞壁は2層に分けられ，内側の薄いペプチドグリカン層の外側に外膜が存在する．外膜の外葉はLPS，内葉はリン脂質よりなるヘテロ二重層構造をとる（図13）．

なお，真核生物でも，植物や真菌は細胞壁を有するが，その主成分はそれぞれセルロース，グルカンやマンナンであり細菌の細胞壁とは異なる．

- **ペプチドグリカン**：*N*-アセチルグルコサミンと*N*-アセチルムラミン酸からなるヘテロ二糖のくり返し構造を横糸とし，*N*-アセチルムラミン酸に結合する4つのペプチド（テトラペプチド）を縦糸とする**ムレインモノマー**を基本構成単位とする（図14）．ムレインモノマーの相対する鎖のテトラペプチドが互いに架橋し縦糸を形成する．ペプチドグリカンをブロック塀に例えれば，ムレインモノマーはそのブロック一つひとつである．このような網目状構造をとることで，強固な細胞壁を形成している．
- **リポ多糖（LPS）**：内側より**リピドA**，**コアオリゴ糖**，**O抗原糖鎖**よりなる（図15）．O抗原糖鎖は，大腸菌やサルモネラ属菌，コレラ菌などの同一菌種

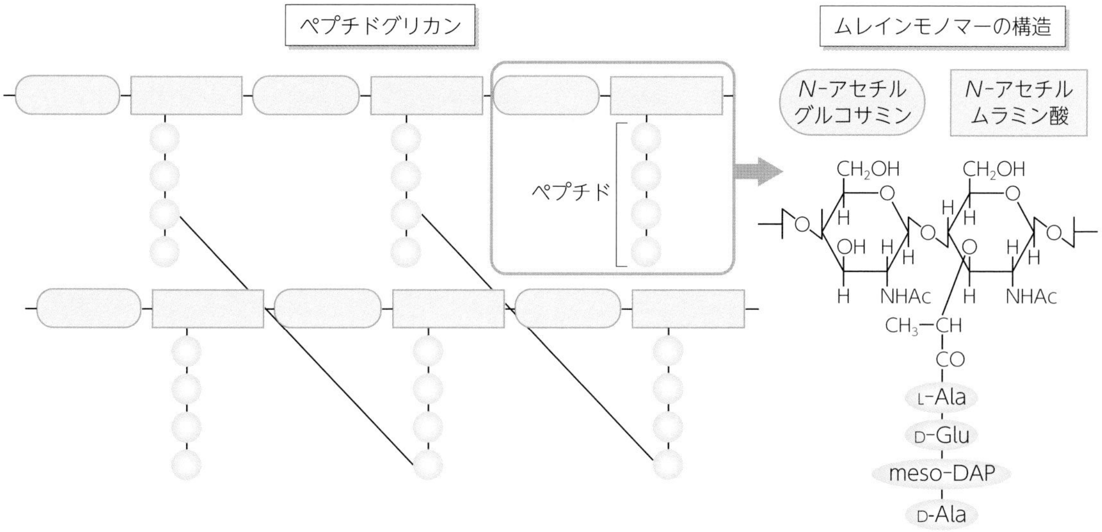

ペプチドグリカン ムレインモノマーの構造

N-アセチルグルコサミン 　 N-アセチルムラミン酸

ペプチド

L-Ala
D-Glu
meso-DAP
D-Ala

図14 ペプチドグリカンの架橋構造, ムレインモノマーの構造

細胞壁をブロック塀に例えると, ムレインモノマーは1つのブロックに相当する. 横糸はヘテロ二糖のくり返し構造, 縦糸はペプチドから構成され, 強固な網目構造をつくる. そのため, 細胞壁は強固であり, 外部の浸透圧の変化に対して, 細胞を保護できる. Ac：アセチル基, Ala：アラニン, Glu：グルタミン酸, DAP：ジアミノピメリン酸.
「シンプル微生物学 改訂第6版」（小熊惠二, 他/編）, 南江堂, 2018を参考に作成.

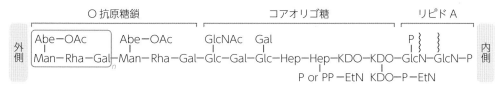

O抗原糖鎖　　コアオリゴ糖　　リピドA

外側 Abe−OAc　　Abe−OAc　　GlcNAc Gal　　　　　　　　　　　P 内側
Man−Rha−Gal−Man−Rha−Gal−Glc−Gal−Glc−Hep−Hep−KDO−KDO−GlcN−GlcN−P
　　　　　　　　　　　　　　　　　　P or PP−EtN KDO−P−EtN

図15 LPSの構造図

Abe：アベコース, Rha：ラムノース, Hep：グリセロマンノヘプトース, KDO：2-ケト-3-デオキシオクトン酸, EtN：エタノールアミン, Glc：グルコース, Gal：ガラクトース, Man：マンノース, P：リン酸, 〜：脂肪酸.

内での抗原型別による分類（O血清型分類）にも利用される. 最もよく知られたO血清型は腸管出血性大腸菌O157やO1コレラ菌などである. また, LPSは**内毒素**（エンドトキシン）ともよばれる. これが血液中に直接入ると発熱を引き起こし（発熱物質：**パイロジェン**）, 重症となると播種性血管内凝固症候群（disseminated intravascular coagulation：DIC）を呈し死亡することもある. この内毒素作用の活性本体は, リピドAである.

● **鞭毛**：菌体の周囲に1本から数本出ている. 細菌は, これを鞭のように回転させて推進力を得て, 運動性を示す. すべての細菌が鞭毛をもっているわけではない. 鞭毛のない細菌は自ら移動することができない.

● **線毛**：宿主の細胞表面などに接着するために必要である. 線毛を失った淋菌では, 病原性が失われることが知られている.

● **莢膜**：細胞壁の外側にある多糖などでできた分厚い膜である（図1右）. 莢膜を有する細菌が宿主に感染すると, 食食細胞による食菌作用に抵抗性を示し, 生き残ることができる. 細菌の鎧のようなものである.

● **芽胞**：通常の分裂可能な状態の細菌を**栄養型細菌**とよぶ. 一方, バシラス属, クロストリジウム属菌では, 生存環境が乾燥して栄養分や水分が枯渇すると, 抵抗性のある芽胞という休眠細胞に変わる（図16）. 芽胞は分厚い殻で覆われており, 100℃の加熱や乾燥, 消毒液に対して抵抗し生存することができる.

ただし，芽胞のままでは分裂増殖することができない．芽胞に水分や栄養分が与えられると再び二分裂増殖可能な栄養型細菌に変わり，分裂して増殖する．芽胞形成する有名な細菌としては，炭疽菌や食中毒の起因菌として重要なボツリヌス菌，ウェルシュ菌，セレウス菌などがある．滅菌温度や時間は，この芽胞を殺菌できる条件が設定されている（第2章にて後述）．

3) 細菌の染色法

①グラム染色（図17）

グラム染色は，最も基本的な細菌の分類・鑑別方法の1つである．この方法で，紫色に染色される**グラム陽性菌**と赤色に染色される**グラム陰性菌**に分けることができる．

まず，クリスタルバイオレット，またはゲンチアナバイオレットで染色すると，すべての細菌が紫色に染色される．続いてルゴール液（ヨウ素−ヨウ化カリウム溶液）で処理すると，クリスタルバイオレットと複合体を形成し，不溶物となって細菌に固着する．さらに，アルコールで脱色処理を行うとグラム陽性菌はそのまま紫色が残るが，グラム陰性菌は紫色の色素が脱色されてしまう．このままでは観察しにくいので，さらにサフラニン，またはフクシンなどの赤色色素をかけて染色する．これを**対比染色**とよぶ．この結果，グラム陽性菌は紫色に，グラム陰性菌は赤色に染まることになる．

この鑑別のメカニズムは，細胞壁のペプチドグリカン層の違いに由来する．すなわち，グラム陽性菌では厚いペプチドグリカン層が紫色の色素を保持しているのに対して，グラム陰性菌ではアルコール脱色の際，脂質よりなる外膜が溶解してしまい薄いペプチドグリカン層に保持されているクリスタルバイオレットが流出してしまうのである．

②抗酸菌染色法（チール・ネールゼン染色）

結核菌に代表される抗酸菌（第4章−§1にて後述）は，一般の染色法ではきわめて染色されにくい．これは細胞壁の最外層にミコール酸とよばれる超高級脂肪酸をもつためである．これを染色するには，石炭酸フクシンで加温し染色する．ひとたび染色されると，塩酸アルコールでも脱色されない．そのため，抗酸菌とよばれる．

③芽胞染色法

芽胞はその構造上，きわめて染色されにくい．芽胞染色法の1つであるウィルツ法では，マラカイトグリー

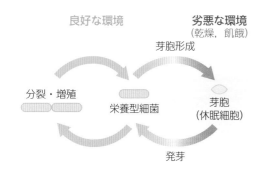

図16　芽胞形成細菌の生活環

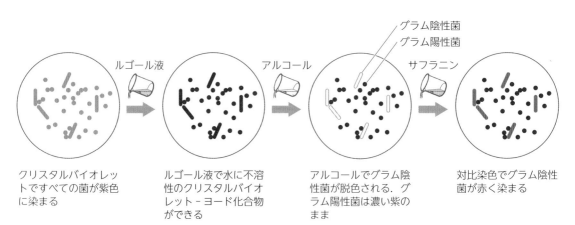

| クリスタルバイオレットですべての菌が紫色に染まる | ルゴール液で水に不溶性のクリスタルバイオレット−ヨード化合物ができる | アルコールでグラム陰性菌が脱色される．グラム陽性菌は濃い紫のまま | 対比染色でグラム陰性菌が赤く染まる |

図17　グラム染色法の染め分け機序

ンを用いることで，芽胞を特異的に染色できる．

④異染顆粒染色法（ナイセル染色法）

ジフテリア菌は，エネルギーの貯蔵庫として細胞質に異染顆粒（ポリメタリン酸顆粒，または異染小体）をもっている．これをメチレンブルーとクリスタルバイオレットで染色することで，同定が可能となる．

細菌と感染症については第4章-§1にて解説する．

B. ウイルス

1) ウイルスの性状・形態

ウイルスは，細胞や細菌などと比べて非常に小さな構造をもち，単独では自己を複製する能力を有さない．ウイルスは宿主細胞内でのみ複製をする**偏性寄生性**であり，自己複製のためのほとんどの部分で，宿主細胞のもつタンパク質合成や核酸複製機構などを利用する．ウイルスと細菌などの微生物との違いを表5にまとめた．

①形態・構造

ウイルスの大きさは20〜300 nmで，粒子の形態は

球形が多いが，狂犬病ウイルス（ラブドウイルス科）のような弾丸状や，エボラウイルス（フィロウイルス科）のような糸状，また細菌に感染するT4バクテリオファージのような，動物や植物に感染するウイルスには見られない宇宙船型の特殊な形態のものもある（図18，19）．

ウイルス粒子（ビリオンとよばれる）の内部には核酸があり，その周りをタンパク質でできた**殻（カプシド）**が包んでいる．ウイルスは，カプシドに自己の複製情報をもつ核酸（ゲノム）を含むヌクレオカプシド構造で活性を有する**ノンエンベロープウイルス**と，ヌクレオカプシドの周りをさらに脂質でできた**エンベロープ**で覆った**エンベロープウイルス**が存在する（図20）．ウイルスによってはエンベロープの外側にスパイクタンパク質を有するウイルスも存在する（図18）．

②核酸

ウイルスの核酸には**RNA**と**DNA**の2種類が存在し，ウイルスによって，どちらか1種類のみをもち，それぞれ一本鎖の核酸をもつウイルスと二本鎖の核酸

表5 ウイルスと細菌などとの特徴の比較

	ウイルス	細菌			
		一般的な細菌	マイコプラズマ	リケッチア	クラミジア
光学顕微鏡による観察	不可	可	不可	可	可
細胞壁	なし	あり	なし	あり	あり
ゲノム	RNAまたはDNA	DNA	DNA	DNA	DNA
単独での増殖	不可	可	可	不可	不可
エネルギー代謝系	なし	あり	あり	不完全	なし

マイコプラズマ，リケッチア，クラミジアは細菌のなかでも特殊な特徴をもつ．

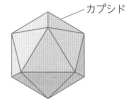
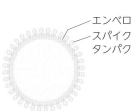
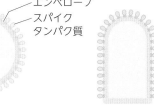

正二十面体 （ノンエンベロープ）	球形 （エンベロープ）	弾丸状 （エンベロープ）	糸状 （エンベロープ）
例：ピコルナウイルス科	例：オルソミクソウイルス科	例：ラブドウイルス科	例：フィロウイルス科

図18 主なウイルスの構造・形態
カプシド，スパイクタンパク質，エンベロープについては本文参照．

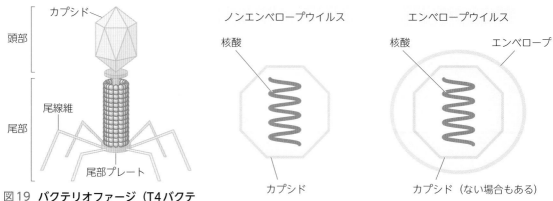

図19 バクテリオファージ（T4バクテリオファージ）のモデル構造

頭部
　カプシド
尾部
　尾線維
　尾部プレート

ノンエンベロープウイルス
　核酸
　カプシド

エンベロープウイルス
　核酸
　エンベロープ
　カプシド（ない場合もある）

図20 ノンエンベロープウイルスとエンベロープウイルス

をもつウイルスがいる．RNAウイルスの多くは一本鎖で，DNAウイルスの多くは二本鎖であるが，例外もある．一部のウイルスを除いて，ウイルスの核酸は数個から数十個のタンパク質を産生するだけの情報しかもたない．多くのウイルスでは，1つのウイルス粒子内に1つの核酸分子をもつことがわかっている．一方，インフルエンザウイルス（オルソミクソウイルス科）などのウイルスでは，遺伝子が1本ではなく複数本に分かれた分節ゲノムをもち，それぞれのゲノムは異なるタンパク質の遺伝情報を保有する．また，エイズウイルス（HIV：レトロウイルス科）などは1つのウイルス粒子内に2分子のゲノムRNAをもつことが知られている．

③酵素

　ウイルスは，細胞性生物のようにエネルギー産生などの代謝系をもたず，生存に必要な各種の酵素類も保持していない．しかし，ウイルスは感染増殖のためにいくつかの特定酵素を保有することも判明している．これらの酵素のなかには宿主細胞内のみで働き，ウイルス粒子の構成成分とはならないものもある．ウイルスのもつ酵素には，インフルエンザウイルス（オルソミクソウイルス科）などがもつ**ノイラミニダーゼ**[9]や，**転写酵素**（DNA依存性RNA合成酵素：DNAからRNAを合成）などがあげられる．さらにウイルスのもつ酵素として特筆すべきものに，多くのウイルスが保有する**RNA依存性RNA合成酵素**，エイズウイルス

（HIV：レトロウイルス科）などが保有する**逆転写酵素**（RNA依存性DNA合成酵素）が存在する．

④増殖機構

　ウイルスは，宿主細胞に膜融合やエンドサイトーシスを介して吸着・侵入し（図21），自身の殻（エンベロープやカプシド）を脱ぎ捨て，ゲノムを細胞内に侵入させる（脱核）．侵入したウイルスゲノムは，宿主細胞内において，自身のもつ核酸合成酵素あるいは宿主由来の酵素を用いて，複製，転写される（図22①）．さらに，宿主の機能を利用して，侵入させたゲノム情報をもとに自身の部品となるタンパク質を合成させ（図22②），複製されたウイルスゲノムと合成タンパク質が集合することで新たなウイルス粒子が形成される（図22③）．新生ウイルス粒子は，細胞外へと放出され，また別の宿主細胞に感染し，ウイルスの感染が拡大していく．

2）ウイルスの培養・検出

　ウイルスは偏性寄生性であり，増殖には必ず生きた**宿主細胞**を必要とする．ウイルスの実験室内での培養には，主に実験動物，発育鶏卵，培養細胞が使われる．実験動物としてはマウス，ウサギ，モルモット，ハムスター，サルなどが使用されるが，ウイルスは一般に宿主特異性を示すため，適切な動物の選択が必要となる．また，細胞を培養する技術が確立されて以降，培養細胞系が多くのウイルスの培養に使用されるようになった．

　ウイルスは物理量としての定量が難しく，ウイルスの活性を定量するような検出法が利用されてきた．動

※9 **ノイラミニダーゼ**：宿主細胞内で形成された新生ウイルス粒子を細胞膜から切り離す働きをもつ．

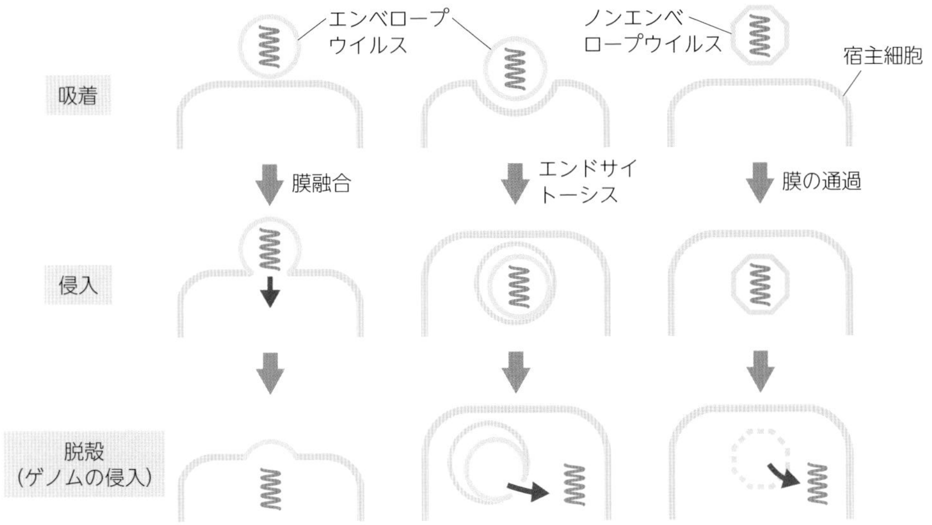

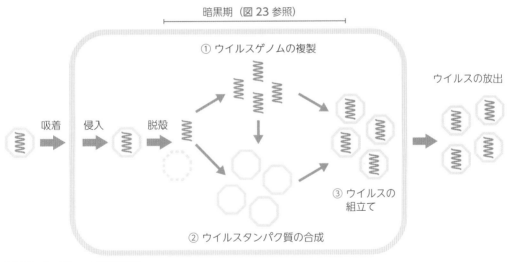

エンベロープ
ウイルス

ノンエンベ
ロープウイルス

宿主細胞

吸着

膜融合

エンドサイ
トーシス

膜の通過

侵入

脱殻
(ゲノムの侵入)

図21　ウイルスの細胞内侵入機構
ウイルスは細胞膜との融合，エンドサイトーシス，カプシドの膜通過などにより細胞内へ侵入する.

暗黒期（図23参照）

① ウイルスゲノムの複製

ウイルスの放出

吸着　侵入　脱殻

③ ウイルスの
組立て

② ウイルスタンパク質の合成

図22　ウイルスの増殖機構

物や培養細胞に対する致死濃度を求める**終末希釈法**や，単層培養細胞にウイルスを感染させて細胞変性により死滅した細胞の抜け落ち（**プラーク**）を観察，定量する**プラーク計数法**が用いられてきた．近年は検査法の技術・感度が向上したことで，ウイルスの核酸を増幅・検出する**PCR法**（polymerase chain reaction method）や**LAMP法**[※10]（loop-mediated isothermal amplification method），免疫反応を利用してウイルス抗原を検出する**ELISA法**[※11]（enzyme-linked immuno sorbent assay method）が利用されるようになってきた．
　ウイルス培養時における，感染後の経過時間とウイルス量との関係を図23に示した．ウイルス増殖の特

[※10]　**LAMP法**：反応時に温度変化を必要とせず，PCR法に比べ迅速に核酸を増幅できる方法.
[※11]　**ELISA法**：抗原タンパク質に特異的に結合する抗体を試料に添加することで，抗原タンパク質が含まれているか検査する方法.

徴として，ウイルスが細胞内に侵入することで細胞外からウイルスが検出できなくなる**潜伏期**と，ウイルスゲノムが脱殻してウイルス粒子がいったん存在しなくなり，ゲノム複製，タンパク質合成を経て，再び新しいウイルスができるまで一時的にウイルスが消失する**暗黒期（エクリプス期）**が存在することがあげられる．

3）ウイルスの分離，同定，診断

①分離

　ウイルスの分離は，血液，髄液（ずいえき），うがい液，咽頭（いんとう）ぬぐい液，尿，糞便，膿，水泡や局所剖検材料などのウイルスを含む病原材料から，実験動物，発育鶏卵，培養細胞に接種することで行う．病原材料，接種宿主，分離時期，培養方法などを適切に選択する必要がある．

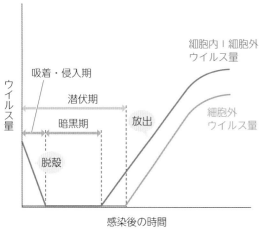

図23　ウイルスの増殖過程

②同定

　ウイルスの同定は，接種した宿主の病理組織学的検査，分離ウイルスの抗血清や抗体との反応性，実験動物への接種による発症，電子顕微鏡による形態観察，種々の物理・化学的性状の検査などにより行う．

　最近では，遺伝子解析による同定が主流で，特にウイルスのゲノム解析法はコストはかかるが画期的である．

③診断

　ウイルスの診断には，主に血清学的診断法と遺伝子診断法がある．血清学的診断法では，患者血清中の抗体あるいはウイルス抗原を免疫学的方法により検出する．遺伝子診断法では，患者検体中のウイルス遺伝子を適切なプライマー[※12]を用いて増幅し，ウイルス感染の有無を診断する．詳細は**本章4-F**で述べる．

4）ウイルスと発がん

　ウイルスが細胞に感染した場合，細胞は死滅するか，持続感染を起こすか，あるいは異常増殖を示すことがある．このうち，異常増殖は感染によるがん化現象であり，がん化を引き起こすウイルスは**腫瘍ウイルス**とよばれる．ヒトのがんに関連する主なウイルスを表6に示す．RNAウイルスではレトロウイルスとC型肝炎ウイルスのみであるが，DNAウイルスではポリオーマ，パピローマ，ヘルペス，ポックスなど広く存在する．これら腫瘍ウイルスは宿主にがん化を引き起こすがん遺伝子を有する．

　ウイルスと感染症については**第4章-§2**にて解説する．

表6　ヒト腫瘍ウイルス

ウイルス	疾患	標的細胞	分布	感染源
EBウイルス（ヘルペスウイルス科）	バーキットリンパ腫，伝染性単核症，上咽頭がん	Bリンパ球，上咽頭上皮細胞	世界的	唾液
ヒトT細胞白血病ウイルス（レトロウイルス科）	成人T細胞白血病	CD4陽性Tリンパ球	西日本，カリブ海地域などに局在	主に母乳
ヒトパピローマウイルス16型，18型（パピローマウイルス科）	子宮頸がん	子宮頸部上皮細胞	世界的	性行為
B型肝炎ウイルス（ヘパドナウイルス科）	急性肝炎，慢性肝炎，肝硬変，肝がん	肝細胞	世界的	血液，体液
C型肝炎ウイルス（フラビウイルス科）	急性肝炎，慢性肝炎，肝硬変，肝がん	肝細胞	世界的	主に血液

※12　**プライマー**：遺伝子増幅の起点となる短い核酸．

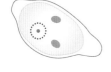
根足虫

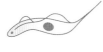
鞭毛虫

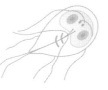

胞子虫

繊毛虫

赤痢アメーバ
（栄養型）　トリパノソーマ
（錐鞭毛期）　ランブル鞭毛虫
（栄養型）　クリプトスポリジウム
（オーシスト）　大腸バランチジウム
（栄養型）

図24　原虫の形態
トリパノソーマの錐鞭毛期は宿主の血中での形態．オーシストについては後述の※13を参照．

C. 原虫

1) 原虫の形態（図24）

　原虫は，単細胞の動物細胞であり**原生動物**ともよばれ，**寄生虫**の仲間である．真核生物であるので，その細胞構造中には核膜で仕切られた核と，細胞質内には80S リボソーム（40S＋60S），およびミトコンドリアをはじめとする細胞小器官が存在している（図1左）．その形態から，**根足虫**（アメーバ），**鞭毛虫**，**胞子虫**，**繊毛虫**に分けられる．

2) 病気に関連する原虫

　一部はヒトや動物に寄生し，病気を起こす．人体寄生性原虫としては現在40種類ほどが知られている．感染症法や食品衛生法に関連する原虫としては，赤痢アメーバ，ランブル鞭毛虫，クドア・セプテンプンクタータ，トキソプラズマ，クリプトスポリジウムなどがある．

　原虫と感染症については**第4章-§3-1**にて解説する．

D. 蠕虫

1) 蠕虫の形態（図25）

　人体に寄生する寄生虫という観点では，原虫の他に蠕虫がある．体が細長く，蠕動によって移動する小動物の総称である．蠕虫は多細胞の動物であり，その形態から，線状あるいは円筒状の細長い形状の**線虫**，サナダムシともよばれ扁平で複数の体節がある**条虫**，ジストマともよばれ木の葉状，あるいはラグビーボールのような形状をしている**吸虫**などに分類される．ミミズのように環境中にみられるものもあるが，一部はヒトや動物の腸内組織などに寄生し，栄養を搾取し，増

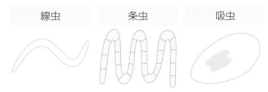
線虫　条虫　吸虫

図25　蠕虫の形態

殖する．現在は少なくなったが，回虫，蟯虫（ぎょうちゅう）は人体寄生蠕虫（寄生虫）の代表例である．

2) 食中毒に関連する蠕虫

　食中毒の原因となるものとしては，青魚やイカなどの海産性魚介類に寄生するアニサキスがある．蠕虫と感染症については**第4章-§3-2**にて解説する．

E. 真菌

1) 真菌の形態（図26）

　真菌は真核生物の一種であり，このなかには，キノコ類やカビなどの**糸状菌**，卵形の**酵母**などが含まれている．形態は，菌糸型または酵母型の形態をとる．菌種によっては，発育温度や環境中と生体内で異なる形態をとるものがある（二形性真菌）．

2) 真菌の構造と性質

　真菌は真核生物であるので，その細胞構造中には核膜で仕切られた核が存在し，細胞質内には80S リボソーム（40S＋60S），およびミトコンドリアをはじめとする細胞小器官が存在している．また，細胞膜の外側には細胞壁が存在するが，この細胞壁の主要構成成分は**グルカン**，**マンナン**，**キチン**などであり，細菌の細胞壁成分であるペプチドグリカンとは全く異なっている．

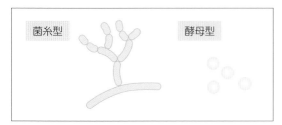

図26 真菌の形態

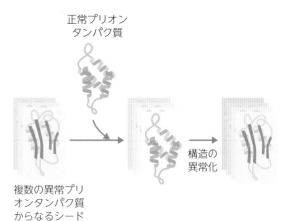

正常プリオン
タンパク質

構造の
異常化

複数の異常プリ
オンタンパク質
からなるシード

図27 異常プリオンの増殖仮説（シード説）

したがって，細菌の細胞壁生合成を阻害する抗菌薬であるペニシリンをはじめとする β-ラクタム系抗菌薬をカビに作用させても，全く効果は期待できない．

アスペルギルス属（*Aspergillus*）は，本来，病原性の真菌の一種であるが，この仲間から古代の日本人は安全性の高い麹菌を選別した．麹菌は日本酒，みそ，しょうゆ，かつお節などさまざまな発酵食品の製造に利用されている（第3章参照）．さらに酵母は，アルコール飲料やパンなどの発酵に利用される最も身近なカビの1つといえる．ある種の抗生物質も，カビから発見された．最初に発見された**ペニシリン**（前述）は，青カビから見出されており，このように真菌は有用物質の生産にも利用されている．

3）食中毒に関連する真菌

キノコ毒や**カビ毒素**（マイコトキシン）による中毒がある．真菌の感染によるのではなく，カビが産生した毒素を食物とともに摂取することにより，中毒や発がんなどを引き起こす．アスペルギルス・フラバス（*Aspergillus flavus*）の産生するアフラトキシン類は，強力な発がん性物質である．

真菌と感染症については**第4章-§3-3**にて解説する．

F. プリオン

プリオンは，タンパク質のみからなる感染性因子で，プリオン病の病原因子であるが，生物ではない．食品などを感染源として，増殖して病気を引き起こすので，本書で取り扱う．

正常なプリオンタンパク質は，正常な人の多くの組織に認められる．そのタンパク質の立体構造が異常となった異常プリオンタンパク質を食物とともに摂取したりすると，複数個集合してシード（種）とよばれる

凝集体を形成する．これが周りの正常なプリオンタンパク質を取り込んで異常なものに変え，どんどん蓄積していくと考えられている（シード説，図27）．神経などに異常プリオンタンパク質が蓄積し，アミロイド斑を形成するようになると，神経の変性が起こる．**牛海綿状脳症**（いわゆる狂牛病，bovine spongiform encephalopathy：BSE）や，ヒトの**クロイツフェルト・ヤコブ病**（Creutzfeldt-Jakob disease：CJD）の原因となる．現時点で治療法はない．

プリオン病については**第4章-§2-4**にて解説する．

4 微生物と感染症

目に見えない微生物が，どのようにヒトや動物の体内に入り感染を広げるのかを理解することで，微生物を制御し，感染から身を守ることができる．各微生物と感染症については第4章にて解説するが，本項では感染の概要について説明する．

A. 感染成立の過程

病原微生物がヒトや動物などの宿主内に侵入し定着した場合，これを**感染**という．その結果として起こった病気を**感染症**（infectious disease）という．特にヒトからヒトへ，あるいは動物からヒトへ伝染しやすい感染症を，**伝染病**（communicable disease）とよぶ．食品などの物品に微生物が付着することを**微生物汚染**

（contamination）という．

感染の成立には，3つの要因が必要である（図28）．病原体の出現元である**感染源**，そしてヒトなど感染を受ける**宿主**の存在，そして感染源から宿主に至る**感染経路**である．このいずれかを取り除くことで，感染拡大を遮断することができる．

病原体の宿主への侵入から発病に至る過程は，細菌感染を例にあげれば，①宿主との接触，②生体内への侵入，③生体内での拡散，④特定部位への定着と増殖，⑤組織傷害，⑥発病，に分けることができる．病原体が生体内に侵入する際の入り口を**侵入門戸**といい，皮膚または粘膜からであれば**経皮感染**（または経粘膜感染），口腔からであれば**経口感染**，空気とともに吸入されるのであれば**経気道感染**などに分類することができる（表7）．

B. 感染の種類（表8，9）

感染が成立してから発病までの無症候期間を**潜伏期間**とよび，感染が成立していながら生体防御機構の働きで発病に至らない状態を**不顕性感染**という．病原微生物の侵入があっても，宿主の免疫機能（生体防御機構）が十分に働いていてこれを排除できれば，感染は成立しない．一方，病原性の強い微生物では，この生体防御機構を突破して感染を成立させる．免疫機能が未熟な乳幼児や，その機能が低下している高齢者，がん患者，免疫不全者など**易感染宿主**では，病原性の弱い微生物に対しても感染，発病してしまう．このよう

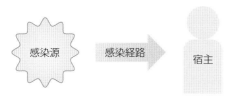

図28 感染の3要因
感染を断つには，感染源をなくす，あるいは感染経路を遮断すればよい．

表7 侵入門戸，感染経路，主な関連感染症

侵入門戸	感染経路	主な関連感染症
経皮感染	創傷感染，節足動物媒介性感染など	皮膚・軟部組織感染症，中枢神経系感染症など
経粘膜感染	接触感染など	泌尿器系・生殖器系感染症など
経口感染	食物媒介性感染，水系感染など	消化器系感染症など
経気道感染	飛沫感染，空気感染（飛沫核感染）*など	呼吸器系感染症など

*飛沫感染，空気感染（飛沫核感染）については表9参照．

表8 感染の種類と特徴

感染の種類	特徴
顕性感染	感染に伴う症状が自覚的または他覚的にみられる感染（一般に，発症，発病などといわれる）
不顕性感染	感染したにもかかわらず，発症しない感染（一般に，無症状などといわれる）
急性感染	潜伏期間と発病から治癒あるいは死に至るまでの経過が短い感染（一般に，病原性の強い微生物による感染）
慢性感染	病原体が宿主内で徐々に病状を進展させる感染
持続感染	慢性感染が長期にわたって維持される感染
日和見感染	入院患者など，免疫力・抵抗力の弱い易感染宿主における，健常者では感染・発症を起こさないような弱毒あるいは非病原性の微生物による感染

表9 飛沫感染と空気感染（飛沫核感染）の違い

	飛沫感染	飛沫核感染
特徴	飛沫核+水分 くしゃみや咳により，ウイルスなどを含む細かな水滴（しぶき）が空中に拡散する．これを直接吸い込むと飛沫感染になる．	飛沫核のみ 左のような細かな水滴（しぶき）は，直径が20 μm以下になると水分が蒸発し，乾燥した飛沫核とよばれる状態になる．これが長時間空気中に浮遊して感染源になるものを飛沫核感染という．
サイズ	直径5 μm以上	直径4 μm以下
飛距離	1～2 m程度 重いのですぐ落ちる	2 m以上 軽いので長時間浮遊する
主な感染症	インフルエンザ，RSウイルス感染症，百日咳，COVID-19など	麻疹，水痘，結核
医療従事者の対応（マスク）	サージカルマスク	N95マスク

*エアロゾル：エアロゾルとは，飛沫やしぶきがさらに細かな霧状となって飛散する状態をいう．一般に，2 m以上拡散するといわれているが，飛沫核のように長時間，広範囲に浮遊することはない．

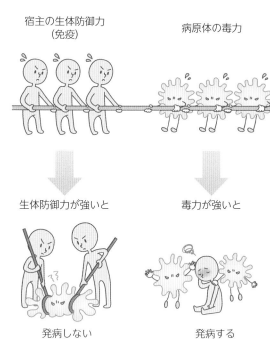

宿主の生体防御力 　　　　　病原体の毒力
（免疫）

生体防御力が強いと　　　　　毒力が強いと

発病しない　　　　　　　　　発病する

図29　宿主−病原体関係

な感染症を**日和見感染症**という．このように感染とは，病原体側の病原性の強さと感染を受ける側である宿主の生体防御機構（免疫力）との力関係によって起こる現象である（図29）．

　一般に，病原性の強い病原体に感染した場合，潜伏期間や発病から治癒，もしくは死に至るまでの経過が短い．これを**急性感染**という．一方，病原体が宿主内で徐々に病状を進展させる場合を**慢性感染**という．慢性感染が長期になった場合，**持続感染**という．

　ある特定の感染症が多発することを**流行**とよぶ．そのなかでも世界的な大規模流行のことを**パンデミック**（汎発性流行）とよぶ．具体例として，2019年末に突如出現した新型コロナウイルス感染症（COVID-19）の世界的流行は，まさにパンデミックである．

C. 敗血症，菌血症，ウイルス血症

　本来，ヒトの血液内には細菌などの微生物は存在しない．しかし，感染が成立し，血液中に細菌が存在する状態を**菌血症**とよぶ．また，ウイルスが血中に存在する場合を**ウイルス血症**という．菌血症は，細菌が血液中に存在することのみを指し，病名ではない．一方，

敗血症は感染により全身性の炎症反応を示す病態のことで，血流不全や肝臓，腎臓などの多臓器不全といった重篤な症状を示す．通常，敗血症は特定の細菌に感染することで起こり，しばしば菌血症を伴っている．感染症を学ぶうえでは，敗血症を引き起こす微生物が重要となる．

D. 感染源の種類

　感染源となるのは，**感染症の患者**，健康な**保菌者**（**キャリア**），**保有動物**（**リザーバー**），病原体で汚染された食品，水，空気，器物などである．特に患者は，強力な感染源となる．腸管感染症であれば糞便中に，呼吸器感染症であれば呼気中や喀痰中に，血液媒介性感染症であれば血液中に病原体が存在する．保菌者とは感染を受けているが潜伏期にある者や，不顕性感染している健康な人などであり，見かけは健康である（発病していない）ため気がつかないうちに感染を広げることがある．

　ヒトにも動物にも感染する**人獣共通感染症**（zoo-nosis，**動物由来感染症**）の起因病原体は動物が感染源となる．食中毒起因菌では，腸管出血性大腸菌はウシ，カンピロバクターはニワトリやブタなど，腸炎菌はニワトリ，ネズミチフス菌はネズミが保菌源であり，これらも動物由来感染症の1つといえる．吸血性の昆虫（ハエ，蚊），節足動物（ノミ，ダニ，シラミ）などは**媒介動物**（**ベクター**）となって，ヒトや動物の血液を吸血する際に病原体を獲得し，これを別の個体に吸血した際に伝播する．

　食中毒の原因微生物で汚染された食品，水などは，食中毒の感染源となる．上水道が汚染されると大規模な感染が起こるリスクが高いため，上水道の管理は厳重にする必要がある．

E. 感染経路の種類

1）水平感染と垂直感染

　ヒトなどの個体から個体へ感染が起こることを**水平感染**とよび，妊婦の感染者から妊娠中の胎児や新生児などに感染が起こる場合，これを**垂直感染**（母子感染）とよぶ（図30）．垂直感染は，次の直接感染に含まれる．

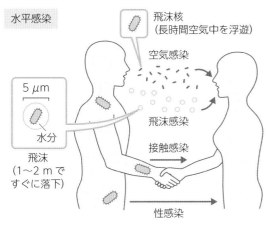
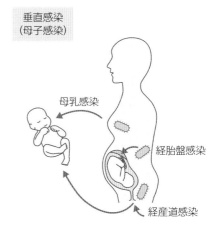

図30 感染経路（ヒトから）
各感染様式については後述．「イラストでわかる微生物学 超入門」（齋藤光正／著），p11，南山堂，2018より引用．

2）直接感染

病原体がヒトからヒト，あるいは動物からヒトへと直接伝播して感染が起こる．

- **接触感染**：性感染症や皮膚病などの患者の病巣部に直接接触することにより，病原体の伝播が起こる．狂犬病のように，感染動物の咬み傷からの感染も含まれる．
- **飛沫感染**（表9）：インフルエンザのように，病原体を含む唾液などがくしゃみや咳などとともに飛沫（5 μm以上）となって噴霧され，それを吸入することにより感染が起こる．患者と感染を受ける者の間の距離は，飛沫が届く2 m程度以内である．

3）間接感染

感染源により汚染された水，食品，空気や器物などを介して間接的に感染が起こる．

- **空気感染（飛沫核感染，表9）**：乾燥に強い病原微生物である結核菌や麻疹ウイルスなどは患者の呼気中に排出され，水分が蒸発，乾燥して微細な飛沫核（5 μm未満）となる．飛沫核は飛沫より軽いので空気中に拡散し，より遠くまで運ばれて広範な感染を起こす．
- **エアロゾル感染**：エアロゾルは，空気中に浮遊する直径0.001～100 μmの粒子である．飛沫と飛沫核は，粒子径が5 μm以上か，未満かで区別するため，エアロゾルはその両方を含むことになる．新型コロナウイルス（COVID-19）のパンデミックの際には，

エアロゾル感染のリスクについての議論や研究が多数行われ，マスクの着用や適切な換気，フィジカルディスタンス（物理的距離）の確保などの対策が推奨された．

- **食物媒介性感染**：病原体で汚染された食品を食することで起こる．海産性魚介類による腸炎ビブリオや鶏卵による腸炎菌食中毒のように，食材自体が最初から汚染されている場合と，調理食品による黄色ブドウ球菌食中毒のように，調理者に由来する場合がある．ノロウイルスや腸管出血性大腸菌では，食材と調理者の両方が感染源となる（図31）．
- **水系感染**：飲料水などが病原体に汚染されていると，大規模な感染が起こる．赤痢菌，腸管出血性大腸菌，A型肝炎ウイルス，クリプトスポリジウム原虫のオーシスト[※13]などが原因となる．

F. 感染症の微生物学的検査法

細菌，カビなど培養法が確立されている場合は，患者の糞便，血液，尿，喀痰，原因食品などから直接培養して，起因病原体を得ることができる．ただし，培養には数日，結核菌では1カ月を要し，迅速性に欠ける．また，もともと生体や試料中に常在する常在菌と

※13 **オーシスト**：分裂増殖せず卵のような状態にある原虫の一形態で，接合子囊（せつごうしのう）ともよばれる．熱や乾燥には弱いが，塩素消毒に対し耐性であり，水道水に混入した場合，大規模集団感染を起こすことがある．

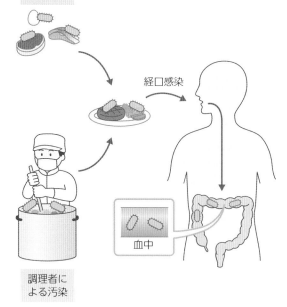

図31 感染経路（食物から）
「イラストでわかる微生物学超入門」（齋藤光正／著），南山堂，2018
を参考に作成．

の鑑別，さらに菌種の同定のための生化学的，生理学的検査も必要となる．

ウイルスのように，培養が容易でない病原体については，**抗体検出（血清診断）** あるいは **抗原検出，遺伝子診断** などが行われる．

1）抗体検出

患者血液中に対象とする病原体に対する抗体の産生があるかどうかを調べる方法である．感染症が治癒した後もしばらく血清中に抗体が存在するため，現在の感染状況を評価する場合には，誤診断の原因となることもある．

2）抗原検出

血液や喀痰中などに存在する病原体を，病原体特異的な抗体などを用いて検出する方法である．新型コロナウイルス感染症やインフルエンザの迅速診断キットはこれに該当する．

3）遺伝子診断法

特定の病原体の遺伝子を増幅して診断するPCR法がある．検出感度と特異性が高いが，特別なPCR装置を必要とする．

A. 日本における感染症の現状とその対策

今日，日本では上下水道をはじめとする生活衛生環境の改善，感染症治療薬の開発，予防ワクチン接種の実施，医療技術の進歩などにより感染症の脅威は低下した．その典型例は結核患者の激減である．しかしながら，感染症である肺炎は近年の高齢化社会の到来や薬剤耐性菌の出現により患者が増加している．

B. 感染症を制御するための法律（表10）

1）感染症の予防及び感染症の患者に対する医療に関する法律（感染症法）

病原体の感染力や病状の重篤性などによって感染症を一類〜五類に分類し，患者の人権に配慮しつつ予防，蔓延防止，医療体制の確保などの推進を図っている．一類〜四類感染症の患者を診断した医師は直ちに，五類感染症については1週間（一部は直ちに，一部は1カ月）以内に，最寄りの保健所に届出をする義務がある．これらの届出の報告は，最終的に厚生労働省・国立感染症研究所・感染症情報センターに集約され，毎週または毎月公表されている．食中毒に関連する腸管感染症で重要なものは，三類に分類されている．この法律に基づいて，特定職種（例えば調理師）への就業が制限される．

2）食品衛生法

飲食によって生ずる危害の発生を防止するための法律である．食品と添加物などの基準・表示・検査などの原則を定める．食中毒に関しては，以下に掲げる **病因物質** に起因する，あるいはそれが疑われるとき，医師は24時間以内に最寄りの保健所にその旨を届出なければならない．サルモネラ属菌，ボツリヌス菌，腸管出血性大腸菌，エルシニア・エンテロコリチカ，カンピロバクター・ジェジュニ／コリ，コレラ菌，赤痢菌，チフス菌，パラチフスA菌などが指定されている．また，行政は食中毒を起こした飲食店などに対して，営業停止処分と滅菌・消毒などの実施を命令できることが食品衛生法で定められている．

表10 感染症の予防及び感染症の患者に対する医療に関する法律（感染症法，1999年4月1日施行）対象疾患の類別

分類	対象感染症	感染症の性格	主な対応・措置	医療体制
一類感染症 （極めて危険な感染症）	【ウイルス】エボラ出血熱，クリミア・コンゴ出血熱，痘瘡，南米出血熱，マールブルグ病，ラッサ熱 【細菌】ペスト	感染力，罹患した場合の重篤性から見て危険性が極めて高い感染症	• 原則入院 • 消毒などの対物処置 • 直ちに届出	第1種感染症指定医療機関
二類感染症 （危険な感染症）	【ウイルス】急性灰白髄炎，重症急性呼吸器症候群（SARS），中東呼吸器症候群（MERS），鳥インフルエンザ（H5N1：高病原性，H7N9：低病原性）* 【細菌】結核，ジフテリア	感染力，罹患した場合の重篤性から見て危険性が高い感染症	• 状況に応じて入院 • 消毒などの対物措置 • 直ちに届出	第2種感染症指定医療機関および結核指定医療機関
三類感染症 （感染性の強い感染症）	【細菌】コレラ，細菌性赤痢，腸管出血性大腸菌感染症，腸チフス，パラチフス	感染力，罹患した場合の重篤性から見て危険性は高くないが，特定の職業への就業によって感染症の集団発生を起こしうる感染症	• 特定職種への就業制限 • 消毒等の対物措置 • 直ちに届出	一般の医療機関
四類感染症 （主に動物由来感染症）	【ウイルス】A型肝炎，Bウイルス病，E型肝炎，ウエストナイル熱，エムポックス（サル痘），黄熱，オムスク出血熱，キャサヌル森林病，狂犬病，ジカウイルス感染症，重症熱性血小板減少症候群（病原体がフレボウイルス属SFTSウイルスであるものに限る），腎症候性出血熱，西部ウマ脳炎，ダニ媒介脳炎，チクングニア熱，デング熱，東部ウマ脳炎，鳥インフルエンザ（H5N1およびH7N9を除く），ニパウイルス感染症，日本脳炎，ハンタウイルス肺症候群，ベネズエラウマ脳炎，ヘンドラウイルス感染症，リッサウイルス感染症，リフトバレー熱 【細菌】Q熱，オウム病，回帰熱，炭疽，つつが虫病，日本紅斑熱，鼻疽，ブルセラ症，発疹チフス，ボツリヌス症，野兎病，ライム病，類鼻疽，レジオネラ症，レプトスピラ症，ロッキー山紅斑熱 【真菌】コクシジオイデス症 【原虫】マラリア 【蠕虫】エキノコックス症	人から人への感染はほとんどないが，動物，飲食物などの物件を介して感染するため，動物や物件の消毒，廃棄などの措置が必要となる感染症	• 輸入動物の輸入禁止 • 保菌動物の駆除 • 消毒などの対物措置 • 直ちに届出	一般の医療機関

*鳥インフルエンザの高病原性/低病原性は，鳥類に対する病原性を表す. （次頁へ続く）

3）学校保健安全法

学校における児童生徒および職員などの健康の保持増進を図るための法律である．学校において予防すべき感染症（**学校感染症**，表11）を指定し，学校感染症に罹った児童の出席を停止することにより，他の児童への感染拡大を防止する．

- **第1種**：感染症法の一類，二類の疾患（結核を除く）が相当する．治癒するまで出席停止である．
- **第2種**：空気感染または飛沫感染をするもの．インフルエンザ〔鳥インフルエンザ（H5N1）および新型インフルエンザ等感染症を除く〕，百日咳，麻疹，流行性耳下腺炎（ムンプス，おたふくかぜ），風疹，水痘（みずぼうそう），咽頭結膜熱，結核，髄膜炎菌性髄膜炎などがある．
- **第3種**：飛沫感染はしないもの．腸管出血性大腸菌感染症，流行性角結膜炎，急性出血性結膜炎などがある．

つまり，学校保健安全法は幼稚園から小・中・高校，大学，各種専門学校などの教育機関を対象として，集団生活で感染症が流行しないように予防や対策を定めている．インフルエンザの流行による学級閉鎖はその例である．養護教諭を中心とした保健指導の充実のみならず，児童や生徒の安全確保，さらに学校給食を通した栄養教諭による食育の推進も図られている．

C. 感染症の予防法

1）予防接種

最も積極的な感染予防策は，**予防接種**である．予防接種は，起因微生物の菌体成分や毒素などを**ワクチン**

表 10 感染症の予防及び感染症の患者に対する医療に関する法律（感染症法，1999年4月1日施行）対象疾患の類別（続き）

分類	対象感染症	感染症の性格	主な対応・措置	医療体制
五類感染症	**全数把握疾患** 【ウイルス】ウイルス性肝炎（A型肝炎およびE型肝炎を除く），急性弛緩性麻痺（急性灰白髄炎を除く），急性脳炎（ウエストナイル脳炎，西部ウマ脳炎，ダニ媒介脳炎，東部ウマ脳炎，日本脳炎，ベネズエラウマ脳炎およびリフトバレー熱を除く），後天性免疫不全症候群，水痘（入院例に限る），先天性風疹症候群，風疹，麻疹 【細菌】カルバペネム耐性腸内細菌科細菌感染症，劇症型溶血性レンサ球菌感染症，侵襲性インフルエンザ菌感染症，侵襲性髄膜炎菌感染症，侵襲性肺炎球菌感染症，梅毒，破傷風，バンコマイシン耐性黄色ブドウ球菌感染症，バンコマイシン耐性腸球菌感染症，百日咳，薬剤耐性アシネトバクター感染症 【真菌】播種性クリプトコッカス症 【原虫】アメーバ赤痢，クリプトスポリジウム症，ジアルジア症 【プリオン】クロイツフェルト・ヤコブ病 **定点把握疾患** 【ウイルス】RSウイルス感染症，咽頭結膜熱，季節性インフルエンザ（鳥インフルエンザおよび新型インフルエンザ等感染症を除く），感染性胃腸炎，急性出血性結膜炎，水痘，性器ヘルペスウイルス感染症，尖圭コンジローマ，手足口病，伝染性紅斑，突発性発疹，ヘルパンギーナ，流行性角結膜炎，流行性耳下腺炎，無菌性髄膜炎，新型コロナウイルス感染症/COVID-19（2023年5月8日～現在） 【細菌】A群溶血性レンサ球菌咽頭炎，クラミジア肺炎，細菌性髄膜炎，性器クラミジア感染症，ペニシリン耐性肺炎球菌感染症，マイコプラズマ肺炎，メチシリン耐性黄色ブドウ球菌感染症，薬剤耐性緑膿菌感染症，淋菌感染症	国が感染症発生動向調査を行い，必要な情報を一般国民や医療関係者に提供・公開することによって発生拡大を防止すべき感染症．全数把握疾患と定点把握疾患がある	• 感染症発生状況の情報収集，分析とその結果の公開，提供 • 7日以内に届出 ただし，風疹，麻疹，侵襲性髄膜炎菌感染症は直ちに届出	一般の医療機関
新型インフルエンザ等感染症	新型インフルエンザ，再興型インフルエンザ，新型コロナウイルス感染症/COVID-19（2021年2月13日～2023年5月7日）	新たにヒトからヒトへの感染力をもち，あるいはかつて大流行し再流行により，重大な健康被害を及ぼす恐れのあるインフルエンザ等感染症	一類感染症に準じた対応	
指定感染症	政令で1年間に限定して指定された感染症 新型コロナウイルス感染症/COVID-19（2020年2月13日～2021年2月12日）	一～三類に分類されていない感染症で，それに準じた対応の必要性が生じた感染症	一～三類に準じた対応	
新感染症	新たに出現した感染症で人から人への伝染力，毒力が高く，危険であると判断されるもの	伝染力，毒力が高い新規な感染症	一類に準じた対応	

青字：週単位で届出，赤字：月単位で届出（性感染症と薬剤耐性菌感染症）．
「薬学領域の病原微生物学・感染症学・化学療法学 第4版」（増澤俊幸，河村好章／編），廣川書店，2018をもとに作成．

として，健常者に接種し，人為的に感染防御免疫を誘導させて，感染を予防するものである．健常者に接種するので，安全性について十分に配慮しなくてはならない．ワクチンには，弱毒化した感染力のある微生物を含む弱毒ワクチン，死菌あるいは不活化し感染力のない不活化ワクチン，毒素を不活化したトキソイドワクチン，抗原性をもつ成分のみを抽出した成分ワクチン，mRNAワクチンなどがある．予防接種については第5章-8に詳しく記載されているので参照されたい．

2）滅菌と消毒

滅菌と消毒は，微生物汚染の拡大を防ぐうえで重要な技術である．感染症法では，病原体に汚染された場

表11 学校感染症と出席停止の基準

分類	病名		出席停止の基準
第1種	エボラ出血熱，クリミア・コンゴ出血熱，痘瘡，南米出血熱，ペスト，マールブルグ病，ラッサ熱，ジフテリア，重症急性呼吸器症候群（SARS），急性灰白髄炎（ポリオ），鳥インフルエンザ（H5N1），新型コロナウイルス感染症/COVID-19（2020年2月1日～2023年5月7日）など		治癒するまで
第2種	インフルエンザ		発症後5日，かつ，解熱後2日（幼児3日）が経過するまで
	百日咳		特有の咳が消失するまで，または，5日間の適正な抗菌剤による治療が終了するまで
	麻疹（はしか）		解熱した後3日を経過するまで
	流行性耳下腺炎（ムンプス，おたふくかぜ）		耳下腺，顎下腺または舌下腺の腫脹が発現した後5日間を経過し，かつ，全身状態が良好となるまで
	風疹		発疹が消失するまで
	水痘（みずぼうそう）		すべての発疹が痂皮化するまで
	咽頭結膜熱		主要症状が消失した後2日を経過するまで
	結核		症状により学校医その他の医師が感染の恐れがないと認めるまで
	髄膜炎菌性髄膜炎		
	新型コロナウイルス感染症/COVID-19（2023年5月8日～現在）		発症した後5日を経過し，かつ，症状が軽快した後1日を経過するまで
第3種	コレラ		症状により学校医その他の医師が感染の恐れがないと認めるまで
	細菌性赤痢		
	腸管出血性大腸菌感染症		
	腸チフス		
	パラチフス		
	流行性角結膜炎		
	急性出血性結膜炎		
	その他の感染症	溶連菌感染症	適正な抗菌剤治療開始後24時間を経て全身状態が良ければ登校可能
		ウイルス性肝炎	A型・E型：肝機能正常化後登校可能 B型・C型：出席停止不要
		手足口病	発熱や喉頭・口腔の水疱・潰瘍を伴う急性期は出席停止，治癒期は全身状態が改善すれば登校可
		伝染性紅斑	発疹（リンゴ病）のみで全身状態が良ければ登校可能
		ヘルパンギーナ	発熱や喉頭・口腔の水疱・潰瘍を伴う急性期は出席停止，治癒期は全身状態が改善すれば登校可
		マイコプラズマ感染症	急性期は出席停止，全身状態が良ければ登校可能
		感染性胃腸炎（流行性嘔吐下痢症）	下痢・嘔吐症状が軽快し，全身状態が改善されれば登校可能
		アタマジラミ	出席可能（タオル，櫛，ブラシの共用は避ける）
		伝染性軟属腫（水いぼ）	出席可能（多発発疹者はプールでのビート板の共用は避ける）
		伝染性膿痂疹（とびひ）	出席可能（プール，入浴は避ける）

公益財団法人日本学校保健会会報「学校保健」311号別刷より引用（ムンプス，新型コロナウイルス感染症は著者による追記）．

所などについて，都道府県知事等が市町村に命じて消毒を行うことができる．また，病院などでは院内感染症発生を防ぐために，日常的に滅菌・消毒が行われている．多くの栄養型細菌は70℃・10分間，または100℃・5分間の加熱で死滅するが，一方で細菌の芽胞やある種のウイルスは強い抵抗性を示す．また，栄養型細菌のなかでは結核菌は抵抗力が強く，緑膿菌とその類縁菌にも消毒薬が効きにくいものがある．多くの細菌毒素は易熱性である（熱に弱い）が，黄色ブドウ球菌のエンテロトキシンは100℃・10分間の加熱に耐える．滅菌・消毒については，第2章-4に詳しく記載しているので参照されたい．

3) 感染拡大防止策

病院や長期療養施設，在宅施設などの医療機関内などで起こるすべての感染症を総称して**医療関連感染**という．医療関連感染を防ぐためには，**標準的予防策（スタンダード・プリコーション）**を行う．患者，および医療従事者を感染症から守るための感染予防対策の基本となる考え方である．すなわち，「すべての患者の血液，体液，分泌物（汗は除く），排泄物，傷のある皮膚，粘膜は感染性のあるものとみなして，直接接触することを避けて対応する」ことである．具体的には，手洗い，手袋やガウン，マスク，ゴーグルの着用，注射針の廃棄方法の徹底（針刺し事故の防止），感染性廃棄物の分別廃棄，滅菌・消毒などがあげられる．

これに加えて，それぞれの感染症の病原体に対応した**感染経路別予防対策**を実施する．例えば，新型コロナウイルスやインフルエンザウイルスのように飛沫感染する病原体に対しては，サージカルマスクを着用する．また，患者のベッドとベッドの間隔を2 m以上空ける．結核のように空気感染（飛沫核感染）する場合には，患者に対してサージカルマスクを着用させ，陰圧室に収容し，医療従事者はN95マスクを着用する（図32）．皮膚病のように接触感染する病原体の場合には，汚染の可能性のある作業時に，ニトリルなどの手袋，エプロン，ガウンを着用する．また，作業の前と後には手洗い，さらに消毒液を用いて消毒を行う．エプロン，ガウン，手袋および患者が接触した器物は消毒する．これらの方法を組み合わせて，感染を制御していく．

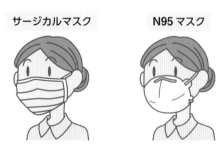

図32 サージカルマスク，N95マスク
サージカルマスクは体内から外部への病原体の排出を抑え，N95マスクは外部の病原体が体内へ侵入するのを防ぐ．
「感染制御の基本がわかる微生物学・免疫学」（増澤俊幸／著），p94，羊土社，2020より引用．

6 遺伝子の突然変異と水平伝達

生物は常に新しい遺伝形質を獲得して外部環境の変化に適応してきた．その新しい遺伝形質の獲得方法として，遺伝子の突然変異が大きな役割を果たしている．

細菌では，この他に**水平伝達**により他の菌種から遺伝子を獲得することがある．遺伝子の水平伝達の方法としては，**形質転換**，**形質導入**，**接合伝達**の3つが知られている．このような遺伝子の水平伝達は，さまざまな抗菌薬に対する耐性菌の出現にも関与している．

A. 形質転換

細菌が菌体の周囲にある裸のDNA分子を偶発的に細胞内に取り込み，遺伝子組換えによって，それが受容菌の染色体DNAに組込まれることで，新しい遺伝形質を獲得することがある．これを**形質転換**（transformation）とよぶ．

形質転換は，1928年にグリフィス（Griffith）が肺炎球菌を使って行った有名な実験で見出された（図33）．加熱して殺菌した莢膜をもつ病原性のS型肺炎球菌（莢膜があるので，コロニーがなめらか＝ smooth）に，生きている非病原性のR型肺炎球菌（莢膜がない

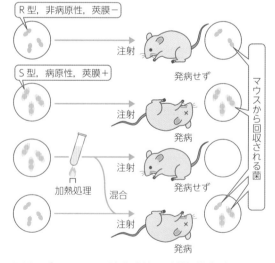

図33 グリフィスの肺炎球菌の形質転換実験
「基礎から学ぶ生物学・細胞生物学 第4版」（和田 勝／著，髙田耕司／編集協力），p.82，羊土社，2020をもとに作成．

ので白血球に食菌されてしまう．コロニーが粗い＝routh）を混ぜる．これをマウスに注射すると非病原性のR型生菌を注射したにもかかわらず，マウスは死亡してしまった．さらに死亡したマウスからは病原性のS型菌が検出されたのである．この結果は，病原性のS型死菌の何かが，非病原性のR型菌をS型菌に変えたことを意味している．エイブリー（Avery）は，このグリフィスの研究をさらに進めて，形質転換がDNAによって起こること，すなわち遺伝子の本体がDNAであることを明らかにした．形質転換が起こる確率はきわめて低いが，一方で細菌は多数存在しているので，低い確率であっても，形質転換による遺伝子伝達を無視することはできない．

B. 形質導入

細菌の染色体の一部のDNAがバクテリオファージを介して他の細菌に伝達される現象を**形質導入**（transduction）とよぶ（図34）．1948年にレーダーバーグ（Leaderberg）らにより，サルモネラ菌で発見された．ファージが感染して子孫のファージがつくられる際に，偶発的に細菌のDNA断片がファージのカプシドに取り込まれることがある．この細菌の遺伝子の一部をもった子孫のファージが別の細菌に感染すると，取り込まれた細菌遺伝子が受容菌の染色体DNA上の近縁の遺伝子と組換えを起こして，その結果，新しい形質が付与される．

C. 接合伝達

線毛の一種である**性線毛**を介した接合によって，菌から別の菌へDNAが移行することを**接合伝達**（conjugative transfer）という．1947年にレーダーバーグとテータム（Tatum）は，2種類の異なる栄養素を必要とする栄養要求性変異大腸菌株を試験管内で混合培養すると，栄養要求性のない大腸菌株が高い確率で出現することを見出した．これにより，2種類の異なる栄養要求性の菌が，接合により遺伝子の交換を行ったことが判明した．

この接合伝達にかかわる遺伝子をもつ核外遺伝子を**伝達性プラスミド**[※14]とよぶ．最も有名な伝達性プラスミドは大腸菌の**性決定因子**（fertility factor，**F因子**，**Fプラスミド**）である．このFプラスミドをもつ大腸菌（F$^+$菌）は，性線毛を介してFプラスミドをもたないF$^-$菌と接合する（図35）．そして，性線毛内を通じてF$^+$菌のFプラスミドがF$^-$菌へ移動する．このとき，プラスミドの二本鎖DNAのうち片方は移動しながら，同時に相補鎖をもとに複製が起こる（ローリングサークル型複製）ので，F$^+$菌はプラスミドを伝達してもF$^+$菌のままである．Fプラスミドを獲得したF$^-$菌はF$^+$菌の性質を獲得し，性線毛をもつF$^+$菌となる．

このような遺伝子の伝達は同じ菌種のみならず，大腸菌と緑膿菌のような異なる菌種間でも起こることがある．薬剤耐性遺伝子を含むプラスミドを，特に**薬剤耐性因子**（resistant factor，**R因子**，**Rプラスミド**）とよぶ．Rプラスミドが接合で伝達することによって，

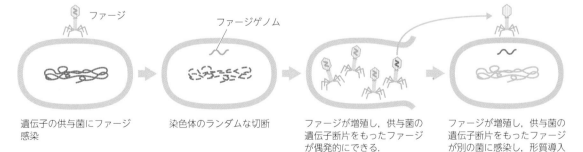

| ファージ | ファージゲノム |

遺伝子の供与菌にファージ感染

染色体のランダムな切断

ファージが増殖し，供与菌の遺伝子断片をもったファージが偶発的にできる．

ファージが増殖し，供与菌の遺伝子断片をもったファージが別の菌に感染し，形質導入する．

図34　形質導入の機序
「薬学生のための微生物学と感染症の薬物治療学」（増澤俊幸／著），p.70，羊土社，2022より引用．

※14　**プラスミド**：染色体以外の1,000〜20万塩基対程度の小型の環状二本鎖DNAで，細菌や真菌にみられる．菌の生存には必要ないが，薬剤耐性や毒素産生に関わる遺伝子などを含むものもある．

抗菌薬感受性菌が次々と耐性菌に変わり，耐性菌の拡散にかかわる．

D. 遺伝子組換え実験と遺伝子組換え生物

形質転換などの遺伝子の水平伝達現象を利用して，人為的に別の細胞に外来の遺伝子を取り込ませ，新たな性質を発現させて，有用な細胞や生物をつくりだすことができる．そのためには，まず目的とする遺伝子DNAを**ベクタープラスミド**（遺伝子の運び役）となるDNAに結合させ，組換え分子を作製する．それを別の細胞に導入して遺伝子を発現させる．この一連の操作を**遺伝子組換え実験**，あるいは**遺伝子操作**，**組換えDNA技術**ともよぶ．作出された生物を**遺伝子組換え**

生物（genetically modified organism：**GMO**）とよぶ．

遺伝子組換え実験では，ゲノムを制限酵素[※15]で切断して得たDNA断片を，遺伝子発現に必要なプロモータ配列などを導入したベクタープラスミドの下流にDNAリガーゼを用いて連結し，組換え分子を作製する（図36）．現在はさまざまな生物の全ゲノムが解読されているため，有用な遺伝子配列が予想できることが多くなった．この場合は，目的とする遺伝子をポリメラーゼ連鎖反応（PCR）により増幅し，これをベクタープラスミドに連結させて組換え分子をより簡便に作製することができる．受容菌をあらかじめ塩化カルシウムなどで処理しDNAを取り込みやすくした適格細胞[※16]

ゲノム編集

CRISPR/Cas9（クリスパー・キャスナイン）[※17]は，短鎖のガイドRNA（sgRNA）と，ヌクレアーゼであるCas9からなる．sgRNAは標的とするDNA配列を特異的に認識して結合し，認識したDNA鎖をCas9が切断する（図）．このとき標的とする配列の上流にCas9が認識するプロトスペーサー隣接配列（PAM配列：図の紫色の配列）を含んでいなければならない．たとえば，化膿性レンサ球菌（*Streptococcus pyogenes*）のSpCas9の認識するPAM配列はNGG（NはA, C, G, Tどの塩基でも可能）である．様々な菌から認識するPAM配列の異なるCas9が見つかっている．そして切断されたDNAを修復する際にエラーが起こり，標的遺伝子の機能欠損（ノックアウト）が起こる．ノックアウトだけでなく，標的遺伝子に新しい配列（ノックインドナーDNA）を組込んでノックインすることもできる．その結果，好ましくない性質の遺伝子を破壊するだけでなく，より好ましい性質の遺伝子を導入することが可能となった．一方，標的とは異なる遺伝子に突然変異を導入してしまう可能性もある（オフターゲット）．ゲノム編

集を胎児に利用して生まれてくる子の容姿や運動能力などを事前に改変する（デザイナーベビー）といった応用も可能であり，倫理的問題についても議論が起こっている．

（増澤俊幸）

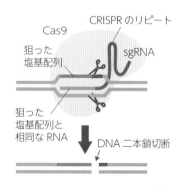

図　CRISPR/Cas9のはたらきを示す模式図
「基礎から学ぶ生物学・細胞生物学　第4版」（和田　勝／著，髙田耕司／編集協力），p.255，羊土社，2020より引用．

※15　**制限酵素**：特定のDNA配列を認識し切断する，細菌が保有するDNA分解酵素である．細菌がバクテリオファージの遺伝子を切断して，細菌のファージ感染を防ぐと考えられている．例えば，大腸菌の制限酵素EcoRⅠは，DNA配列「GAATTC」を認識し切断する．制限酵素は分子生物学研究において非常に重要であり，DNAの断片化，遺伝子のクローニングなどに用いられる．
※16　**適格細胞**：通常，細菌は外部から大きなDNA分子を取り込むことはない．細菌を塩化カルシウムで前処理することで，外来のプラスミドやその他のDNA断片を細菌内に取り込みやすい状態にすることができる．このような細胞を適格細胞と呼ぶ．遺伝子のクローニングや発現研究などに利用される．この他に電気的ショックを細胞に与えて，膜を一時的に浸透性にする方法でも，細菌内にDNA分子を導入することができる（電気穿孔法，エレクトロポレーション）．
※17　**CRISPR/Cas9**：Clustered regularly interspaced short palindromic repeat/Cas9．細菌にとって外敵であるファージDNAを破壊する防御システムとして発見された．

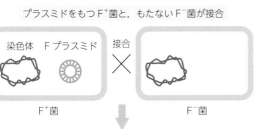

プラスミドをもつ F⁺菌と，もたない F⁻菌が接合

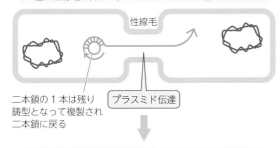

F⁺菌の性線毛を介して，F プラスミドが F⁻菌に伝達される

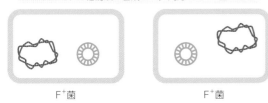

F プラスミドの相補鎖が合成され，両方とも F⁺菌となる

図35 F プラスミドの接合伝達の機序
「薬学生のための微生物学と感染症の薬物治療学」（増澤俊幸／著），
p.71，羊土社，2022をもとに作成．

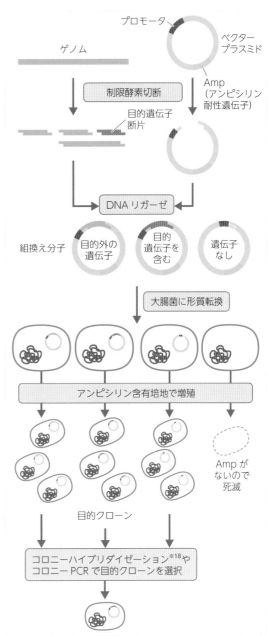

図36 遺伝子組換え実験

（コンピーテントセル）を用いたり，細胞の場合は電気パルスにより瞬間的に細胞膜に穴を開ける電気穿孔法（エレクトロポレーション法）などにより組換え分子を細胞内に導入する．その後，目的遺伝子が導入され形質転換した菌や細胞を選別する．

遺伝子組換え実験は細菌だけでなく，植物や動物の品種改良にも利用されている．植物では除草剤に耐性をもったダイズ，害虫に対する毒性タンパク質であるBT剤[19]を発現するトウモロコシ，青色の色素を産生するバラなどがある．一方で，これらが屋外に拡散し在来種（原種）と交配して原種を駆逐する可能性や，新たなタンパク質を発現する生物をヒトが食すること

でアレルギーなどの原因となる可能性も危惧されている．除草剤耐性作物の導入は農薬の乱用を招き，環境

※18　**ハイブリダイゼーション**：一本鎖のDNA同士やDNAとRNAなどの分子間で類似する塩基配列が存在すると，相補的二本鎖を形成する現象である．これを利用して分子生物学では，配列既知のDNA断片（プローブとよぶ）を用いてそれと類似配列を有するDNA断片を検出することができる．コロニーハイブリダイゼーションでは，配列既知のDNA断片と溶菌させた組換え大腸菌コロニーとのハイブリダイゼーションにより，類似DNA配列を有する組換え大腸菌を特定することができる．
※19　**BT剤**：*Bacillus thuringiensis* が産生する，チョウの仲間などの幼虫に対して殺虫活性を示すタンパク質結晶体．生物農薬としても使用される．

汚染や生物体への農薬蓄積を助長するとの考えもある.

E. 突然変異を利用した変異原物質の スクリーニング法

化学物質の変異原性のスクリーニング法として，**エイムス試験**（Ames test）がある．この手法には，サルモネラ属菌の一種であるネズミチフス菌のヒスチジン要求性変異株（*his⁻*：アミノ酸のヒスチジンが培地中に存在しないと増殖することができない）を用いる．これに各種の変異原性が疑われる被検物質を作用させたときに，ヒスチジン非要求性株（*his⁺*）への復帰変異が起きるかどうかで変異原性を調べる（図37）．変異原性物質のなかには，生体内で代謝を受けた後に変異原性物質に変わるものがある．それを検出するため，ラット肝臓より調製したS9mix（肝臓のミクロソーム画分の9,000×g遠心上清）を代謝酵素として用いて，試験管内で変異原性物質への代謝活性化を行う．これを作用させて同様に復帰変異を調べる．変異株としてはTA98株（フレームシフト型変異検出）とTA100株（塩基対置換型変異検出）などがある．変異原性物質は発がん性物質であるものも多いため，発がん性物質のスクリーニングにも利用される．ただし，変異原性＝発がん性ではないので，さらなる動物実験による検証が必要である．

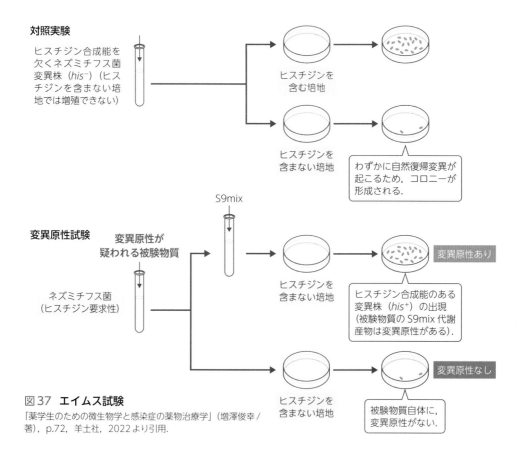

図37　エイムス試験
「薬学生のための微生物学と感染症の薬物治療学」（増澤俊幸／著），p.72，羊土社，2022より引用．

微生物と健康 ビール酵母を肥料に

　ビール製造には水と麦芽とホップ，さらにアルコール発酵のためカビの一種であるビール酵母が必要である．発酵が終了した後は，ビールから酵母を取り除く．アルコール発酵の役目を終えた酵母は麦汁の栄養分を多く吸収しており，胃腸・栄養補給薬の原料に再利用されている．酵母自体をブタやウシの餌としたり，酵母のエキスとして即席めんなどの調味料の原料にするなどの再利用も行われている．また新たな利用法として，その細胞壁を特殊な技術で処理し，肥料として利用することが進められている．ゴルフ場の芝生に2週間に一度この肥料をまくと，しっかりと根をは

り，病気にも強くなるという．農薬の使用量も従来の半分程度になる．水田では約2割の収穫増となり，みかん，じゃがいもでの結果も良好だった．

　酵母の細胞壁の成分は，植物の病原カビに類似した構造をしているため，植物はその成分が根に触れるとカビに感染したと勘違いし，免疫力を向上させるために，強く根をはるようになると考えられる．その結果，成長が促進され収穫量が増える．わずか10 μm の小さな酵母が世界的な食糧不足問題の解決に役立つかもしれない．

（増澤俊幸）

文　献

1）「薬学領域の病原微生物学・感染症学・化学療法学 第4版」（増澤俊幸，河村好章/編），廣川書店，2018
2）「食品衛生学 改訂第2版」（田﨑達明/編），羊土社，2019
3）「はじめの一歩のイラスト感染症・微生物学」（本田武司/編），羊土社，2011
4）「シンプル微生物学 改訂第6版」（小熊惠二，他/編），南江堂，2018
5）「イラストでわかる微生物学 超入門」（齋藤光正/著），南山堂，2018
6）公益財団法人日本学校保健会会報「学校保健」311号別刷
7）「感染制御の基本がわかる微生物学・免疫学」（増澤俊幸/著），羊土社，2020
8）「基礎から学ぶ生物学・細胞生物学 第4版」（和田 勝/著，髙田耕司/編集協力），羊土社，2020
9）「薬学生のための微生物学と感染症の薬物治療学」（増澤俊幸/著），羊土社，2022

チェック問題

問 題

☐☐ **Q1** 原核生物と真核生物の特徴的な細胞構造の違いを列挙せよ.

☐☐ **Q2** 細菌の芽胞の特徴について述べよ.

☐☐ **Q3** 食中毒の原因となる以下の病原体について,生物学的な分類名(細菌,真菌,原虫,蠕虫,ウイルス)を答えよ.
ア)カンピロバクター
イ)ウェルシュ菌
ウ)アニサキス
エ)サルモネラ
オ)ノロ
カ)クドア
キ)クリプトスポリジウム

☐☐ **Q4** 飛沫感染を予防するために医療機関において必要な対策を述べよ.

☐☐ **Q5** 感染症法に規定される,三類感染症起因病原体をすべて答えよ.また,それらはどのような特徴をもつ感染症の原因となるか述べよ.

解答&解説

A1 原核生物:むき出しの染色体が細胞質に核様体として存在する.核膜で仕切られた核は存在しない.ミトコンドリアもない.ミトコンドリアの機能は,細胞膜にある.リボソームは70Sであり,真核生物より小型である.
真核生物:核膜で仕切られた核があり,その中に染色体が内包される.動物や真菌では,細胞小器官としてミトコンドリアなどを保有し,さらに植物では葉緑体をもつ.リボソームの大きさは80Sで,原核生物より大きい.

A2 クロストリジウム属やバシラス属の細菌は,乾燥や栄養の枯渇などで生息環境が悪化すると,死滅する前に,耐久型の芽胞に変化して休眠状態となる.<u>芽胞は,乾燥などの過酷な環境を生き抜いて生存できる.ただ,このままでは分裂増殖することはできない.適当な栄養と水分が芽胞に与えられると,出芽して栄養型細菌にもどり,二分裂で増殖する.</u>芽胞を殺菌できる温度や時間などが滅菌の条件に設定されている.

A3 (ア)細菌,(イ)細菌,(ウ)蠕虫,(エ)細菌,(オ)ウイルス,(カ)原虫,(キ)原虫

A4 サージカルマスクを着用する.また,患者のベッドとベッドの間隔を2m以上空ける.

A5 腸管出血性大腸菌,コレラ菌,赤痢菌,腸チフス菌,パラチフス菌の5病原体.すべて経口的に侵入し,腸管感染する細菌である.大量調理施設に従事する人など,特定の職業への就業によって感染症の集団発生を起こしうる感染症の原因となる.

第2章 微生物の制御

Point

1 微生物制御の基礎について理解する

2 微生物の増殖条件について理解する

3 微生物による食品の腐敗と発酵について理解する

4 滅菌・消毒について理解する

5 微生物制御のための食品の保存について理解する

概略図 **微生物制御の3つの柱**

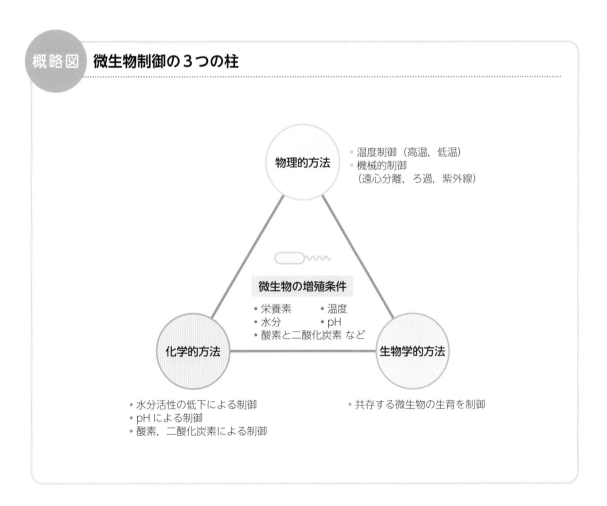

物理的方法
・温度制御（高温，低温）
・機械的制御
　（遠心分離，ろ過，紫外線）

微生物の増殖条件

・栄養素　　・温度
・水分　　　・pH
・酸素と二酸化炭素 など

化学的方法

・水分活性の低下による制御
・pH による制御
・酸素，二酸化炭素による制御

生物学的方法

・共存する微生物の生育を制御

微生物の制御とは

食中毒予防の三原則は，（微生物を）「**つけない**」，「**増やさない**」，「**やっつける**」である．これを科学的に評価するためには，食品のまわりにどのような種類の微生物がどの程度存在するのかを経時的に調べ，微生物の増殖について予測・制御する必要がある．これにより，食中毒の予防だけでなく，食品の腐敗の抑制，賞味期限の延長，フードロスの削減が可能となる．

A. 基本的な考え方

個々の微生物は肉眼では見ることができない．よって，微生物の数や種類を調べるためには微生物を増やしたり，遺伝子解析などが行われる．微生物を増やす最も基本的な方法は**培養**である．

1) 微生物の培養と無菌操作

微生物の培養には，目的や方法によっていくつかの種類がある（表1）．微生物を培養するために人工的に調製した微生物のエサとなるものを**培地**といい，培地はその目的に応じて形態，成分，分量などを設定する必要がある（図1，表2）．微生物はその種類によって生育環境が異なるため，ある条件で培養したときに，その環境中に存在したすべての微生物が生育するわけではないことに注意する必要がある．また，培養に際して環境中の雑菌が混入（コンタミネーション）してしまうと，誤った結果をもたらすことになる．したがって，使用する器具や培地はあらかじめ滅菌し，供試する微生物（増やしたい微生物）のみを無菌的に取り扱う**無菌操作**が必須である（図2）．

2) 微生物の定量

培養した微生物を定量するための方法は，生きている微生物数（生菌数）を調べる方法と，生菌や死菌にかかわらずすべての菌の数（総菌数または全菌数）を調べる方法に大別される（表3）．

3) 微生物の同定

微生物の形態や性状などから属名や種名を明らかにすることを**同定**という．同定を行うことによって，その微生物に応じた対策を立てることができるようになる．同定試験には，コロニーや細胞の形態や運動性の有無などの他，グラム染色や脂肪酸組成などの菌体の化学的組成に着目したもの，カタラーゼやオキシダーゼなどの酵素活性に着目したもの，16S rRNA遺伝子などの塩基配列の違いに着目したものなどがある．

B. 微生物の増殖・死滅・制御

微生物の増殖を制御するためには，前述した方法により微生物の増殖量を定量化し，評価する必要がある．そのために増殖曲線が用いられる．

表1 微生物の培養の種類と目的

種類	目的・方法
前培養	鮮度のよい均一な微生物菌体を得るために本培養前に行う少量の培養
本培養	微生物の生育を調べたり，実験に使用する菌体試料を得るために行う本試験用の培養
増菌培養	微生物を増やすことを目的とする培養
継代培養	微生物が死滅しないよう，一定期間おきに新鮮な培地に移していく培養
好気培養	空気（酸素）存在下で行う培養
嫌気培養	窒素ガスなどでの置換や脱酸素剤により，酸素濃度を下げた状態で行う培養
塗抹培養	コンラージ棒（スプレッダー）を用いて，生物懸濁液を平板培地上にまんべんなく広げて行う培養
画線培養	先端がループ状になった白金耳を用いて，平板培地上に線を引くようにして菌を植えて行う培養
穿刺培養	先端が直線の白金線を用いて，高層培地に差し込むようにして菌を植えて行う培養
バッチ培養	はじめに用意した培地のみで行う培養
連続培養	培養中に新鮮な培地を添加し続けて行う培養

コンラージ棒（スプレッダー），白金耳，白金線は図2を参照．

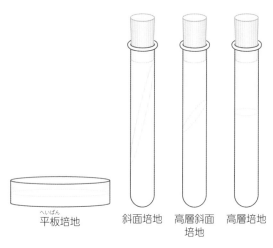

図1 固形培地（寒天培地）の形態の模式図

（図中ラベル：平板培地　斜面培地　高層斜面培地　高層培地）

表2 培地の種類と目的

分類	種類	特徴・目的
寒天量による物理的な性状による分類	液体培地（ブロス, ブイヨン）	寒天を含まない液体の培地. 均質な菌体を増やす際に用いられる. 培養する量により, 試験管, 三角フラスコ, あるいはジャーファーメンターとよばれる培養装置などが利用される.
	半固形培地（半流動培地）	寒天濃度が0.3％程度の培地. 運動性の確認や菌株の保存などに用いる.
	固形培地（寒天培地, アガー）	寒天濃度1.5％程度の固形の培地. コロニー（微生物集落）を形成させて, 複数の微生物から1種類の菌を純粋分離したり, 性状を調べたりする際に用いる.
形態による分類（図1）	平板培地（プレート）	シャーレに作製した表面積の大きい寒天培地. 純粋分離や菌数の測定などに用いる.
	斜面培地（スラント）	試験管に寒天培地を斜めに作製した培地. 主に好気性細菌の比較的短期間の保存に用いる.
	高層斜面培地（半斜面培地, 半高層培地）	試験管に寒天培地をやや斜めにして作製した培地. 微生物の比較的短期間の保存や性状を調べる際に用いる.
	高層培地（スタブ）	試験管に寒天培地を高層に固めた培地. 微生物の比較的短期間の保存や酸素に対する性質を調べる際に用いる.
	重層培地	微生物を寒天培地表面に接種した後, 増殖の速い微生物や遊走によるコロニーの拡散を防ぐため, さらに上から寒天培地を重層した培地.
培地成分による分類	天然培地	培地成分に化学的組成が明確でないものを含む培地. 安価で大量に菌体を増やすときなどに用いる.
	合成培地	純粋な化学物質を混ぜ合わせてつくった培地. 微生物の栄養要求性を調べる際に用いる.
	半合成培地	合成培地に少量の天然培地成分を混ぜて栄養素を補完した培地.
使用目的による分類	非選択培地	試料中に存在する微生物を意図的に取捨選択せずに培養するときに用いる培地.
	選択培地	培地成分や抗菌薬などにより, 目的の微生物のみを優先的に発育させるときに用いる培地.
	増菌培地	微生物を増殖させるときに用いる培地.
	分離培地	複数の微生物の混合物から特定の微生物を分離する目的で用いる平板培地.
	鑑別培地	微生物による代謝の違いを利用して特定の微生物を判断できるようにした培地. 鑑別剤としては糖類（乳糖など）, pH指示薬（BCPなど）, 酵素基質（X-galなど）が使用される.
	輸送培地	微生物を輸送する際に用いる培地.
	保存培地	微生物を一定期間保存するために用いる培地.

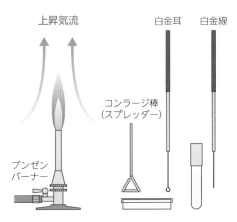

図2 無菌操作

〈無菌操作のポイント〉
① シャーレ等の実験器具は, 滅菌済みのものを使用する.
② 消毒用エタノールや逆性石けん等で, 実験台, 実験器具, 両手両腕を消毒する.
③ バーナーの炎で上昇気流をつくり, そのすぐ下で落下菌の混入を防ぎながら操作する.
④ シャーレ等の蓋を開ける時間は極力減らすため, 素早く操作する.
⑤ 微生物の懸濁液を平板培地に塗り広げる塗抹培養では, コンラージ棒（スプレッダー）を使用する. ガラス製のものを使用するときは, エタノールに浸漬したあと, バーナーの炎でエタノールを燃焼させることで滅菌し, 冷ましてから使用する. 使用後も同様にして滅菌しておく. 使い捨てのプラスチック製のものもあるが, この場合は使用後にまとめてオートクレーブ等で滅菌してから廃棄する.
⑥ 画線培養や穿刺培養では, 白金耳や白金線を使用する. 使用前には火炎滅菌を行う. まず白金耳や白金線に付着した有機物を, バーナーの内炎で炭化させた後, 外炎で赤熱するまで加熱することで焼き飛ばす. 次に, 新しい培地に押し当てることで冷却し, 微生物をとり扱う. 白金耳や白金線は, 使用後も火炎滅菌を行う. 使い捨てのプラスチック製のものもある.
⑦ より厳密な無菌操作を行うときには, フィルターで除菌された空気が吹き出すクリーンベンチ内で操作する. クリーンベンチは使用前にエタノールで消毒後, 殺菌灯をつけて無菌化しておく. 使用時には殺菌灯を蛍光灯に切り替えてから使用する.

表3 微生物の定量方法

分類	種類	具体的な方法・特徴
生菌数を調べる方法	コロニーをカウントする方法	段階的に希釈した培養液を平板培地に塗抹培養し，そこに発育したコロニーの数を数える．1つのコロニーはもともと1つの細胞が分裂をくり返してできたものであるため，コロニー数から元の培養液に含まれる生きた菌体数（生菌数）を見積もることができる．一般に単位はCFU/mL（CFUはcolony forming unitの略）などとあらわされる．コロニーを形成しない菌や死菌は検出されない．また，連鎖や凝集している菌も1つのコロニーとして出現しやすいことに注意を要する．安価に検査できるが，培養に時間がかかる．
総菌数（全菌数）を調べる方法	濁度を測定する方法	液体培地を用いて培養すると，微生物の増殖に伴い培地が濁る．この濁り具合（濁度）を分光光度計を用いて測定する（比濁法）．一般に，600 nmまたは660 nmの波長の光を用いることが多い．死菌も濁度に影響する．
	重量を測定する方法	微生物菌体の重量を測定する．水分を含んだ湿菌体重量も用いられるが，より正確には菌体をフィルターでろ過，洗浄後に乾燥させた乾燥重量が用いられる．生菌と死菌の区別はできない．
	顕微鏡下で直接数を数える方法	血球計算盤やバクテリア計算盤（グリッドのついたスライドガラス）を用いて顕微鏡下で単位体積当たりの細胞の数を直接カウントする．一般に生菌と死菌の判断はできないが，メチレンブルーなどの色素を用いて染め分ける方法もある．
	コールターカウンターやフローサイトメーターを用いる方法	コールターカウンターやフローサイトメーターとよばれる装置を用いて，細い流路に細胞を含む溶液を流し，その際の電気抵抗の変化や蛍光強度の変化を測定することで，細胞の体積および数を調べることができる．フローサイトメーターでは死菌のDNAのみを染色する蛍光色素を利用することで，生菌と死菌を区別する方法もある．
	菌体成分を測定する方法	リアルタイムPCR法では，微生物を増殖させる代わりにDNAを増殖・検出する．目的とする細菌が1細胞中に1個だけもっているような遺伝子を対象として，PCR（polymerase chain reaction）とよばれるDNA増幅反応を行う．DNAは2^nで増幅されるため，規定値に到達するまでにかかった増幅反応回数から試料中のDNA量を見積もることができる．生菌，死菌にかかわらず検出されるが，死菌の細胞膜の透過性が亢進することを利用して死菌のDNAを修飾し，生菌のDNAのみを増幅する方法もある． ATP法では，ホタルの発光を触媒する酵素であるルシフェラーゼを用いて，その蛍光強度から試験液中のATP含量を見積もる．食品など，微生物以外に由来するATPが含まれる可能性がある点に注意する必要がある．

1）増殖曲線

バッチ培養（表1）において，微生物の数を経時的に測定して作成した図3のようなグラフを**増殖曲線**または**生育曲線**といい，大きく誘導期，対数増殖期，定常期（静止期），死滅期（衰退期）の4つの時期に分けられる．

①誘導期

微生物が新しい環境に適応するための期間で，ほとんど増殖しないが，環境に適応するために必要なタンパク質の合成などを活発に行っている．

②対数増殖期

環境に適応し，二分裂[※1]をくり返す時期で，指数関数的に増殖する．このとき，菌数を縦軸に対数目盛で，時間を横軸に普通目盛で書くと図4のように直線となる．

③定常期（静止期）

酸素や栄養素の枯渇，老廃物の蓄積などにより増殖

※1 **二分裂**：成長した細胞の中央に隔壁が形成され，ほぼ同じ大きさの2個の細胞に分かれる分裂様式のこと．

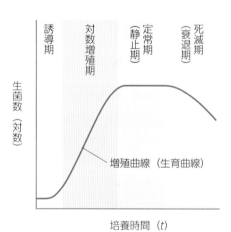

図3 培養時間と微生物の増殖（生育）

が抑制される．この時期の細胞にはストレスがかかるため，ストレス応答関連遺伝子が発現し，対数増殖期の細胞に比べて小さくなり，さまざまな因子に対して耐性をもつようになる．また，バシラス属（*Bacillus*）やクロストリジウム属（*Clostridium*）などの芽胞形成

菌は身を守るために芽胞形成を開始する.

④死滅期（衰退期）

栄養源の枯渇などにより，生菌数が減少し，死菌数が増加する．自己溶解酵素（オートリシン）により，細胞の溶解が促進され，培地の濁度が低下する．生菌数は指数関数的に減少する．

2）世代時間（倍加時間）と比増殖速度

微生物制御の基本は，増殖曲線をもとに，初発菌数を減らす（つけない），誘導期や世代時間[※2]を延ばす（増やさない），菌体を減らす（やっつける）ことであ

る．このうちの「増やさない」を評価するために，対数増殖期における世代時間を求める（下記コラム参照）．

3）D値とZ値とF値

微生物がある条件下で死滅していく際も指数関数的に減少する．微生物を「やっつける」（死滅させる）ときには，これを定量的に取り扱うために，生存曲線（死滅曲線）を調べる．例えば，高温条件で微生物を死滅させるとき，ある処理温度で90％死滅させるのに必要な加熱時間である**D値**[※3]や，D値が1/10に低下する

世代時間の求め方

まず，図4のように，初発菌数N_0個/mLがt時間（$t_1 - t_0$時間）の間にn回分裂してN_1個/mLになったとすると，次のようにあらわすことができる.

$$N_1 = N_0 \times 2^n$$

両辺の対数をとり，分裂回数のnについてまとめると次のようになる（logは自然対数でも常用対数でも構わない）.

$$\log N_1 = \log (N_0 \times 2^n)$$
$$\log N_1 = \log N_0 + \log 2^n$$
$$\log N_1 = \log N_0 + n \log 2$$
$$n = (\log N_1 - \log N_0) / \log 2$$

世代時間（倍加時間）をgとすると，$g = t/n$であるので，次のようにあらわすことができる.

$$g = t/n = t \log 2 / (\log N_1 - \log N_0)$$
$$= t \log 2 / \log (N_1 / N_0)$$

例えば，初発菌数1,000個の微生物が3時間後に100,000個に増えていたとすると，世代時間gは次の計算によりおよそ27分であることがわかる.

○ 自然対数のとき
$g = 3 \times \log_e 2 / [\log_e (100,000 / 1,000)]$
$= 3 \times \log_e 2 / \log_e 100$
$= 3 \times 0.693 / 4.605$
$= 0.451$（時間）
$≒ 27$（分）

○ 常用対数のとき
$g = 3 \times \log_{10} 2 / [\log_{10} (100,000 / 1,000)]$
$= 3 \times \log_{10} 2 / \log_{10} 100$
$= 3 \times 0.301 / 2$
$= 0.451$（時間）
$≒ 27$（分）

なお，至適条件下における世代時間は，腸炎ビブリオで8分程度，大腸菌で20分程度である.

また，微生物の増殖の速さをあらわす指標として，世代時間g以外に，単位時間（例えば1時間）当たりの増殖量である比増殖速度μを使うこともある．μは次のようにあらわすことができる.

$$\mu = (\log N_1 - \log N_0) / t$$

したがって，gとμは次のような関係がある.

$g = \log 2 / \mu$
（gおよびμで使用するlogが自然対数であるならば$g = 0.693/\mu$，常用対数であるならば$g = 0.301/\mu$となる）

（藤澤　誠）

※2　**世代時間**：菌数が2倍になるのに要する時間を世代時間（倍加時間）という.
※3　**D値**：微生物数が対数目盛で1桁（通常1/10）減少するのにかかる時間である.

微生物学　改訂第2版 ● 45

のに相当する加熱温度差である**Z値**[4]が，微生物の生存曲線をもとに算出され，耐熱性を評価するのに用いられている（図5）．また，主に加圧加熱殺菌するレトルト食品などにおいては，一定濃度の指標微生物が一定温度で死滅するのに必要な加熱時間である**F値**[5]が用いられることがある．例えば，145℃で3秒の処理が121℃で12分の処理に相当するとき，F値＝12とあらわす．

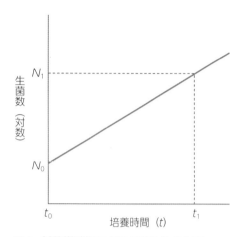

図4 対数増殖期における微生物の生育

N_0は時間t_0における生菌数（初発菌数）を，N_1は時間t_1における生菌数を示す．

4）最小発育阻止濃度（MIC）と最小殺菌濃度（MBC）

微生物の増殖を制御する際に抗菌薬が用いられることがある．抗菌薬には微生物の増殖を抑える静菌効果をもつものと，微生物を死滅させる殺菌効果をもつものがある．これらを評価する指標として，それぞれ**最小発育阻止濃度**（minimum inhibitory concentration：MIC）と**最小殺菌濃度**（minimum bactericidal concentration：MBC）があり，**希釈法**によって求めることができる（図6）．また，MICやMBCは求められないが，**拡散法**（ディスク法）では，殺菌効果や静菌効果によって形成される阻止円の範囲から抗菌薬に対する感受性を評価することができる（図7）．

C. 制御方法の種類

微生物の生育を制御する方法には，物理的方法，化学的方法，生物学的方法がある．

1）物理的方法

物理的方法には，温度制御として高温や低温に曝露する方法，機械的制御として遠心分離やろ過により除菌する方法，圧力や超音波などにより微生物を破砕する方法，高電圧をかけて殺滅する方法，紫外線やγ線などの電磁波を当てて殺滅する方法などがある．

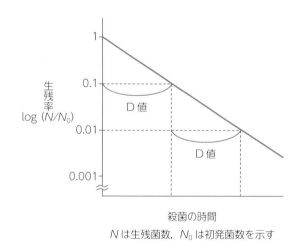

Nは生残菌数，N_0は初発菌数を示す

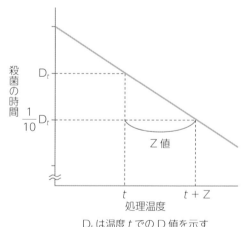

D_tは温度tでのD値を示す

図5 微生物を死滅させるときの時間と温度

※4 **Z値**：D値が1桁変化するときの温度差である．
※5 **F値**：121℃，1分を1と定義．

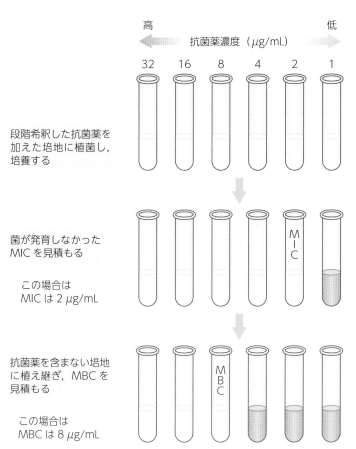

高 ← 抗菌薬濃度（μg/mL）→ 低

32　16　8　4　2　1

段階希釈した抗菌薬を加えた培地に植菌し，培養する

菌が発育しなかったMICを見積もる

この場合はMICは 2 μg/mL

抗菌薬を含まない培地に植え継ぎ，MBCを見積もる

この場合はMBCは 8 μg/mL

図6　希釈法によるMICとMBCの求め方

抗菌薬を段階的に希釈して加えた培養液で培養し，最も濃度の薄い濁らなかった培養液からMICを求める（中段）．さらに，その濁らなかった培養液の一部を採り，抗菌薬を含まない培地に加えて培養することで，MBCを求める（下段）．

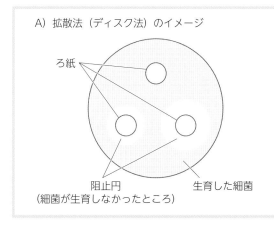

A）拡散法（ディスク法）のイメージ

ろ紙

阻止円
（細菌が生育しなかったところ）

生育した細菌

B）拡散法（ディスク法）の判定基準の例

評価	阻止円の直径（mm）
感受性（susceptible）	≧ 20
中間（intermediate）	15〜19
耐性（resistant）	≦ 14

図7　拡散法（ディスク法）

A）微生物を寒天平板培地に塗布した後，抗菌薬を浸み込ませたろ紙（ディスク，直径8〜9 mm）を置いて培養し，培養後にろ紙の周りに形成された供試菌株が生育しない範囲（阻止円）の直径を計測する．
B）阻止円の大きさから微生物の種類と抗菌薬の種類によってあらかじめ決められている判定基準に基づいて判定する．

2）化学的方法

化学的方法には，水分活性を低下させる方法，酸素や二酸化炭素分圧を変えて酸化還元電位により制御する方法，水素イオン濃度（pH）により制御する方法，化学薬剤（殺菌料，保存料，抗菌薬）により制御する

方法などがある．

3）生物学的方法

複数種類の微生物が共存する場合は，一方の微生物の生育を抑制あるいは促進することで，その他の微生物の生育を間接的に制御することができる．

微生物を制御管理する際には，通常これらの要素を組合わせて行う．各要素が多少温和な条件であったとしても，複数組合わせることで，最終的に微生物の制御が可能となる．このような考え方を，各要素をハードルと見立てて，**ハードルテクノロジー（ハードル理論）**という．また，微生物の生育条件を少しずつ変化させて取得した情報から，測定範囲外の微生物の増殖の挙動を予測する**予測微生物学**がある．

2 微生物の増殖条件

微生物は生育に適切な条件が整えば，いつでも増殖することができる．微生物の増殖には栄養素，水分，pH，温度，酸素と二酸化炭素，浸透圧，酸化還元電位，化学物質（抗菌薬）などが関与する．これらの因子は互いに影響し合うこと，例えば，抗菌薬の効果はpHや水分に影響を受けることを理解しておく必要がある．

A. 栄養素

微生物に必要な栄養素は，細胞の構成要素となるものと，それを合成したり機能させたりするためのエネルギー源となるものに分けて考えることができる．

1）微生物細胞の構成要素となる栄養素

微生物細胞を構成する生体高分子には，糖質，脂質，タンパク質，核酸があり，それらを構成する炭素，水素，酸素，窒素，硫黄，リンは生育に必須の元素である（表4）．これに加えて，酵素活性などにかかわるカルシウムやマグネシウムなどの各種ミネラル類が必要である．また，ビタミン類を合成できない微生物は，それらの栄養素も必要となる．炭素源として，二酸化炭素を利用できるものを**独立栄養微生物**といい，有機化合物を必要とするものを**従属栄養微生物**という．

2）エネルギー源となる栄養素

車が走るためにはガソリンが必要なように，微生物も生育するためにエネルギー源が必要である．エネルギー源として，光エネルギーを利用するものを**光合成微生物**といい，化学物質を利用するものを**化学合成微生物**という．グルコースのような糖質は最も一般的なエネルギー源であり，酸素を必要としない**発酵**（乳酸発酵やアルコール発酵など），あるいは，酸素を必要とする**好気呼吸**（解糖系，クエン酸回路，電子伝達系）によりエネルギーが取り出され，細胞膜内外に形成される**プロトン駆動力**（水素イオンの電気化学的ポテンシャル差）および**アデノシン三リン酸**（adenosine triphosphate：ATP）分子中に保存される（図8）．脂質やタンパク質も異化[※6]の過程で糖質の異化経路に合流するため，エネルギー源となる．微生物はプロトン駆動力やATPを用いて，生体物質の合成（**生合成**），鞭毛の回転（**運動**），必要なものの取り込みと不要なものの排出（**能動輸送**）を行う．

図8は微生物（細菌）の模式図で，左半分が発酵，右半分が好気呼吸の代謝経路を示している．図中では省略されているが，NAD^+（ニコチンアミドアデニンジヌクレオチド）は，2個の電子と1個の水素イオン（H^+）が結合して還元型のNADHとなり，電子運搬体として働く．また，図中のP_iは無機リン酸で，アデノシン二リン酸（ADP）と結合してアデノシン三リン酸（ATP）となる（本章3-B参照）．

表5に大腸菌や枯草菌で用いられる合成培地の組成を示す．たったこれだけの化合物を混ぜ合わせただけで大腸菌はエネルギーを獲得してすべての細胞成分を合成し，増殖することができる．したがって，ほとんどの食品には，微生物の生育に必要な栄養素は十分に含まれていると考えてよい．

B. 水分・塩濃度・糖濃度・浸透圧

微生物は生育に水を必要とするが，微生物が利用できるのは溶質分子（水に溶けている分子）に結合していない**自由水**であり，溶質分子に結合した**結合水**は利用できない．溶液中の自由水の割合は**水分活性**Aw

表4 微生物細胞の主な構成成分と構成元素

細胞の構成成分	構成要素	構成元素
糖質	単糖	C, H, O
脂質	グリセリン，脂肪酸	C, H, O, (P)
タンパク質	アミノ酸	C, H, O, N, (S)
核酸（DNA・RNA）	ヌクレオチド	C, H, O, N, P

括弧内の元素は一部の構成要素に必要な元素であることを示す．

※6　**異化**：生物が行う数千の生化学反応（代謝）のうち，各種有機物を分解する過程を異化という．また，合成する過程は同化という（後述）．

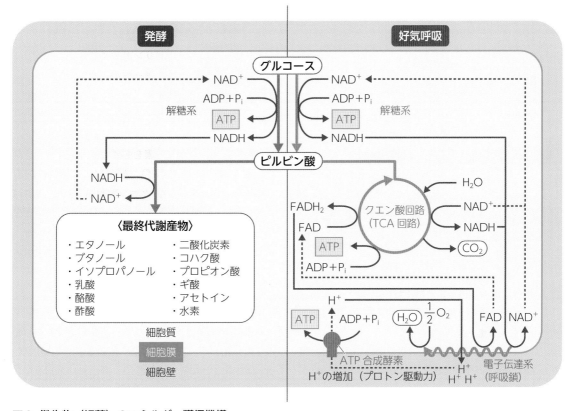

〈最終代謝産物〉
・エタノール　　・二酸化炭素
・ブタノール　　・コハク酸
・イソプロパノール・プロピオン酸
・乳酸　　　　　・ギ酸
・酪酸　　　　　・アセトイン
・酢酸　　　　　・水素

図8　微生物（細菌）のエネルギー獲得機構

表5　大腸菌や枯草菌などで用いられる合成培地の組成（1 L 当たり）

M9培地（合成培地）	
リン酸水素二ナトリウム（Na$_2$HPO$_4$）	6 g
リン酸二水素カリウム（KH$_2$PO$_4$）	3 g
塩化ナトリウム（NaCl）	0.5 g
塩化アンモニウム（NH$_4$Cl）	1 g
（寒天	15 g）
蒸留水で1,000 mLとし，オートクレーブ（後述）滅菌後，別滅菌した下記のものを加える．	
1 M 硫酸マグネシウム（MgSO$_4$）	1 mL
2 M グルコース（C$_6$H$_{12}$O$_6$）	5.6 mL
1％ チアミン（ビタミンB$_1$）	1 mL
1 M 塩化カルシウム（CaCl$_2$）	0.1 mL

の水分活性は次の式であらわされる．

$$\mathrm{Aw} = p / p_0$$

　微生物は，食品中の水分含量が多くても，水分活性が低ければ生育しない．これを利用して，食品の保存性を高めるため，塩濃度や糖濃度を高めることがある（**塩蔵，糖蔵**）．水分活性がどの程度まで低くなれば生育できなくなるかは微生物の種類によって異なるが，おおよそ細菌は0.90，酵母は0.88，カビ（糸状菌）は0.80以下になると生育しなくなる．皮膚に存在する黄色ブドウ球菌は，汗が乾いたような高塩濃度の環境にも耐えられる耐塩菌であり，水分活性が0.86程度まで生育できる．そのため，黄色ブドウ球菌を選択的に培養するときには7.5％の塩化ナトリウムを含む培地が用いられる．一方，海洋性の腸炎ビブリオは，生育に2〜5％の塩化ナトリウムを要求するため好塩菌とよばれるが，水分活性が0.94（およそ9.4％の塩化ナトリウム溶液に相当する）程度までしか生育できない．ま

（water activity）であらわされる．溶液を密閉容器に入れたとき，その容器内の水蒸気圧には溶液中の自由水が関与するため，密閉容器内の純水の水蒸気圧をp_0，別の密閉容器内の溶液の水蒸気圧をpとすると，溶液

環境中の水分活性が高い（浸透圧が低い）場合

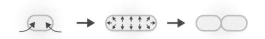

細胞内へ　　　膨圧により　　　微生物は
水分が流入　　細胞が膨らむ　　増殖できる

環境中の水分活性が低い（浸透圧が高い）場合

細胞外へ　　　細胞は　　　　　微生物は
水分が流出　　膨らまない　　　増殖できない

図9　水分活性（浸透圧）と微生物の増殖

た，自然界には飽和食塩濃度（水分活性は0.75程度）でも生育可能な高度好塩菌とよばれる古細菌の一群がある（第1章 図2参照）．

　一般に微生物は細胞内の溶質濃度を外界よりも高く保っている．これによって，細胞内外の浸透圧[※7]差を打ち消すように，外界の水分が細胞内に流入するため，細胞が大きく膨らむための力（膨圧）が維持され，微生物は増殖することができる（図9）．このとき，微生物の細胞壁は，細胞が吸水しすぎて破裂（溶菌）しないように細胞に強度を与えている．一方で，環境中の水分活性が低下（外環境の浸透圧が上昇）すると細胞から水分が流出し，微生物は増殖ができなくなる．

C. pH

　溶液中の水素イオンのモル濃度 $[\mathrm{H^+}]$ を 1×10^{-n} mol/L であらわしたときの n が pH（水素イオン指数）の値であり，一般式は $\mathrm{pH} = -\log_{10}[\mathrm{H^+}]$ である．pH が7よりも低い溶液は水素イオン濃度が高い酸性の溶液であり，pHが7よりも高い溶液は水素イオン濃度が低いアルカリ性の溶液である．pHは酵素活性に影響

※7　**浸透圧**：細胞膜のような半透膜（一定の大きさ以下の分子やイオンのみを透過させる膜）を挟んで溶媒と溶液があるとき，溶質の濃度差を打ち消すように溶媒が溶液側へ浸透する．このとき，溶液側に圧力をかけて浸透を阻止し，溶媒と溶液の押し合う力を等しくするのに必要な圧力を浸透圧という．

表6　生育の至適温度による微生物の分類

分類	至適温度
好熱性菌	55〜75℃
中温性菌	30〜45℃
低温性菌	25〜30℃
好冷性菌	12〜15℃

を与えるため，微生物の生育はpHによって制御される．最も生育に適したpH（**至適pH**または**最適pH**）は微生物によって異なる．多くの微生物は中性付近に至適pHをもつ好中性菌であるが，pH 5以下で至適生育を示す好酸性菌や，pH 9以上で至適生育を示す好アルカリ性菌がある．好中性菌であっても耐酸性や耐アルカリ性が高い微生物もある．

D. 温度

　温度は微生物の生育にかかわる主要因子である．生育または生存が可能な温度域や**至適温度**（**最適温度**）は，微生物ごとに異なる（表6）．高温側に至適温度を超えると，分子運動が激しくなるためタンパク質である酵素の反応は速くなるが，変性して失活する酵素が増える．これを避けるために微生物は一群の熱応答タンパク質（ヒートショックプロテイン）を発現し，ダメージの回復を図るが，それも間にあわなければ不可逆的に失活し，死滅していく．

　一方，至適温度を下回ると，生体を構成する分子の運動が遅くなるため微生物の増殖は抑制され，さらに氷点以下になれば増殖は停止する．凍結中に形成される氷晶による物理的な損傷や溶質分子の濃縮による影響などにより死滅する細胞もあるが，タンパク質などの損傷は比較的少ないため，温度が上がれば再び増殖する．ヒトの皮膚や腸内に生息する微生物の多くは中温性菌で10℃以下ではほとんど生育しないが，水生環境に生息する微生物の多くは低温菌で，冷蔵庫の温度域でも生育可能なものが多い．また，一部の微生物が形成する芽胞は，煮沸や凍結によっても死滅しない．

E. 酸素要求性

　微生物は酸素に対する性質により，偏性（絶対）好気性菌，微好気性菌，通性嫌気性菌，酸素耐性嫌気性菌，偏性（絶対）嫌気性菌に分類される（表7）．

表7 酸素要求性による微生物の分類

分類	特徴	代表的細菌
偏性（絶対）好気性菌	好気的条件下：好気呼吸を行い発育する． 嫌気的条件下：発酵系をもたないため発育できない．	結核菌，枯草菌，緑膿菌，酢酸菌
微好気性菌	好気的条件下：酸素耐性が低いため発育しない． 嫌気的条件下：発酵できるが，酸素分圧がやや低い方がよく発育する．	カンピロバクター，ピロリ菌
通性嫌気性菌	好気的条件下：好気呼吸を行い発育する． 嫌気的条件下：発酵を行い発育する．	黄色ブドウ球菌，大腸菌などの腸内細菌科，腸炎ビブリオ
酸素耐性嫌気性菌	好気的条件下：発酵を行い発育する． 嫌気的条件下：発酵を行い発育する．	溶血性レンサ球菌，腸球菌，乳酸桿菌
偏性（絶対）嫌気性菌	好気的条件下：酸素耐性をもたないため死滅する． 嫌気的条件下：発酵を行い発育する．	ボツリヌス菌，ビフィズス菌，酪酸菌

1）偏性好気性菌（絶対好気性菌）

偏性好気性菌は，エネルギー獲得を好気呼吸に依存しているため，酸素の存在下でないと生育しない細菌である．

2）微好気性菌

カンピロバクターのような微好気性菌は，大気中よりも低い酸素分圧でないと生育しない．

3）通性嫌気性菌

通性嫌気性菌は，酸素の有無によらず発育する細菌で，好気的条件下では好気呼吸を行い，嫌気的条件下では発酵を行う細菌である．

4）酸素耐性嫌気性菌

酸素耐性嫌気性菌は，酸素の有無によらず発育する細菌で，好気的条件下でも嫌気的条件下でも発酵を行う細菌である．通性嫌気性菌に含めることもある．

5）偏性嫌気性菌（絶対嫌気性菌）

ウェルシュ菌やボツリヌス菌のような偏性嫌気性菌は，有害な酸素分子種（活性酸素）を除去するための酵素（スーパーオキシドレダクターゼやカタラーゼ）をもっていないか活性が低いため，酸素の存在下では死滅する．

3 食品の腐敗と発酵

A. 食品の腐敗と変敗

1）食品の腐敗

腐敗は食品に微生物が付着，増殖した結果，その食品本来の味や香りなどが失われ，不快な味や悪臭，有害な代謝産物によって食べられなくなる現象である．食品に微生物が作用する点では**発酵**と同じだが，人間の価値基準で有害に働く場合を腐敗，有用に働く場合を発酵と区別している．腐敗が起こるのは主成分としてタンパク質，アミノ酸を含む食品で顕著であるが，野菜，果実，米飯などでもみられる．

また，腐敗では腐敗した食品を食べても特定の症状はあらわれないことが多い．これに対して**食中毒**では，食品衛生的に問題となる特定の病原微生物が食品中で増殖，もしくは毒素を生産し，それを食べたことによりその微生物特有の症状（下痢，悪心・嘔吐，発熱，神経麻痺など）を引き起こす（第4章–§4 表2参照）．

2）腐敗微生物

腐敗に主導的な役割を果たす微生物を**腐敗微生物**，または**腐敗菌**とよぶ．一般的に食品1 g当たり10^7～10^8程度の菌数になると腐敗状態になったとされる．多くの食品中にはさまざまな微生物が付着しているが，その食品の成分や周囲の環境などによって，それに適した微生物が増殖し，食品成分を変化させていく．その結果，置かれた環境が自身に適さなくなると増殖が止まり，代わって別の微生物が優勢化し，ミクロフローラ（微生物叢）を変遷させながら腐敗が進行する．食品の腐敗にかかわる諸要因を図10に，主な食品腐敗微生物と腐敗状態の例を表8に示す．

3）腐敗臭（におい成分）

腐敗微生物は，有機物を高分子構造から低分子構造に分解し，栄養源にして増殖する．その過程で，タンパク質，脂肪，炭水化物の分解により，アンモニア，

硫化水素，メルカプタン，インドール，スカトール，トリメチルアミン，酪酸，酢酸，吉草酸などが生成し，異臭を発生する．それらの混合臭が**腐敗臭**である．腐敗臭の代表的なにおい成分を表9にまとめる．

4）その他の腐敗産物
（腐敗によって生じる化学成分）

ヒスタミンは，アミノ酸のヒスチジンが大腸菌やプロテウス属菌の産生する酵素により脱炭酸作用を受けて生成されるアミン類の1つで，**アレルギー様食中毒**の原因物質として特に注意が必要である．代表的なヒスタミン生成菌に，モルガネラ・モルガニー（モルガン菌，*Morganella morganii*），フォトバクテリウム・ダムセラ（*Photobacterium damselae*）などがある．遊離ヒスチジンを多く含む赤身魚（サバ，マグロ，カジキなど）やその加工品が原因食品となりやすく，ワイン，チーズなどで生成されることもある．

缶詰，レトルト食品，包装食肉製品などでは，加熱

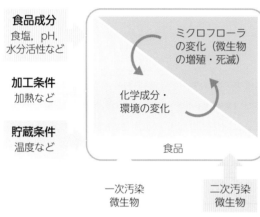

食品成分
食塩，pH，水分活性など

加工条件
加熱など

貯蔵条件
温度など

ミクロフローラの変化（微生物の増殖・死滅）

化学成分・環境の変化

食品

一次汚染微生物　二次汚染微生物

図10　食品の腐敗にかかわる諸要因
一次汚染微生物は食材に元々存在していた微生物を，二次汚染微生物は調理器具や調理者の手指などを介して他の場所から持ち込まれ，後から食材に付着した微生物を指す．
「食品微生物Ⅱ制御編　食品の保全と微生物」（藤井建夫／編），幸書房，2001，「有害微生物の制御と管理－現場対応への実践的な取り組み－」（高鳥浩介，他／監），テクノシステム，2016を参考に作成．

表8　主な食品腐敗微生物と腐敗状態

腐敗微生物	食品の腐敗状態
バシラス属	タンパク質およびでんぷんの加水分解
エルビニア・カロトボーラ	葉物野菜の軟腐病
クロストリジウム属	肉類の腐敗臭
シュードモナス属	肉のべとつき
ラクトバチルス・ジョンソニ	牛乳のべとつき
ラクトバシラス属　ラクトコッカス属	牛乳の酸敗

「有害微生物の制御と管理－現場対応への実践的な取り組み－」（高鳥浩介，他／監），テクノシステム，2016より引用．

表9　腐敗臭の代表的なにおい成分

におい成分	主な由来食品・成分と生成過程
アンモニア	タンパク質が腐敗微生物の菌体外酵素によってアミノ酸に分解された後，菌体内に取り込まれ，酵素によってアミノ酸が脱アミノ化し，アンモニアを生成する．①脱炭酸反応，②酸化的脱アミノ反応（アンモニアとケト酸を生成．酸素の供給が十分なとき），③不飽和的脱アミノ反応（アンモニアと不飽和脂肪酸を生成），④還元的脱アミノ反応（アンモニアと飽和脂肪酸を生成）の4つの経路で行われる．畜肉類の腐敗臭の主なものである．
硫化水素，メルカプタン	メチオニン，シスチン，システインなどの含硫アミノ酸が，腐敗微生物によって分解され，硫化水素，メチルメルカプタン，エチルメルカプタン，ジメチルサルファイドなどの硫黄化合物を生成する．微量で感知される悪臭成分である．卵の腐敗臭もこれにあたる．
インドール	アミノ酸の1つであるトリプトファンが，シェワネラ属菌，ビブリオ属菌，大腸菌などが有するトリプトファナーゼの作用によって分解され，生成する．
トリメチルアミン	魚介類エキス成分のトリメチルアミンオキシドが，シェワネラ属菌，アルテロモナス属菌，フラボバクテリウム属菌，ビブリオ属菌などが有するトリメチルアミンオキシド還元酵素の作用によって分解され，生成する．海産魚介類に特有の腐敗臭成分である．
酪酸	炭水化物がクロストリジウム属菌の他，一部の嫌気性菌によって分解され，生成する．食品が嫌気的条件下で腐敗した際の腐敗臭成分である．
酢酸	大腸菌，サルモネラ属菌，ビブリオ属菌，アセトバクター属菌によって生成される．

「食品微生物Ⅱ制御編　食品の保全と微生物」（藤井建夫／編），幸書房，2001および「有害微生物の制御と管理－現場対応への実践的な取り組み－」（高鳥浩介，他／監），テクノシステム，2016を参考に作成．

不足により食品中で炭酸ガス，水素ガスが生成され，膨張の原因となることがある．また，水産練り製品の表面にできる粘液様の**ネト**は，バシラス属菌，ミクロコッカス属菌，乳酸菌の集合体である．

有機酸やアルコール類は，食品のにおい，味，保存性にも関与する．代表的な乳酸は乳酸菌などによって，エタノールは酵母やヘテロ発酵型（後述）の乳酸菌によって，主に糖から生成される．

5）食品の変敗

食品の**変敗**には，①微生物による腐敗や空気中の酸素による酸化を含めた，「食品が食用として好ましくない状態になる現象全体」をさす場合，②「炭水化物や油脂が分解して食用に適さなくなる状態」をさす場合，③「微生物の関与で食物が変化を起こした状態のうち，食用には適す状態」をさす場合（食用に適さないのが「腐敗」．ただし，明確な区別は難しい）がある．一般的な定義（①，②）と，最近の食品業界の実用的な定義（③）とで概念が異なる．

②のうち，**油脂の変敗**は酸敗ともいい，油脂が酸化した結果，異臭，風味や色調の変化，栄養成分の分解が起こるだけでなく，人体に有害な作用をおよぼすものである．以前は即席めんの変敗（めんを揚げた油の酸敗）による食中毒が多発し，食品衛生上重要な問題となった．油脂は食品中の水分や微生物のリパーゼにより加水分解を受け，脂肪酸を分離する．特に不飽和脂肪酸では，二重結合部位のメチレン基の水素が引き抜かれてフリーラジカル[8]が生じることで酸化がはじまり，そこに酸素が付いてペルオキシラジカルとなり，さらに他から水素を引き抜いて過酸化物のヒドロペル

オキシドを生成する（**自動酸化**，図11）．過酸化物は重合[9]をくり返して粘性を生じ，一方で分解が進んで低級脂肪酸や，アルデヒド，ケトンなどが生成する．これらの二次生成物が有毒成分となる．即席めん，ポテトチップス，干物，乾物類，ナッツ類，揚げ菓子など，油脂含量が多く，室温保存され，日光や外気に当たる時間の長い食品で発生する．

B．発酵

1）細菌の代謝経路：呼吸と発酵

生物の代謝反応はきわめて複雑であるが，代表的な反応として，酸素存在下で，栄養素であるグルコース（$C_6H_{12}O_6$）を分解し，エネルギー（ATP），二酸化炭素（CO_2），水（H_2O）を獲得する経路（**呼吸**）がある（図8右）．細菌に取り込まれたグルコースは解糖系によりピルビン酸（$CH_3COCOOH$）にまで分解され，そのピルビン酸はクエン酸回路を回ることで二酸化炭素になる．その過程で生じたH^+が呼吸鎖の電子伝達系（酸化的リン酸化）で，エネルギー源であるATPと水を生産する．この反応経路を**異化**という．また，発酵は嫌気的条件下で行われる異化反応の1つであり，微生物にとっては欠かせないものである．これらの異化反応によって生じたエネルギー，すなわちATPと還元力（NADPHなど）が生合成経路に利用される．この生合成経路は**同化**とよばれる（図12）．

好気的な異化反応である**呼吸**は，細菌のみならず，真核細胞から構成される真菌（カビ），酵母，そしてヒトまでが利用して生きている．嫌気的な異化反応である**発酵**は，主に微生物がエネルギー生産に利用してい

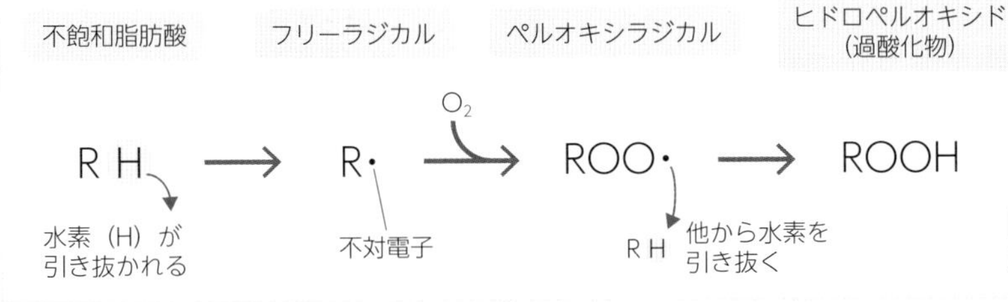

| 不飽和脂肪酸 | フリーラジカル | ペルオキシラジカル | ヒドロペルオキシド（過酸化物） |

$$R H \longrightarrow R \cdot \xrightarrow{O_2} ROO \cdot \longrightarrow ROOH$$

水素（H）が引き抜かれる　　不対電子　　RH　他から水素を引き抜く

図11　不飽和脂肪酸の自動酸化
炭素鎖部分はRとして略記した．

※8　**フリーラジカル**：通常，原子や分子の軌道電子は2つずつ対になって存在し，安定な物質やイオンを形成する．ここに熱や光などのエネルギーが加わると不対電子ができ，反応性の高いフリーラジカルが発生する．フリーラジカルを経て進む反応をラジカル反応とよび，次々と中間体に受け継がれて連鎖反応的に進む．

※9　**重合**：簡単な構造をもつ分子化合物が2分子以上結合し，もとの分子化合物（モノマー）より分子量の大きい別の化合物を生成する反応．

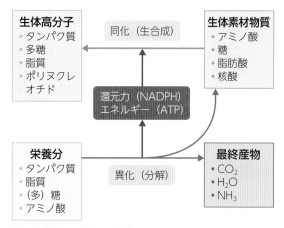

図12 異化と同化の関係
「食品微生物学の基礎」（藤井建夫／編），講談社，2013より引用.

るが，ヒトの場合でも，激しい運動などにより筋肉内で乳酸発酵と同様な反応が進み，ATPを生成し，乳酸が蓄積される.

2）呼吸と発酵のATP産生効率

発酵（嫌気的）と呼吸（好気的）は，グルコースからピルビン酸までの代謝経路は共通である. 発酵ではピルビン酸以降の代謝過程において，すでに生じたNADHを各種酵素によりNAD$^+$に再酸化する（図8左）. この過程でATPが生成され，嫌気的条件下での微生物の生存を可能とする. 例えば，清酒酵母（Saccharomyces cerevisiae）は，嫌気的条件下でエタノール（C$_2$H$_5$OH）を生成する（アルコール発酵）. この場合，ピルビン酸はエタノールと二酸化炭素に分解され，NADHはNAD$^+$に酸化されて，ATPが生成する. また，乳酸産生菌のラクトバシラス属などは，ピルビン酸を乳酸〔CH$_3$CH（OH）COOH〕に還元し，NADHをNAD$^+$に酸化することで，ATPを産生する.

呼吸では，グルコース1分子当たり36〜38分子のATPを生成する. このような高いATP生産効率は，解糖系とクエン酸回路を介して，その後の呼吸鎖（電子伝達系）の酸化的リン酸化により生み出される. しかし，嫌気的条件や酸素濃度がきわめて低いか一時的に存在しない環境で起こる発酵は，一般にATP生産効率が低く，微生物の増殖速度が遅くなり，その結果，発酵産物の生産も制限される. 例えば，嫌気的条件下での乳酸産生菌による乳酸発酵では，生成されるATPは

グルコース1分子当たり1〜2分子である.

3）発酵の種類

微生物は前述のように，好気的・嫌気的な異化反応を駆使して，ATPを生産し生存している. その代謝過程で生成される産物がヒトにとって有用であれば発酵，有害であれば腐敗となる. 微生物は生存のために必須の代謝を行っているにすぎないのであるが，ヒトの都合により区別される. 微生物を利用した有益な発酵としては，以降に述べるアルコール発酵，酢酸発酵，乳酸発酵などがあり，これらは発酵食品や発酵飲料の製造に利用されている（第3章参照）.

① アルコール発酵

アルコール発酵は，主として清酒酵母によって行われる. 嫌気的条件下では，解糖系の最終段階であるピルビン酸から1分子の二酸化炭素がとり去られ，中間生成物のアセトアルデヒド（CH$_3$CHO）が生じる. その後，アセトアルデヒドはNADHからH$^+$を受けとり，エタノールが生成される.

$$C_6H_{12}O_6 \text{（グルコース）}$$

$$\underset{\text{ピルビン酸}}{[C_3H_4O_3} \xrightarrow[\underset{\text{二酸化炭素}}{CO_2}]{} \underset{\text{アセトアルデヒド}}{CH_3CHO} \xrightarrow[]{\overset{2NAD^+ \ 2NADH + 2H^+}{}} \underset{\text{エタノール}}{C_2H_5OH]} \times 2$$

$$+2ATP$$

酵母は自然界では糖分の多い果実の皮などにも付着している. よって，果実をつぶして容器に入れておけば，自然にアルコール発酵が進む場合が多い. 日本酒の製造では，まず米のでんぷんを麹菌（Aspergillus oryzae）で分解させて糖化を促進させた米麹をつくり，その後，清酒酵母によるアルコール発酵を行う. パンは，清酒酵母のアルコール発酵により，パン生地を膨らませる. 酵母は，パン生地に含まれる糖分を分解し，エタノールと二酸化炭素をつくる. この糖分を分解する際に発生する二酸化炭素がパン生地を膨らませるのである. また，パン生地中のエタノールは，パンを焼く工程の加熱により生地から蒸発する.

② 酢酸発酵

酢酸発酵は，酸化発酵の1つで，酢酸菌（Acetobacter aceti など）の作用によりエタノールが酸化され，中間生成物のアセトアルデヒドを経て，酢酸（CH$_3$COOH）を生じることをいう. 古くから主に食酢をつくる際に

用いられてきた. 自然界では, 酢酸菌は酵母などを伴った状態で, 果実など糖分やアルコール分に富む食材や食品中に存在する.

③乳酸発酵

乳酸発酵は乳酸菌 (ラクトバシラス属など) によって行われ, 発酵産物が乳酸のみである場合を**ホモ乳酸発酵**, エタノールや他の産物が同時に生産される場合を**ヘテロ乳酸発酵**とよぶ. ホモ乳酸発酵は, グルコース1分子から2分子の乳酸を生成し, 消費する糖質すべてを乳酸に変換する.

$$\underset{\text{グルコース}}{C_6H_{12}O_6} \rightarrow 2\underset{\text{乳酸}}{CH_3CH(OH)COOH} + 2ATP$$

また, ヘテロ乳酸発酵では, 乳酸の他にエタノールと二酸化炭素が生成される.

$$\underset{\text{グルコース}}{C_6H_{12}O_6} \rightarrow$$
$$\underset{\text{乳酸}}{CH_3CH(OH)COOH} + \underset{\text{エタノール}}{C_2H_5OH} + \underset{\text{二酸化炭素}}{CO_2} + ATP$$

さらに, ビフィズス菌 (ビフィドバクテリウム属菌) による発酵では, 通常の乳酸菌とは異なり, 2分子のグルコースから2分子の乳酸と3分子の酢酸が生成される.

$$2\underset{\text{グルコース}}{C_6H_{12}O_6} \rightarrow$$
$$2\underset{\text{乳酸}}{CH_3CH(OH)COOH} + 3\underset{\text{酢酸}}{CH_3COOH} + 5ATP$$

このビフィズス菌による発酵もヘテロ乳酸発酵の1つである.

4 滅菌・消毒

A. 殺菌, 静菌, 除菌の違い

殺菌とは, 微生物を殺すという意味で, 対象物に付着しているすべての微生物を殺滅させる**滅菌**, ヒトに有害な微生物を除去または無害化する**消毒**を含み, 広く使用されている. 殺菌, 滅菌, 消毒という言葉は, すべて医薬品医療機器等法で定められた用語であり, 医薬品, 医薬部外品として認められた製品にしか使用

表10 微生物の殺菌, 静菌, 除菌の方法

	目的	物理的方法	化学的方法
殺菌	滅菌	高温 (乾熱, 湿熱), 高圧, 紫外線, 放射線, 急速冷却	オゾン, 電解機能水, 燻蒸・燻煙
	消毒	煮沸, 蒸気, 乾熱	消毒薬
静菌	温度調節	低温 (冷凍・冷蔵)	防腐剤, 殺菌料, 有機酸
	水分調節	乾燥	
	酸素量調節	脱酸素	
	その他	包装	
除菌	ろ過	空調, 空気清浄	殺菌料, 有機酸, 洗剤
	洗浄	流水洗浄	

できない.

これに対して**静菌**は, 微生物を殺さないが, 防腐剤などを用いて増殖を阻止し, それ以上増えないようにすることである. また**除菌**は, 本来ろ過などで水や空気に存在する微生物を取り除き, 安全性を高めることであるが, 一般的には対象物から微生物を取り除く意味で用いられ, 洗浄による菌の除去や, 殺菌も含まれることがある. 台所洗剤などにおける除菌表示の基準は, 業界団体内でルール化されてきている.

微生物の主な殺菌, 静菌, 除菌について, 概要を表10に示す.

以下では, 殺菌のうちの滅菌と消毒について述べる.

B. 滅菌

1) 火炎滅菌

火炎滅菌は細菌検査室などで使用する白金耳, 白金線, はさみ, ピンセットの先などの滅菌に利用される. 火炎中で加熱することにより微生物を殺滅する最も確実な滅菌法であるが, 被滅菌物を損傷する. ①白金耳, 白金線は, ガスバーナーの炎で十分赤くなるまで焼き, その後, 十分冷まして使用する. ②はさみやピンセットの先は, ガスバーナーの炎で十分熱くなるまで焼き, 同じく十分冷まして使用する. また, ③無菌操作 (図2) における試験管やフラスコの口, ピペットの管の口については, ガスバーナーの炎でさっとあぶり, 蓋を開けたときに付着した可能性がある空気中の少量の微生物を瞬殺する.

火炎滅菌は排泄物や実験動物などの処理法としても用いられている.

2) 高温による滅菌

高温（加熱）による滅菌は，食品，容器・包装材，医療用具・機器などの殺滅菌法として最もよく利用される．微生物の生存可能温度よりも高温を保持することで滅菌する方法で，加熱温度と時間の設定を要する．**乾熱滅菌**と**湿熱滅菌**があるが，滅菌効果は乾熱の方が劣るため，乾熱滅菌ではより高温が必要になる．乾熱滅菌は，ガラス器具などの乾いたものを滅菌する方法で，一般に180℃，30～60分の処理を行う．また，湿熱滅菌は，培地などの液体状のものや湿った固体状のもの（食品など）を滅菌する方法で，次に述べる高圧と蒸気を用いたオートクレーブが最も効果的である．微生物の耐熱性は，細菌芽胞＞カビ胞子＞カビ＞酵母胞子＞細菌＞酵母の順で高い．加熱温度の設定には最も高い耐熱性を有する微生物を標的にするが，指標（標的）微生物の耐熱性は，前述のD値，F値，Z値であらわされる．

3) 高圧による滅菌

高圧による滅菌は食品などに用いられる．食品中の水が加圧されるときに，共有結合は影響を受けずに非共有結合のみが影響を受け，タンパク質変性が起こって微生物が死滅するものである．熱は食品などに徐々に伝わるが，圧力は一瞬で伝わる．高圧による微生物の殺菌条件は，細菌，酵母，カビでは3,000気圧（kg/cm^2，約300 MPa）以上で，ウイルスは一般の微生物より低い圧力で不活性化される．高圧滅菌の効果には温度の影響が大きく，細菌芽胞は常温での加圧ではほとんど死滅しないが，50～70℃の加熱との併用で殺菌できる．**オートクレーブ**（**高圧蒸気滅菌**）は水蒸気圧と湿熱加熱を併用したもので，2.0水蒸気圧（kg/cm^2），120℃，20分で細菌芽胞が死滅するといわれている．

4) 紫外線による滅菌

紫外線が微生物の核酸成分であるチミンに吸収され，その部位に障害を与える直接効果と，微生物をとり巻く環境に関与する間接効果がある．耐性菌があらわれにくい，対象物を変化させる心配が少ない，常温で殺菌できる，残留しない，設備が簡便であるなどの長所が多い．一方，対象物の内部までは浸透しないため表面の殺菌に限られる，光を遮るものがあると効果がないなどの短所もある．主に対象物の表面や室内空気の殺菌に用いられる．

5) 放射線による滅菌

放射線が微生物に照射されると，直接DNA，RNAなどの核酸，タンパク質と反応する直接作用と，放射線が細胞内の水を分解して生成した活性酸素が生体と反応する間接作用により，ゲノムDNAが切断され，修復されないと死滅する．放射性同位元素^{60}Co（コバルト60）により得られる**γ線**，加速器により得られる**高エネルギー電子線**が主に利用されている．放射線は強い透過力を有するため，最終包装された製品の内部も滅菌できることが特長である．

6) ガス滅菌

使用されるガスとしては，①医療現場の他，食品添加物としての香辛料，一部の食品包材の滅菌に利用されるエチレンオキサイド（酸化エチレン），プロピレンオキサイド，②食品工場の環境や機械類の滅菌の一部に利用されるホルムアルデヒド，③近年は使用が制限されているが貯蔵穀物や果物などの殺虫，土壌や木材の殺菌に利用されてきたメチルブロマイドなどがある．①のエチレンオキサイド滅菌（EOG滅菌）は，医療機器や医療材料の滅菌に使用される代表的な低温滅菌法である．固体であれば形状が複雑なものにも対応し，多量の殺菌が一度にできて拡散力・浸透力が強い．熱に耐えられないプラスチックシャーレやプラスチックピペットにも使用できる．ガス自体の毒性が強いため，時間をかけて残留ガスの除去を徹底する必要がある．

7) オゾンによる滅菌

オゾンは，酸素原子3つよりなる常温で空気より重い気体である（分子式：O$_3$，比重：1.67）．強い酸化力により高い殺菌力を有し，安価で使いやすいため，オゾン水，オゾンガスとして空気の浄化・殺菌・脱臭，手指・調理器具・生食材の殺菌，側溝・床のぬめり防止，有機物の除去，脱色などに幅広く用いられている．1 ppm[※10]以上の溶存オゾン濃度のオゾン水でほとんどの菌体を殺菌でき，2 ppm以上の濃度でほぼ確実に死滅させることができる．しかし，高濃度のオゾンは人体に有害であるため，使用の際は適切な濃度管理が必要である．また，強い酸化力による腐食を避けるため，

※10 **ppm**：100万分の1をあらわす単位．百万分率．1 ppm＝0.0001％である．

オゾンに触れる部分には耐腐食性のある材質が求められる.

8）電解機能水による滅菌

水（水溶液）の電気分解によって生成する機能水[※11]を**電解機能水**とよび，有害微生物の滅菌に使用されるのは，主に酸性電解水（次亜塩素酸水）と電解オゾン水である．酸性電解水は広範な有害微生物に対して高い殺菌性を有し，安全性が高いため，食品添加物（殺菌料）に指定されている．強酸性電解水は，加熱や殺菌剤にも高い抵抗性のある獣肉のプリオン[※12]に対しても不活化活性を示すことが明らかになっている.

9）燻蒸・燻煙による滅菌

医薬品製造のような高いクリーンレベルが要求される施設において，環境殺菌を目的に行われる．食品会社のクリーンルームなどの高度清浄区域で使用される場合もある．気体やガス状になった薬剤が拡散するため，高所や隙間を含めた広範囲への滅菌が可能である．2008年に厚生労働省が，発がん性の問題からホルムアルデヒドの使用を規制し，現在はそれに代わる代替殺菌法が用いられている．過酸化水素滅菌，オゾン滅菌，過酢酸滅菌，二酸化塩素滅菌などがあり，いずれも薬剤の効果は高く，芽胞やカビにも効果がある．一方で人体への安全性から，処理終了後のガス残留や排気に留意が必要であり，また酸化力が強いため金属などの腐食にも注意を要する．殺菌効果への湿度の影響や，拡散不足による濃度差の影響にも配慮が求められる.

C. 消毒

前述のように，ヒトに有害な微生物を除去または無害化するのが**消毒**であり，その方法は，物理的な方法（殺菌）と化学的な方法（消毒薬）に大別できる．表11にそれぞれの代表的な消毒方法について示す．消毒薬には，細菌芽胞に対しても有効な**高水準消毒薬**，細菌芽胞以外の結核菌を含む微生物に対して有効な**中水準消毒薬**，細菌芽胞や結核菌および親水性ウイルスを

除く，栄養型細菌や真菌および親油性ウイルスに有効な**低水準消毒薬**がある．また，消毒液には，その効力が発揮されるために適正な濃度，温度がある.

さらに，対象物の形状や素材などに応じて適切な消毒方法を選択しなければならない.

1）浸漬法（ベースン法）

適切な濃度に希釈した消毒液を容器に入れ，対象物を一定時間浸漬する（ひたす）方法である.

2）清拭法（スワブ法）

消毒液を布などに含ませ，対象物を拭きとる方法である.

3）散布法

適切な濃度に希釈した消毒液をスプレーポンプなどに入れ，噴霧する方法である.

4）灌流法

細長い内腔のある用具などを消毒するために，ポンプを用い，適切な濃度に希釈した消毒液を流し込む方法である.

D. 手洗い・手指の消毒

感染症対策においては，手洗い，手指の消毒がきわめて重要である．例えば新型コロナウイルス感染症（COVID-19）について，厚生労働省は，①手指に付着しているウイルスの数は流水による15秒の手洗いだけで1/100に，石けんやハンドソープで10秒もみ洗いし流水で15秒すすぐと1/10,000に減らせること，②手洗いがすぐにできない状況では濃度70％以上95％以下のエタノールをすりこむアルコール消毒が有効であることを広報している[1].

後述の食品衛生法に規定された「大量調理施設衛生管理マニュアル」[2]では，二次汚染防止のため，調理従事者等は，①作業開始前および用便後，②汚染作業区域から非汚染作業区域に移動する場合，③食品に直接触れる作業にあたる直前，④生の食肉類，魚介類，卵殻等微生物の汚染源となる恐れのある食品等に触れた後，他の食品や器具類等に触れる場合，⑤配膳の前，に同マニュアル別添2「標準作業書」の「手洗いマニュアル」に従い，必ず流水・石けんによる手洗いにより，しっかりと2回（その他のときには丁寧に1回）手指の洗浄および消毒を行うこと，とされている.

※11　**機能水**：人為的な処理によって再現性のある有用な機能を付与した水溶液.
※12　**プリオン**：タンパク質からなる感染性因子のこと（第1章-3-Fも参照）．「プリオン病」は脳内に存在する正常型プリオンタンパク質が通常の方法では分解されない異常型プリオンタンパク質に変換され蓄積し，神経細胞を傷害することによって発病する進行性・致死性脳症で，人獣に共通する感染性疾患である（第4章-§2-4参照）.

表11 代表的な消毒

○：使用可能　△：注意して使用　×：一般的には使用しない

消毒		使用法と特徴	対象物				
			食品	手指・皮膚	器具	環境	粘膜
物理的方法（殺菌）	高温殺菌	100℃以上で加熱し，食品中の微生物を死滅させる．(牛乳) 130℃・2秒間.	○	×	○	×	×
	低温殺菌（パスツリゼーション）	食品中の病原微生物は死滅するが，栄養素は破壊されない．(牛乳) 63℃・30分間. (果汁，ビール) 密閉後，75℃・30分間.	○	×	×	×	×
	煮沸殺菌	(木製品・金属) 100℃・3分以上，85℃・30分以上.(化学食器など) 100℃・5〜6秒，85℃以上・5分以上.	×	×	○	×	×
	蒸気殺菌	100℃以上にはならないため，芽胞は死滅しない．沸騰水からの蒸気では30分以上加熱．湿熱式食器消毒保管庫は80℃・20分以上.	×	×	○	×燻蒸を除く	×
化学的方法（消毒薬）	高水準 過酢酸，グルタラール，フタラール	細菌芽胞に対しても有効であるが，刺激性が非常に強いため，一般的な用途には使用しない．芽胞まで消毒することが必要で，なおかつ加熱処理ができないような医療器具などの消毒に使用される.	×	×	○	×	×
	中水準 塩素系	水道水の有効塩素濃度は0.1〜0.2 ppmに規定されている．次亜塩素酸ナトリウムの100〜200 ppm溶液は食器，器具，まな板，食品（生食野菜など），汚水槽，床，布巾などの消毒に広く使用される．腐食性があるので金属への使用は避ける.	△	×	△	○	×
	中水準 ヨード系	ルゴール液（ヨウ素ヨウ化カリウム溶液），ヨードチンキ，ヨードホルム，ポビドンヨード（ポリビニルピロリドンとヨウ素の複合体）などが，外用消毒薬，うがい薬などに使用される．ほとんどすべての微生物に有効である.	×	○	△	△	△
	中水準 アルコール系	70％エタノール溶液は手指・皮膚，食器，器具，調理機器などの消毒に広く使用される．微生物細胞内のタンパク質を脱水により変性させる．芽胞には無効である.	△	○	○	○	×
	中水準 フェノール系	クレゾール石けん液の3％溶液は，保菌者が出たときなどに室内，便所の汚物や排泄物，衣類，ゴム，皮革などに使用する．微生物の細胞に入り，細胞壁，細胞膜のタンパク質に作用する．刺激性，腐食性が強く人体には使用しない.	×	×	○	○	×
	低水準 第四アンモニウム塩	陽性界面活性剤（逆性石けん）で，10％溶液を手指（100〜200倍希釈），食器・器具（300〜500倍希釈），冷蔵庫内・ごみバケツ（33倍希釈）に使用する．微生物の細胞外壁と細胞膜中の脂質を可溶化し，タンパク質を変性させる．脂肪可溶性部分が石けんとは逆の陽性に荷電しており，普通の石けんや有機物が混入すると効力が低くなる．金属，繊維製品に対する腐食性は少ない.	×	○	○	○	○
	低水準 クロルヘキシジン	グルコン酸塩（ヒビテングルコネート）の20％溶液などが，医療手術時の生体および器具の消毒薬などに用いられる．臭気がほとんどなく，適用時だけでなく皮膚に残留して持続的な抗菌作用を発揮する．有機物が混入しても効力は低下しない.	×	○	○	○	×

以下に「手洗いマニュアル」と，アルコール消毒（手指消毒）の手順[3] を示す．

〈手洗いマニュアル〉

1. 水で手をぬらし石けんをつける．
2. 指，腕を洗う．特に，指の間，指先をよく洗う（30秒程度）．
3. 石けんをよく洗い流す（20秒程度）．
4. 使い捨てペーパータオル等でふく（タオル等の共用はしないこと）．
5. 消毒用のアルコールをかけて手指によくすりこむ．

〈アルコール消毒マニュアル〉

1. 十分な量を手のひらにとる．
2. 手のひらをこすり合わせる．
3. 手の甲を合わせてすりこむ．
4. 指先・爪の間にすりこむ．
5. 指の間にすりこむ．
6. 親指をねじり合わせてすりこむ．
7. 手首にすりこむ．

十分に乾燥したことに注意する．

5 食品の保存

図13に，食品の低温保存から調理・加工までの温度帯と食品衛生上の事項を示す．

A. 加熱保存法

微生物のうち一般生菌は，60℃以上では増殖できず死滅するものが多い．これを利用し，63℃・30分間の加熱でほとんどの微生物を死滅させるのが**低温殺菌**で，牛乳や酒類に用いられる．食品衛生法では，一般の加熱調理食品では62℃・30分間，食鳥卵では70℃・1分間などの殺菌温度・時間による加熱殺菌が義務づけられている．また，食品衛生法に規定され，HACCP（ハサップ）（後述）の概念に基づいた「大量調理施設衛生管理マニュアル」[2]では，加熱調理食品は中心部温度計を用いて中心部を75℃・1分間以上（ノロウイルス感染の恐

れのある食品の場合は85〜90℃，90秒以上）またはこれと同等以上まで加熱することとされている．

しかし，芽胞形成菌，結核菌，ウイルスなどの微生物や，黄色ブドウ球菌などの毒素は60〜75℃では死滅・失活しない．これらを完全に殺菌，失活させるには，オートクレーブで120℃・20分間の湿熱加熱滅菌，オーブンで180℃・30分間の乾熱加熱滅菌が必要である．

B. 低温保存法

微生物の代謝は低温になるほど活性が低下し，長期の保存では生存性も低下する．大多数の微生物が10℃以下では増殖力が弱くなることを利用し，食品を0〜10℃で保存することを**冷蔵保存**，0℃以下で保存することを**冷凍保存**とよぶ．これに対し，食品衛生法においては，一般食品は10℃以下（一部は5℃または8℃以下）の冷蔵保存，または−15℃以下の冷凍保存が義務づけられている．表12に，「大量調理施設衛生管理マニュアル」の別添1「原材料，製品等の保存温度」を示す．

また，食品の保存温度と保存可能期間の関係をあらわしたものを**T-T・T**（time-temperature tolerance：**時間−温度・許容限度**）という．T-T・Tの観点からは，食品の適正保存温度には，**室温**（20℃），**保冷**（10±5℃），**冷蔵**（0〜5℃），**氷温冷蔵**（0±2℃），**冷凍**（−18℃以下）の5段階がある．さらに，0℃前後の凍結手前の温度で維持する**チルド貯蔵法**，−2〜−3℃の温度域で保存する**パーシャルフリージング（部分冷凍）法**なども普及している（図13）．それぞれの食品にとって適切な温度と湿度で保存されたときに，品質の劣化は少なくなる．

なお，冷蔵保存，冷凍保存でも微生物は生存している．したがって，長時間経過すると増殖して食中毒を起こす可能性もある．0〜5℃の低温でも増殖できる微生物（エルシニア属菌など）を，**低温菌**とよぶ．

C. 食品添加物

食品を安全に保存する方法には，温度・水分・pHの調節などさまざまな方法がとられているが，食品の変質や腐敗を防ぐための食品添加物として**保存料**がある．保存料は，微生物を殺すことを目的とした殺菌剤

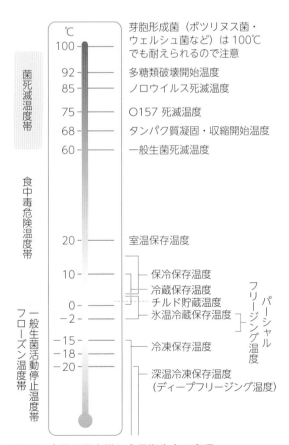

図13 食品の温度帯と食品衛生上の事項

図中：

℃
- 100 — 芽胞形成菌（ボツリヌス菌・ウェルシュ菌など）は100℃でも耐えられるので注意
- 92 — 多糖類破壊開始温度
- 85 — ノロウイルス死滅温度
- 75 — O157死滅温度
- 68 — タンパク質凝固・収縮開始温度
- 60 — 一般生菌死滅温度
- 20 — 室温保存温度
- 10 — 保冷保存温度
- 冷蔵保存温度
- チルド貯蔵温度
- 0 — 氷温冷蔵保存温度
- −2
- −15 — 冷凍保存温度
- −18
- −20 — 深温冷凍保存温度（ディープフリージング温度）

菌死滅温度帯／食中毒危険温度帯／一般生菌活動停止温度帯 フローズン温度帯

パーシャルフリージング温度

表12 原材料，製品等の保存温度

食品名	保存温度
穀類加工品（小麦粉，でんぷん）	室温
砂糖	室温
食肉・鯨肉	10℃以下
細切した食肉・鯨肉を凍結したものを容器包装に入れたもの	−15℃以下
食肉製品	10℃以下
鯨肉製品	10℃以下
冷凍食肉製品	−15℃以下
冷凍鯨肉製品	−15℃以下
ゆでだこ	10℃以下
冷凍ゆでだこ	−15℃以下
生食用かき	10℃以下
生食用冷凍かき	−15℃以下
冷凍食品	−15℃以下
魚肉ソーセージ，魚肉ハム及び特殊包装かまぼこ	10℃以下
冷凍魚肉ねり製品	−15℃以下
液状油脂	室温
固形油脂	10℃以下
（ラード，マーガリン，ショートニング，カカオ脂）	
殻付卵	10℃以下
液卵	8℃以下
凍結卵	−18℃以下
乾燥卵	室温
ナッツ類	15℃以下
チョコレート	15℃以下
生鮮果実・野菜	10℃前後
生鮮魚介類（生食用鮮魚介類を含む）	5℃以下
乳・濃縮乳	
脱脂乳	
クリーム	10℃以下
バター	
チーズ	15℃以下
練乳	
清涼飲料水	室温
（食品衛生法の食品，添加物等の規格基準に規定のあるものについては，当該保存基準に従うこと）	

「大量調理施設衛生管理マニュアル（平成9年3月24日食第85号別添）（最終改正：平成29年6月16日付け生食発0616 第1号）」，厚生労働省より引用．

とは異なり，微生物の増殖を抑制し，保存性を高める添加物である．

保存料を含む食品添加物は，安全性を評価したうえで厚生労働大臣が指定した**指定添加物**と，長い食経験があるものについて，例外的に指定を受けることなく使用・販売などが認められた**既存添加物**に分けられている．指定添加物に属する主な保存料として，有機酸類（pH低下，酸による殺菌作用，キレート作用による細胞機能障害），グリシン（細胞壁の合成阻害），バクテリオシン（ナイシン：細胞膜に作用して膜孔を形

成），既存添加物に属する主な保存料として，香辛料類（細胞の呼吸機能の阻害），ペクチン分解物（ガラクツロン酸による殺菌および菌の増殖抑制），キトサン（細胞膜透過性の低下），プロタミン（しらこたん白抽出物：細胞膜機能の阻害），ポリリジン（細胞壁に吸着して細胞増殖を抑制），リゾチーム（ペプチドグリカン細胞壁の分解）などがある．これら微生物の増殖制御の目的のために食品に添加される保存料は，**静菌剤**または**静菌性抗菌薬**ともよばれる．保存料は，主に食肉製品，魚介製品，菓子類，漬物などの加工食品に用いられ，生鮮食品には使用されない．実際の食品では，効果を高めるために複数の保存料を併用して使用することが多い．

D. その他

食品の変質や腐敗を防ぐための加熱殺菌以外の物理的な殺菌法として，ガス殺菌（エチレンオキサイド），電離放射線（X線，γ線，電子線），非電離放射線（紫外線），超音波処理，加圧・減圧処理，高電圧処理などがある．食品に電離放射線を照射することによって貯蔵期間の延長と殺菌・殺虫などを行う技術のことを**食品照射**という．食品照射は，国際的に広く認められている方法であるが，わが国では，じゃがいも（発芽防止）を除く食品への食品照射は，輸入品に対しても認められていない．

一方，化学的制御法には，液体・固体殺菌剤（過酸化水素，さらし粉），オゾン，燻煙・燻蒸，光触媒（酸化チタン），電解機能水（酸性電解水）などがある．酸性電解水（次亜塩素酸水）および過酢酸製剤は指定添加物（殺菌料）に，電解オゾン水は既存添加物に指定されている．過酢酸製剤は，過酢酸，酢酸，過酸化水素を主成分とした除菌剤であり，強い酸化力により，芽胞形成菌や真菌を含む幅広い菌に対して効果を発揮する．これら化学的制御法は，生鮮食品や通常の加熱処理で熱劣化が生じるような食品表面の除菌に有効である．

E. HACCP

HACCP（hazard analysis and critical control point）とは，食品等の製造において，病原微生物による汚染などの危害要因（ハザード）を把握したうえで，

原材料の入荷から製品の出荷にいたる全工程のなかで，それらの危害要因を除去または低減させるために特に重要な工程を管理し，製品の安全性を確保しようとする衛生管理の手法である（図14）．従来行われていた最終製品の抜取検査による衛生管理に比べ，問題のある製品の出荷をより効果的かつ未然に防ぐことができるとともに，原因の追及も容易にすることが可能となる（**第4章「微生物と健康」参照**）．

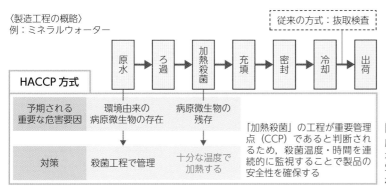

図14 **HACCPによる衛生管理**
厚生労働省：HACCPモデル例【清涼飲料水】(https://www.mhlw.go.jp/file/06-Seisakujouhou-11130500-Shokuhinanzenbu/0000127003.pdf) を参考に作成．

文　献

1）厚生労働省：新型コロナウイルスの消毒・除菌方法について（https://www.mhlw.go.jp/stf/seisakunitsuite/bunya/syoudoku_00001.html）
2）「大量調理施設衛生管理マニュアル（平成9年3月24日食第85号別添）（最終改正：平成29年6月16日付け生食発0616第1号）」，厚生労働省
3）厚生労働省：正しい手指消毒，正しい手洗い（https://www.mhlw.go.jp/content/000501122.pdf）
4）「食品微生物II制御編　食品の保全と微生物」（藤井建夫/編），幸書房，2001
5）「有害微生物の制御と管理－現場対応への実践的な取り組み－」（高鳥浩介，他/監），テクノシステム，2016
6）「食品微生物学の基礎」（藤井建夫/編），講談社，2013
7）「食品の変敗微生物－その原因菌と制御－」（内藤茂三/著），幸書房，2016
8）厚生労働省：HACCP（ハサップ）（https://www.mhlw.go.jp/stf/seisakunitsuite/bunya/kenkou_iryou/shokuhin/haccp/index.html）
9）厚生労働省：HACCPモデル例（https://www.mhlw.go.jp/stf/seisakunitsuite/bunya/0000126913.html）

微生物と健康

ノロウイルスの感染から身を守る方法－汚物の適切な処理－

近年，11月頃から翌年の4月頃を中心に，ノロウイルスによる感染性胃腸炎が流行するようになった．カキなど二枚貝の生食による食中毒が有名だが，集団感染の大半は，感染者が原因でヒトからヒトへ感染が拡大するものである．

感染経路は主に3つである．1つ目は，ヒトの糞便中のノロウイルスが，下水を介して川から海に運ばれ，二枚貝に蓄積する．それを加熱不十分で食べたヒトに感染する．2つ目は，ノロウイルスに感染したヒトが，十分に手を洗わずに調理をすることで食品がウイルスに汚染され，その食品を食べたヒトが感染する．3つ目は，ノロウイルスを含む汚物を処理した際，手や衣服についたウイルス，不適切な処理で残ったウイルスが，口から取り込まれて感染する．ノロウイルスは100個以下という少量でヒトに感染し，腸管内で増殖するが，感染患者の糞便や嘔吐物には1g当たり100万から10億個もの大量のウイルスが含まれる．したがって，汚物の処理が適切にされることはきわめて重要であり，処理者自身への感染と，施設内への汚染拡大を防ぐ，迅速で確実な方法を知っておかなければならない．「すぐに拭きとる」「乾燥させない」「消毒する」が三原則である．

あらかじめ用意しておくべきものは，汚物処理者が身につける，使い捨て手袋（2枚重ね），使い捨てマスク，体を覆う使い捨てガウン（大きく丈夫なゴミ袋に，頭を通す部分だけ穴をあけて被ってもよい），汚物を覆う新聞紙，拭きとるための使い捨ての布またはペーパータオル，拭きとったものを入れて消毒するビニール袋（2枚用意），次亜塩素酸ナトリウム（これ

を含む漂白剤など），専用バケツなどである．汚染場所から3m以内には，前述の身支度を整えた人以外は近づけないようにする（汚物からウイルスを吸い込む危険を回避）．

まず，汚物を新聞紙で覆い，そこに次亜塩素酸ナトリウム（1,000 ppm＝0.1％）をかけ，外側から内側に向けて拭きとる．このとき，しゃがみ込まないように注意する．拭きとった汚物を1つ目のビニール袋に入れ，外側の手袋も外して一緒に入れる．ここに次亜塩素酸ナトリウムを注ぎ，1つ目のビニール袋の口をしばり，2つ目のビニール袋に入れる（口はまだ閉じない）．

次に，汚染場所に別の新聞紙またはペーパータオルを広範囲（半径2m）に広げ，次亜塩素酸ナトリウムをかけて浸し，10分間消毒して拭きとる．次亜塩素酸ナトリウムは金属を腐食するので，拭きとり後10分程度経ったら水拭きをする．手袋，マスク（ひもをもつ），体を覆ったガウンなどを，外側の汚れた面を中に折り込みながら外し，2つ目のビニール袋に入れ，口をしばる．この方法だと，2つ目のビニール袋の外側は汚染されない．

最後に，入念に手指の洗浄，消毒を行う．感染患者の衣類やリネン類の洗濯時も手袋，マスク，ガウンを着用し，洗剤と水を入れた専用バケツの中で静かにもみ洗いした後，200 ppm＝0.02％の次亜塩素酸ナトリウムに浸してから，十分すすいで，高温の乾燥機で乾かす．洗濯のみではウイルスは死滅しない．不用意に通常の洗濯物と同じ洗濯機で洗うと感染が拡大するので，絶対に避けるべきである．　　　（市川陽子）

チェック問題

問 題

☐ ☐ **Q1** 食中毒予防の三原則を答えよ.

☐ ☐ **Q2** 微生物の増殖条件を5つ答えよ.

☐ ☐ **Q3** 殺菌,静菌,除菌についてそれぞれ説明せよ.

☐ ☐ **Q4** 偏性嫌気性菌(絶対嫌気性菌)の特徴を説明せよ.また,それに分類される代表的な食中毒の原因菌を答えよ.

☐ ☐ **Q5** 食品の保存方法を3つあげ,それぞれ特徴を簡単に説明せよ.

解答&解説

A1 (微生物を)つけない,増やさない,やっつける.

A2 栄養素,水分,pH,温度,酸素と二酸化炭素,浸透圧など.

A3 殺菌は対象物に付着しているすべての微生物を殺滅させる,もしくは,ヒトに有害な物質を除去・無毒化すること.静菌は,微生物の増殖を阻止し,それ以上増えないようにすること.除菌は,ろ過などによって水や空気中に存在する微生物を取り除くこと.

A4 偏性嫌気性菌は,活性酸素を除去するための酵素をもたないか活性が低いため,酸素存在下で死滅する.そのなかで食中毒の原因となる代表的な菌はウェルシュ菌やボツリヌス菌である.

A5 加熱保存法:一般生菌が死滅する温度(60℃)を利用した方法.具体的には,63℃・30分間の加熱で微生物を死滅させる低温殺菌などがある.

低温保存法:微生物の代謝活性・増殖力が低下する温度(10℃)を利用した方法.具体的には,0〜10℃で保存する冷蔵保存,0℃以下で保存する冷凍保存がある.

食品添加物:食品の変質や腐敗を防ぐ方法である.具体的には,微生物の増殖を抑制する保存料がある.

第3章 微生物の活用

Point

1 有用微生物について理解する

2 アルコール飲料の製造における微生物の役割について理解する

3 発酵調味料の製造における微生物の役割について理解する

4 微生物を利用した各種食品の製造における微生物の役割について理解する

概略図 微生物を利用した食品

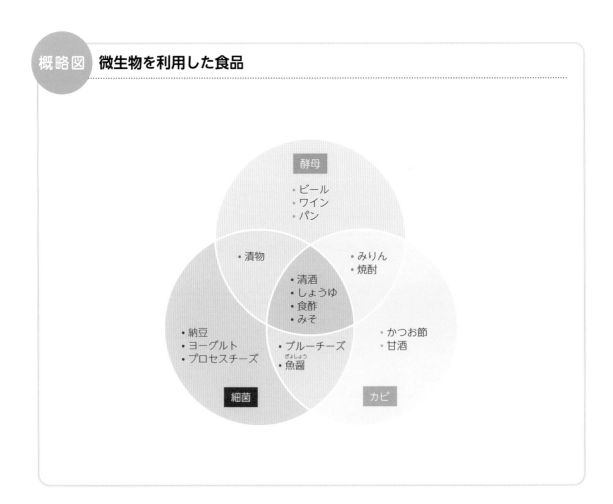

酵母
- ビール
- ワイン
- パン

- 漬物

- みりん
- 焼酎

- 清酒
- しょうゆ
- 食酢
- みそ

- 納豆
- ヨーグルト
- プロセスチーズ

- ブルーチーズ
- 魚醤（ぎょしょう）

- かつお節
- 甘酒

細菌

カビ

人は，古来より，微生物を活用してきた．そもそも，そのはじまりは，たまたま放置していた食品が微生物により自然に発酵（第2章参照）し，「食べたらおいしかった」というものがほとんどである．運がよいというか，通常，発酵ではなく，雑菌が生育して腐敗する方が多い．きっと古来のチャレンジャーは，何度もおなかを壊したに違いない．そして，そのような経験的に食べられてきた発酵物は多くの人に好まれ，食品産業を活性化してきた．人は，もっとよい発酵法（または醸造法※1）はないかと考え，新たな発酵食品を次々と生み出した．したがって，人にとって有益に働く微生物，つまり**有用微生物**は，現在のわれわれの食生活を支えているといえよう．本章では，有用微生物を利用してつくられる飲料・調味料・食品などについて述べる．

1 アルコール飲料

A. アルコール発酵とアルコール飲料

アルコールは，でんぷんや糖蜜などを原料として，酵母が1分子のグルコースから2分子のエタノール（酒精）と2分子の二酸化炭素を生成する**アルコール発酵**によって製造される．アルコール発酵の化学反応式は，次のとおりである．

$$C_6H_{12}O_6 \rightarrow 2C_2H_5OH + 2CO_2$$
グルコース　　エタノール　　二酸化炭素

日本では，**アルコール飲料**（酒類）とは，酒税法で成分中に1度（容量％）以上のアルコールを含む飲料と規定されている．酒類には**醸造酒**，**蒸留酒**および**混成酒**があり，醸造酒を蒸留してアルコール度数を高めたものが蒸留酒である．混成酒は，醸造酒や蒸留酒に香料や果実，糖などを加えたものである（図1）．

B. 清酒

清酒は，米を原料とする日本の伝統的な醸造酒で，**日本酒**ともよばれる．アルコール度数は15度前後である．原料の玄米を歩留まり※2 70％以下に精白して吸水させ，蒸煮（蒸きょう）して蒸米にする．この蒸米にでんぷん分解酵素活性が強い**黄麹菌**（*Aspergillus oryzae*）を生育させ，**米麹**をつくる．次に，米麹，蒸米，水を混合し，乳酸菌と**清酒酵母**（*Saccharomyces cerevisiae*）を加え，乳酸酸性下で約10日間酵母を増殖させて酒母（または酛）をつくる（図2）．酒母に米麹，蒸米および水を3回（初添え，仲添え，留添え）に分けて加えて**もろみ**をつくり（3段仕込み），約3週間発酵させる（図3）．この間，米のでんぷんは米麹のアミラーゼで糖化されてグルコースになり，これを清酒酵母が直ちに発酵してアルコールに変える．このように，清酒ではでんぷんの糖化とアルコール発酵が並行して進むため，**並行複発酵**とよばれる（表1）．もろみのアルコール濃度が18～20％に達したら，もろみを布製の袋に入れて圧搾する．このときに流れ出たものが**原酒**で，袋に残るものが**酒粕**である．原酒は冷所に放置

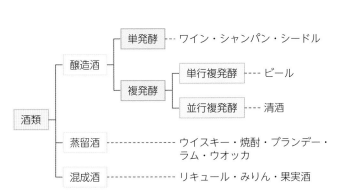

図1　酒類の分類と発酵法

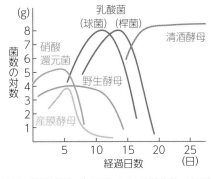

図2　**酒母（酛）づくりにおける微生物の遷移**
「食品微生物学の基礎」（藤井建夫／編），p128，講談社，2013より引用．

※1　**醸造**：発酵した後，さらに熟成させること．

※2　**歩留まり**：玄米重量に対する精白後の精白米の重量割合をあらわす．

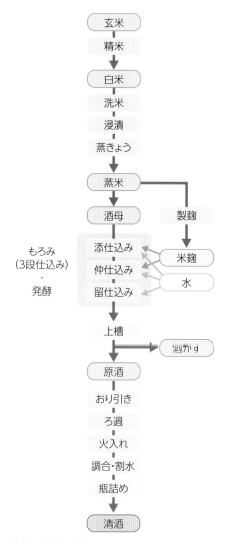

玄米
↓
精米
↓
白米
↓
洗米
↓
浸漬
↓
蒸きょう
↓
蒸米 → 製麹
↓
酒母
もろみ
(3段仕込み)
・
発酵
添仕込み ← 米麹
仲仕込み ← 水
留仕込み
↓
上槽 → 酒かす
↓
原酒
↓
おり引き
↓
ろ過
↓
火入れ
↓
調合・割水
↓
瓶詰め
↓
清酒

図3　清酒の製造工程

「食品学 II 改訂第2版」(栢野新市，他/編)，p194，羊土社，2021より引用.

して沈殿物をろ過し（**滓引き**），白濁や酸味などの原因となる**火落菌**（*Lactobacillus heterohiochii*★など）を殺菌するため，65℃に加熱する（**火入れ**）．火入れ後の酒はタンクで貯蔵し，びん詰めなどにして出荷される．清酒は，特定名称で定められた表示基準（表2）の他にも，生酒，生貯蔵酒，生一本，樽酒などの表示方法もある．

C. ワイン

　ワイン（ぶどう酒）は，グルコースを含むぶどう果汁を**ワイン酵母**（*Saccharomyces cerevisiae* var. *ellipsoideus*）[※3]で発酵させてつくるアルコール度数10〜12度の醸造酒で，でんぷんの糖化過程がない**単発酵**の酒類である（表1）．カベルネ・ソーヴィニヨンなど果皮が赤色や黒紫色の品種を皮ごと搾汁して発酵させた赤ワインと，シャルドネなど果皮の色が薄い品種の果汁のみを発酵させた白ワインがある．ワインは，果実に付着している酵母による自然発酵も可能であるが，現在は一定品質を確保するため，純粋培養したワイン酵母を使用している．また，醸造の際の酸化や微生物汚染などを防止する目的で，メタ重亜硫酸カリウムを添加する場合が多い．ワイン酵母を加えた果汁を数週間発酵させ，液が澄んできたら滓引きし，樽に詰めて1〜2年間熟成した後，びん詰めにしてさらに一定期間熟成させてから，出荷される．また，ワインのなかにはスパークリングワインとよばれる発泡性のものもある．

D. ビール

　ビールは，大麦麦芽とホップを原料とするアルコー

表1　醸造酒の発酵に関与する微生物

製品	主な原料	製法	発酵原理	主な微生物
清酒	米	酛（酵母培養液）および麹をつくり，これらを蒸米で3段階に分けて仕込み，発酵→ろ過→火入れ→容器詰め	米でんぷん→麹による糖化と酵母によるアルコール発酵（並行複発酵）	*Aspergillus oryzae*, *Saccharomyces cerevisiae*（酛づくりの場合は，その他硝酸還元菌，乳酸菌）
ワイン	ぶどう	ぶどう果汁に亜硫酸塩を添加，酵母を加えて発酵→樽熟成→ろ過→びん詰め	果汁の糖→酵母によるアルコール発酵（単発酵）	*Saccharomyces cerevisiae*, *S. bailli*, *S. rosei* および乳酸菌（マロラクティック発酵）
ビール	麦芽（大麦または小麦）	麦芽を温湯中に入れ，麦汁をつくる．ホップを添加して煮沸，冷却後，酵母を加えて発酵→ろ過→容器詰め	麦芽でんぷん→麦芽の酵素による糖化→酵母によるアルコール発酵（単行複発酵）	*Saccharomyces cerevisiae* または *S. pastorianus*

「食品微生物学の基礎」(藤井建夫/編)，p126，講談社，2013より引用.

※3　「var.」は「（変種）.」のこと. varietas（ラテン語）/variety（英語）の略である. ピリオドは単語を略すという意味.
★は巻末の付表（学名変更表）参照.

ル度数3.5～4.5度の発泡性の醸造酒である．米やとうもろこしのでんぷんを副材料に用いたものもある．二条大麦（ビール大麦）を発芽させて**麦芽**とし，これを乾燥・破砕したものに温水を加え，麦芽のアミラーゼででんぷんを糖化させる．ろ過して**麦芽粕**を除き，苦味，香りおよび色をつけるためにクワ科植物のホップの花穂を加え，加熱して麦汁とする（仕込み）．冷却した麦汁にビール酵母を加え，10日前後発酵させる．さらに，風味を向上させるため0℃で約2カ月間発酵させた後，ろ過して容器に充填する．このときに火入れしないものを，日本では生ビール（ドラフトビール）とよんでいる．ビールは糖化と発酵を別々に行うため，**単行複発酵**の酒類である（表1）．また，ビール酵母には，発酵後液面に浮上する**上面発酵酵母**（*Saccharomyces cerevisiae*）と，凝集して容器の底に沈殿する**下面発酵酵母**（*S. uvarum* や *S. carlsbergensis*，*S. pastorianus*）がある．イギリス，オランダ，ベルギーなどでは風味が強い上面発酵酵母を使用した上面発酵ビールが，日本，ドイツ，アメリカなどでは風味が軽い下面発酵酵母を使用した下面発酵ビールが多い．

E. ウイスキー

ウイスキーは，大麦麦芽または大麦麦芽と穀類を原料とし，これらを上面発酵酵母や液中分散酵母で発酵させてもろみをつくり，**単式蒸留器**（ポットスチル，図4）や**連続式蒸留器**（図5）で蒸留し，樽に詰めて

表2 特定名称による清酒の種類

特定名称	使用原料	精米歩合
本醸造酒	米，米麹，醸造用アルコール	70 %以下
特別本醸造酒		60 %以下または特別な製造方法（要説明表示）
吟醸酒		60 %以下
大吟醸酒		50 %以下
純米酒	米，米麹	70 %以下
純米吟醸酒		60 %以下
純米大吟醸酒		50 %以下
特別純米酒		60 %以下または特別な製造方法（要説明表示）

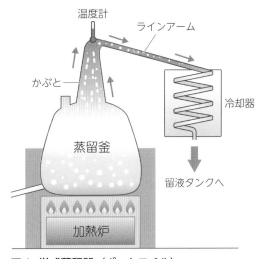

図4 単式蒸留器（ポットスチル）

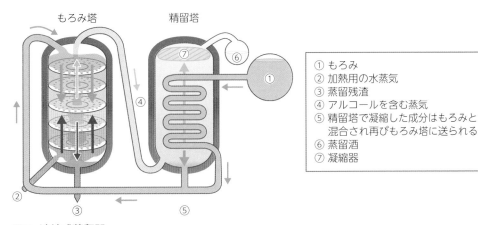

図5 連続式蒸留器
©Karta24，クリエイティブ・コモンズ・ライセンス：CC BY-SA 4.0（https://commons.wikimedia.org/wiki/File: Column_still.svg）より引用（日本語訳は著者によるもの）．

① もろみ
② 加熱用の水蒸気
③ 蒸留残渣
④ アルコールを含む蒸気
⑤ 精留塔で凝縮した成分はもろみと混合され再びもろみ塔に送られる
⑥ 蒸留酒
⑦ 凝縮器

2〜3年熟成させたアルコール度数37〜43度の酒類である．原料によってモルト（大麦麦芽のみを使用），グレイン（大麦麦芽の他にとうもろこしなどの穀類を使用）およびブレンデッド（モルトとグレインを調合したもの）に分類される．その他，産地によってスコッチ（イギリス），アイリッシュ（アイルランド），アメリカン，カナディアン，ジャパニーズの5タイプに大別される．

F. 焼酎

焼酎は，米，さつまいも，大麦，そば，雑穀，黒糖などの農産物を，日本独自の**黒麹菌**（*Aspergillus luchuensis*）と焼酎用酵母で発酵させたもろみを蒸留してつくる，アルコール度数45度以下の酒類である．甲類と乙類があり，甲類は糖蜜やとうもろこしなどを発酵させ，連続式蒸留器で蒸留して得られた原料用アルコールを水で36％以下に希釈した無味無臭のもので，混成酒の製造などにも利用される．一方，乙類は本格焼酎とよばれ，いも，麦，米などのでんぷん質の作物を黒麹菌で糖化してアルコール発酵させ，単式蒸留器で蒸留したものである．アルコールの他に，原料や製法に由来する独特の香気成分を含む．

発酵調味料 （表3）

A. みそ

みそは，穀物や大豆に繁殖させた**麹菌**の酵素作用で大豆のタンパク質や穀物のでんぷんを分解し，特有の風味を醸成した調味料である．麹の原料（米，麦，大豆），色（白，淡色，赤），味（甘，甘口，辛，辛口）などによって分類され，多くの種類がある（表4）．麹の原料となる米や大麦を蒸煮後，アミラーゼとプロテアーゼの活性が高い種麹菌を散布し，約2日間培養して麹をつくる（**米麹・麦麹**）．大豆は加圧蒸煮後にすりつぶし，これに麹と食塩を加えて混合し，樽などに詰めて熟成させる（**米みそ・麦みそ**）．熟成中は高い食塩濃度と嫌気的環境のため麹菌の生育は止まり，酵素作用のみが進行する．また，**耐塩性酵母**（*Zygosaccharomyces rouxii*）や**耐塩性乳酸菌**（*Tetragenococcus halophilus*）の働きにより，グルコースからアルコールや乳酸が生成される．脂質は，麹のリパーゼによって一部が脂肪酸エチルとなる．さらに，アミノ・カルボニル反応（メイラード反応）やエステル化反応により，

Column

麹菌は3種類に分けられる

麹菌は大きく分けて，黄麹菌，黒麹菌，白麹菌の3種類がある．黄麹菌は，国菌であるニホンコウジカビ，アスペルギルス・オリゼー（*Aspergillus oryzae*）が代表的である．一般的に麹菌というと，オリゼーがあげられる．オリゼーの分生子とよばれる胞子の色は緑色であるが，できた麹が黄色くなることから，黄麹菌とよばれる．オリゼーは，でんぷんの分解力が強く，清酒，みそ，しょうゆなど，日本の発酵食品には欠かせない存在である．他にアスペルギルス・ソーエ（*Aspergillus sojae*）も知られている．

黒麹菌は，アスペルギルス・ニガー（*Aspergillus niger*）が代表的な菌種として知られており，胞子の色が黒い．黄麹菌と比べるとでんぷんの分解力は弱いが，タンパク質の分解力が強く，クエン酸を多量に生成する．クエン酸の工業生産に利用されている．また，沖縄の泡盛の醸造にも黒麹菌が利用されているが，*A. niger* とは別種のアワモリコ

ウジカビ（*Aspergillus luchuensis*）が使われている．

白麹菌は，アスペルギルス・カワチ（*Aspergillus kawachii*）が代表的な菌種として知られており，胞子の色が白い．黒麹菌の突然変異株であり，性質は黒麹菌と同じで，色だけが白い．主に焼酎の醸造に使われている．昔は，焼酎の醸造に黄麹菌が使われていたが，黒麹を使うことで歩留まりが向上した．これは，黒麹菌が生成するクエン酸の効果である．しかし，黒麹菌は温度管理が難しいことや黒い胞子が飛散し服や作業場を汚すことが難点となっていた．沖縄黒麹菌の変異種である白麹菌（カワチ）が，河内源一郎により単離され，利用されるようになってから，黒麹菌の胞子による汚染がなくなり，さらにこの白麹菌のほうが扱いやすく，現場向きであるといわれている．現在では，ほとんどの醸造現場で白麹菌が使われている．

（大橋典男）

表3 主な発酵調味料の概要

製品	主な原料	製法	発酵原理	主な微生物
米みそ	大豆，米，食塩	米麹，大豆に食塩を混合→発酵→熟成	（発酵原理はしょうゆと類似）	*Aspergillus oryzae*, *Tetragenococcus halophilus*, *Zygosaccharomyces rouxii*
濃口しょうゆ	大豆，小麦，食塩	しょうゆ麹を食塩水に仕込む→発酵→熟成→圧搾→ろ過→容器詰め	麹による原料の糖化とタンパク質分解，乳酸菌による乳酸生成，酵母によるアルコール・風味成分の生成，アミノカルボニル反応による着色	*Aspergillus oryzae* または *A. sojae*, *Tetragenococcus halophilus*, *Zygosaccharomyces rouxii*, *Candida versatilis*, *C. etchellsii*
米酢	穀類（米）	原料米に米麹，酵母，水を加える→糖化→アルコール発酵→種酢の入った発酵槽で菌膜形成→発酵→熟成→ろ過→殺菌→びん詰め	原料でんぷん→麹などによる糖化と酵母によるアルコール発酵（並行複発酵）→酢酸菌による酢酸発酵	*Aspergillus oryzae*, *Saccharomyces cerevisiae*, *Acetobacter aceti*, *Ace. pasteurianus*
みりん	もち米，米麹（うるち米），焼酎	米麹ともち米を混合→40%程度の焼酎に仕込む→熟成→圧搾，ろ過→貯蔵→容器詰め	もち米でんぷん→米麹で糖化（アルコール発酵はしない）	*Aspergillus oryzae*, *A. kawachii*, *A. awamori*

「食品微生物学の基礎」（藤井建夫／編），p129，講談社，2013より引用.

表4 みその種類

原料による分類	味・色による分類		食塩含有量（%）	主な銘柄	主な生産地	熟成期間
米みそ	甘	白	5〜7	西京白みそ	京都府	5〜20日
	甘口	淡色	7〜11	相白みそ	静岡県	5〜20日
	辛	淡色	11〜13	信州みそ	長野県	2〜6カ月
		赤	12〜13	仙台みそ	宮城県	3〜12カ月
麦みそ	甘口	淡色	9〜11		九州，中国・四国	1〜3カ月
	辛口	赤	11〜12		九州，北関東	3〜12カ月
豆みそ	辛口	赤	10〜12	八丁みそ	愛知県	5〜20カ月

色や香りがつくられる．なお，**豆みそ**では，蒸煮大豆をすべて**豆麹**（みそ玉）にしてから食塩と混合して熟成させるため，麹原料にでんぷん質の穀物を使用しない．そのため，豆みそは米みそや麦みそよりも熟成期間が長いものが多く，色が濃く，濃厚な風味をもつ．

B. しょうゆ

しょうゆは，大豆と小麦を原料とする**しょうゆ麹**に食塩水を混ぜて仕込み，発酵・熟成後に圧搾して液体部分を採取した調味料で，日本農林規格（JAS規格）※4 によって5種類に分類される（表5）．すりつぶした蒸煮大豆と炒って粉砕した小麦を混合して種麹菌を散布し，約3日間培養してしょうゆ麹をつくる．しょうゆ麹に食塩水を加え，酸素を供給するためときどき撹拌しながら発酵させる（もろみ）．発酵中に**耐塩性酵母**や

※4 **日本農林規格（JAS規格）**：食品・農林水産品の品質や仕様を一定の範囲・水準に揃えるための国が定める規格.

耐塩性乳酸菌の働きでグルコースからアルコールや乳酸がつくられる（図6）．また，グルタミナーゼの作用で，大豆に多いグルタミンがうま味成分のグルタミン酸に変化する．さらに，発酵後期に増殖する**後熟酵母**（*Candida versatilis*）は，しょうゆ特有の香気成分である4-エチルグアイヤコールを生成する．しょうゆの色は，アミノカルボニル反応による．熟成後のもろみは，布製の袋に入れて搾汁する．このときに得られるのが生しょうゆで，生しょうゆは滓引きした後，殺菌のため火入れをし，容器に詰めて出荷される．火入れすることで生しょうゆ中の酵素は失活して，貯蔵性が増すとともに，香りや光沢もよくなる．

C. 食酢

食酢は，酢酸を4〜5%含む酸味料で，アルコールを原料とした酢酸菌（*Acetobacter aceti*など）による**酢酸発酵**でつくられる．酢酸発酵の化学反応式は，次の

表5 しょうゆの種類

種類	特徴	食塩含有量（%）
濃口しょうゆ	関東地方で発達したが，現在では日本全国で使用されている．赤褐色で強い香りがある．	14.5
淡口しょうゆ	主に関西で使用される．色が淡く，風味もやわらかで，素材の色や香りが生きる．	16.0
たまりしょうゆ	東海地方の特産．とろみとこくのある味と，黒みの強い色をもつ．照り焼き，煮物，佃煮などに利用される．	13.0
再仕込みしょうゆ	甘露しょうゆともよぶ．食塩水のかわりに火入れしていない生しょうゆを用いて2度醸造する．色・味ともに濃厚である．	12.4
白しょうゆ	淡口しょうゆよりも色が淡く，味も淡泊だが，特有の香気に富む．愛知県が主な産地．茶わん蒸し，きしめんのつゆ，せんべいなどに利用される．	14.2

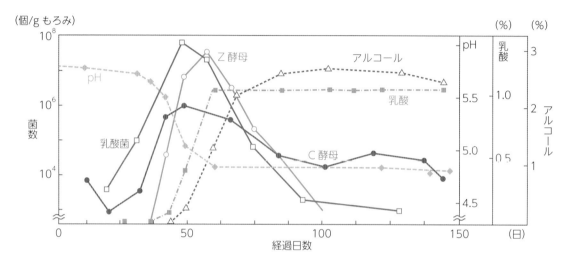

図6 しょうゆもろみ中の発酵微生物の挙動とpH，乳酸，アルコールの変化
「食品微生物学の基礎」（藤井建夫／編），p129，講談社，2013より引用.

とおりである．

$$C_2H_5OH + O_2 \rightarrow CH_3COOH + H_2O$$
エタノール 酸素[5] 酢酸 水

　食酢は，酢酸の他に多種類の不揮発性や揮発性の有機酸，糖類，アミノ酸，エステル類を含有し，芳香とうま味をもつ．食酢はアルコールまたは酒類を発酵させた**醸造酢**と，氷酢酸（純度の高い酢酸）または酢酸の希釈液に調味料や醸造酢を混合した**合成酢**，醸造酢や合成酢に調味料などを加えて加工した**加工酢**に分類される（図7）．醸造酢の一種である米酢は，蒸米を米麹で糖化後に酒母（酵母）を加えてアルコール発酵させ（もろみ），これに種酢を加えて表面に酢酸菌の皮膜をつくる．その状態で1～3カ月酢酸発酵させた後，2～3カ月熟成させてろ過と火入れを行い，びん詰めにして出荷される．なお，この製法は**表面発酵法**（または**静置発酵法**）とよばれて古くから行われているが，大量生産の場合には原料液と酢酸菌の混合物に空気を強制的に吹き込み，激しく撹拌しながら急速に液内全体を酸化する**全面発酵法**（または**深部発酵法**）が用いられている．

D. みりん

　一般に**みりん**とよばれている甘味料は**本みりん**のことで，アルコールを約14%，糖質を40～50%含んでおり，酒類（混成酒，図1）に分類される．焼酎に蒸したもち米と麹菌を入れ，ときどき撹拌しながら30～50日熟成させてもろみをつくり，圧搾して液体部分を採取する．もち米のでんぷんやタンパク質が分解し，糖類，アミノ酸，有機酸，香気成分などが醸成され，

※5 酢酸発酵は酸化発酵の1つであり，酸素を必要とする．基質を二酸化炭素まで完全に酸化しない点で，呼吸とは異なっている．

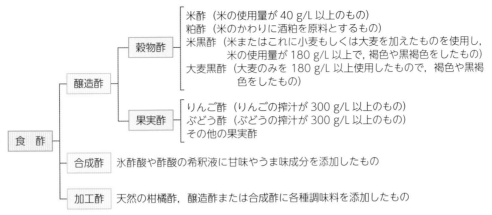

```
            ┌─ 穀物酢 ─┬─ 米酢（米の使用量が 40 g/L 以上のもの）
            │         │  粕酢（米のかわりに酒粕を原料とするもの）
     ┌ 醸造酢 ┤         │  米黒酢（米またはこれに小麦もしくは大麦を加えたものを使用し，
     │      │         │       米の使用量が 180 g/L 以上で，褐色や黒褐色をしたもの）
     │      │         └  大麦黒酢（大麦のみを 180 g/L 以上使用したもので，褐色や黒褐
     │      │                  色をしたもの）
     │      │
     │      └─ 果実酢 ─┬─ りんご酢（りんごの搾汁が 300 g/L 以上のもの）
食 酢 ┤                │  ぶどう酢（ぶどうの搾汁が 300 g/L 以上のもの）
     │                └  その他の果実酢
     │
     ├ 合成酢 ─ 氷酢酸や酢酸の希釈液に甘味やうま味成分を添加したもの
     │
     └ 加工酢 ─ 天然の柑橘酢，醸造酢または合成酢に各種調味料を添加したもの
```

図7 食酢の種類

本みりん特有の風味となる．また，本みりんに焼酎を混合した**本直し**[※6]は，アルコール22％，糖質8％を含むアルコール飲料である．

E. うま味調味料

代表的なうま味成分には，アミノ酸系の**L-グルタミン酸**と核酸系の**イノシン酸**（5′-IMP）がある．L-グルタミン酸はこんぶに多く含まれるうま味成分で，現在では主にさとうきびからとれる糖蜜や粗糖などを**グルタミン酸産生菌**（*Corynebacterium glutamicum* など）で培養し，培養液中にL-グルタミン酸を生成させ，これを回収・単離する発酵法で製造されている．イノシン酸はかつお節（後述）のうま味成分で，酵母のRNAを**青カビ**（*Penicillium citrinum*）のヌクレアーゼで5′-GMPと5′-AMPの混合物にした後，麹菌のAMPデアミナーゼで5′-AMPのみを5′-IMPに変えることで製造されている．L-グルタミン酸ナトリウムとイノシン酸は，混合して使用すると相乗効果でうま味が著しく増強されるため，**複合調味料**として利用される．

F. 魚醤

魚醤（ぎょしょう）は魚介類からつくるしょうゆで，**魚しょうゆ**（うお）ともよばれる．日本では秋田の「しょっつる」，能登の「いしり」，香川の「いかなごしょうゆ」などが有名である．また，東南アジアにはベトナムの「ニョクマム」，タイの「ナンプラー」，フィリピンの「パティス」など

がある．魚，エビ，貝類などに多量の食塩を加えて腐敗を防ぎながら，内臓に含まれるプロテアーゼによる自己消化や，混入した細菌またはカビなどが分泌する酵素による自然発酵で，時間をかけてタンパク質をペプチドやアミノ酸にまで分解する．麹などを加えてタンパク質の分解を促進する方法もある．

3 微生物利用食品

A. 漬物

漬物は，主に野菜の保存に用いられる加工法である（表6）．塩やしょうゆなどの高い塩分を使用することで野菜の細胞内液と外液との間に浸透圧の差が生じ，野菜の細胞から水分が失われて保存性が高まる．その際，細胞から出た内液に乳酸菌（表7）が生育して乳酸を産生すると，酸味のある漬物となる（図8）．乳酸発酵をしっかり行う漬物に，**すぐき漬け**（京都，図9）がある．また，ドイツの**ザワークラウト**や韓国の**キムチ**なども乳酸発酵を利用している（表8）．

米ぬかを用いる**ぬか漬け**は，米ぬか中の酵素，乳酸菌，酵母（表9）によって炭水化物の糖化，乳酸発酵，アルコール発酵が起こり，食塩に加えて糖類，乳酸，アルコールが混ざった独特の風味が醸成される．**たくあん漬け**の他，壬生菜（みぶな）（京都），日野菜（ひのな）（滋賀），津田かぶ（島根）など，郷土の野菜を材料にしたものも多い（表6）．

※6 「飲みにくい酒を手直しする」という意味から本直しとよばれる．

表6 日本の漬物の分類

種類	主な漬物
塩漬け	白菜漬け，野沢菜漬け
しょうゆ漬け	福神漬け，山菜漬け
みそ漬け	山菜みそ漬け
かす漬け	奈良漬け，わさび漬け
こうじ漬け	べったら漬け
酢漬け	らっきょう漬け，千枚漬け
ぬか漬け	たくあん漬け，壬生菜漬け，日野菜漬け，津田かぶ漬け
からし漬け	ナスからし漬け
もろみ漬け	小ナスもろみ漬け，キュウリもろみ漬け
その他	すぐき漬け，すんき漬け

表7 漬物に出現する主要な乳酸菌

菌種	形状	生育温度 (℃)	生育 (pH)	生育限界食塩 (%)
Leuconostoc mesenteroides		5〜10	5.4〜6.8	0.5〜2.0
Enterococcus faecalis	球菌	10〜45	5.4〜9.6	6.5
Enterococcus faecium		10〜45	4.5〜9.6	6.5
Lactobacillus plantarum★	桿菌	10〜45	3.5〜8.2	6.5
Lactobacillus brevis★		15〜45	3.7〜8.2	6.5
Pediococcus acidilactici		5〜50	4.0〜8.2	6.5〜10
Pediococcus pentosaceus	球菌	5〜45	4.5〜8.2	6.5〜10
Pediococcus halophilus★		10〜45	5.0〜9.0	18〜22

★は巻末の付表（学名変更表）参照.
宮尾茂雄：漬物と微生物. 日本食品微生物学会雑誌，22：127-137，2005より引用.

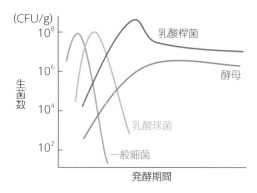

図8 発酵漬物における微生物叢の変化（模式図）
宮尾茂雄：漬物と微生物. 日本食品微生物学会雑誌，22：127-137，2005より引用.

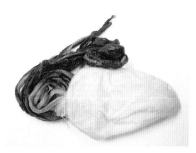

図9 すぐき漬け

表8 日本でよく食される国外発祥の漬物中の主な乳酸菌

漬物の種類	発祥地（国名）	乳酸菌
ザワークラウト	ドイツ	リューコノストック属菌（*Leuconostoc mesenteroides* 他）ラクトバシラス属菌（*Lactobacillus plantarum*★他）
キムチ	韓国	リューコノストック属菌（*Leuconostoc kimchii* 他）ラクトバシラス属菌（*Lactobacillus sakei*★他）ワイセラ属菌（*Weissella koreensis* 他）

★は巻末の付表（学名変更表）参照.

表9 漬物に出現する主要な酵母

漬物の種類	酵母
たくあん漬け（本漬け）	デバリオマイセス属（*Debaryomyces*），トルロプシス属（*Torulopsis*）
たくあん漬け（早漬け）	デバリオマイセス属（*Debaryomyces*），ハンゼヌラ属（*Hansenula*），サッカロマイセス属（*Saccharomyces*）
ぬか漬け	カンジダ属（*Candida*），デバリオマイセス属（*Debaryomyces*），ハンゼヌラ属（*Hansenula*），ピチア属（*Pichia*），トルロプシス属（*Torulopsis*）

B. パン

　パンとは，小麦粉やライ麦粉に水，パン酵母（*Saccharomyces cerevisiae*），食塩，砂糖，油脂などを加えて混捏して生地をつくり，発酵させてから焼いたものである．混捏によって生地にはグルテンの膜構造が形成され，発酵中にパン酵母が生成する二酸化炭素を閉じ込めるため，発酵後の生地は大きく膨らむ．この生地を焼くと水蒸気圧によってさらに膨張し，グルテンの熱変性とでんぷんの糊化によって組織が固定化され，多孔質のパンとなる．

現在，純粋培養されたパン酵母が広く用いられているが，北ヨーロッパでは，小麦粉やライ麦粉に水を加え，粉や空気などに存在する**乳酸菌**（*Lactobacillus sanfranciscensis*），**酵母**など複数の微生物で自然に発酵させる伝統的なパン種の**サワードウ**（サワー種）がつくられている．サワードウで焼いたパンは，独特の風味をもつ，かたくて黒いパン（黒パン）となる．

C. ヨーグルト

一般に，ウシ，ヤギ，ヒツジなどの乳類を，そのまま，あるいは濃縮した後，乳酸菌によって発酵させたものを**ヨーグルト**とよんでいる．しかし，ヨーグルトについては，FAO（国際連合食糧農業機関）とWHO（世界保健機関）が国際規格（Codex規格）を定めている．この国際規格では，「ヨーグルト（"yoghurt"）とは，ブルガリア菌（*Lactobacillus delbrueckii* subsp. *bulgaricus*）およびサーモフィラス菌（*Streptococcus thermophilus*）を用いて，乳および乳製品を乳酸発酵して得た凝固乳製品をいう．任意添加物（粉乳・脱脂粉乳・ホエー粉など）の添加は随意だが，最終製品中には，これらの微生物が多量に生存していなければならない」と記されている．日本にはヨーグルトという名称での規格はなく，厚生労働省の「乳及び乳製品の成分規格等に関する省令（乳等省令）」で定められた「発酵乳」がヨーグルトに該当する（**表10**）．日本の発酵乳の製造には，さまざまなラクトバシラス属菌，ラクトコッカス属菌，あるいはビフィドバクテリウム属菌が利用されている（**本章「微生物と健康」**参照）．

乳類に含まれる乳糖から乳酸発酵によって乳酸が生成すると，原料乳は徐々にpHが低下する．乳に含まれる主なタンパク質の**カゼイン**の等電点である4.6付近までpHが下がると，カゼインは沈殿して凝集し，**カード**[※7]を形成する．ヨーグルトは，カードをゲル化剤で固めたハードヨーグルト，カードを砕いたソフトヨーグルト，また，原料乳を発酵させただけのプレーンヨーグルト，香料を加えたフレーバーヨーグルト，果汁を加えたフルーツヨーグルトなどに分類される．ヨーグルトは，乳糖が乳酸菌によって消費されるため，

表10 発酵乳・乳酸菌飲料の規格（乳等省令）

表示	無脂乳固形分	生菌数（/1 mL）
乳製品発酵乳	8％以上	1,000万以上
乳製品乳酸菌飲料	3～8％	1,000万以上
乳酸菌飲料	3％未満	100万以上

無脂乳固形分とは，牛乳から水分を除いた成分（乳固形分）のうち，脂肪分を差し引いたもの．また，発酵乳と乳製品乳酸菌飲料には生菌タイプと殺菌タイプがあり，殺菌タイプには生菌数の定義は適応されない．
「食品学Ⅱ 改訂第2版」（栢野新市，他/編），p124，羊土社，2021より引用．

牛乳を飲むと下痢を起こす**乳糖不耐症**の人も摂取することができる．原料乳のカルシウムは，乳酸と結合して乳酸カルシウムとなることで，吸収率が上昇する．

D. チーズ

チーズは紀元前からつくられている乳製品で，**ナチュラルチーズ**と**プロセスチーズ**に分けられる．チーズはまず，原料乳に乳酸菌（*Lactococcus lactis*など）やカビ（白カビ，青カビなど）のスターターを加えてカードをつくり，ここに凝乳酵素の**レンネット**[※8]を添加してカードを凝固させる．カードと**ホエイ**（乳清）を分離後，カードを成型して熟成させたものがナチュラルチーズである（**表11**）．ナチュラルチーズは，原料乳，スターター，熟成法などの違いにより，それぞれに固有の風味が醸成される．うま味は，タンパク質の分解によって生成するアミノ酸が主な成分である．

一方，1種類または2種類以上のナチュラルチーズに乳化剤としてリン酸塩やクエン酸塩を加え，加熱撹拌して均質化した後，成型したものがプロセスチーズである．微生物が死滅し，酵素も失活するため保存性が高い．原料乳に酸や乳酸菌，酵素などを加えて短時間でカードをつくり，熟成させない非熟成チーズもある．

E. その他

1）かつお節

3枚におろしたカツオを熱湯でゆでた後，まきを燃やした炉のなかで混捏し，**生利節**（なまりぶし）にする．生利節をさらに数回焙乾して乾燥し，**荒節**（あらぶし）にする．荒節の形を整

※7　**カード**：カゼインが酸や凝乳酵素（キモシン）の作用で凝集し，固体化したもの．

※8　**レンネット**：キモシンを主成分としてペプシンを加えたもので，カゼインを固める働きをもつ．

表11　ナチュラルチーズの分類

分類			代表的なチーズ	カビ
フレッシュタイプ		非熟成	モッツァレラ，カッテージ	—
軟質	白カビタイプ	カビ熟成	カマンベール	*Penicillium camemberti, Penicillium candidum*
	シェーブルタイプ（山羊乳）	カビ熟成，細菌熟成	ヴァランセ	
	ウオッシュタイプ	細菌熟成	マンステール	
半硬質	青カビタイプ	カビ熟成	ダナ・ブルー，スティルトン	*Penicillium roqueforti*
	セミハードタイプ	細菌熟成	ゴーダ，チェダー，エダム	
硬質	ハードタイプ	細菌熟成	エメンタール	—
超硬質	ハードタイプ	細菌熟成	パルミジャーノ・レジャーノ	

「食材図典Ⅱ　加工食材編」（成瀬宇平／監），小学館，2001を参考に作成.

え，**裸節**（はだかぶし）にする．裸節に一番カビをつけて天日乾燥後，再度カビづけ・乾燥を行い，これを複数回くり返す．この操作により，カツオから水分が除去され，脂質は分解され，アミノ酸やイノシン酸が増加して，だしの材料として適する**枯節**（かれぶし）（**本枯節**，図10）になる．なお，以前は自然発生するカビが使われていたが，現在は培養した麹菌の一種である**カツオブシカビ**[9]（*Eurotium herbariorum*）を噴霧することで，製造期間の短縮と，好ましくないカビの発生を防いでいる．

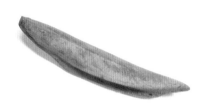

図10　枯節

2) 納豆

　納豆には，**糸引き納豆と塩納豆**（寺納豆）がある．糸引き納豆は，蒸煮大豆に**納豆菌**（*Bacillus subtilis var. natto*）を熱いうちに散布し，発酵させたものである．納豆菌のプロテアーゼやアミラーゼで大豆が分解されるため，豆は軟化して消化されやすくなり，特有の風味と粘質物が生成される．粘質物は，ポリガンマグルタミン酸と多糖のフルクタンが重合したもので，粘弾性をもつため糸を引く．ポリガンマグルタミン酸は，食品の増粘剤，スキンケア製品の保湿剤などに利用される他，ミネラル吸収促進成分としての作用も期待できる．また，糸引き納豆は，納豆菌が生成する**ビタミンK₂**を豊富に含む．

　塩納豆は，古くから寺院でつくられてきた保存食である．蒸煮大豆を麹菌で発酵させた**豆麹**を食塩水中で長期間熟成させ，天日乾燥したものである．塩味とう

ま味が強く，調味料としても利用される．大徳寺納豆（京都），一休納豆（京都），浜納豆（静岡）などがある．

3) なれずし

　なれずしは，魚介類を米飯（炊いた米）と一緒に漬け込み，自然発酵によって生成する乳酸で酸味をつけ，保存性を高めた水産発酵食品である．この乳酸発酵に関与する乳酸菌種は，ラクトバシラス属やペディオコッカス属のもので製品ごとに異なる．琵琶湖特産の**ふなずし**が有名であり，ふなずしは，ゲンゴロウブナを1年間塩蔵（えんぞう）した後，塩抜きし，食塩を混ぜた米飯に1年以上漬け込んで発酵させる．米飯は，乳酸発酵の材料として使われるため，食べる際には取り除く．特有の強い香りをもつ．

4) 甘酒

　甘酒は，蒸した米または米飯に**米麹**（*Aspergillus oryzae*を含む）と湯を加えて保温し，米麹のアミラーゼででんぷんを糖化してつくる甘味飲料である．酵母を加えないのでアルコール発酵は起こらない．

---

[9] 日本鰹節協会の優良カツオブシカビはユーロチウム属（*Eurotium*，和名：カワキコウジカビ）の*E. herbariorum*で，現在，日本鰹節協会が培養して供給している．かつて自然発生していたカツオブシカビは，アスペルギルス属（*Aspergillus*，和名：コウジカビ）の*A. glaucus*などである．

5) サワークリーム・発酵バター

サワークリームは，クリームに乳酸菌スターターを加えて乳酸発酵させたもので，クリームにはない酸味とこくがある．ヨーロッパや北アメリカでは，調味料，ソースやディップ，焼き菓子の材料などに用いられ，**発酵バター**の原料にもなる．

4 微生物によるその他の物質生産と利用

A. アミノ酸・核酸関連物質・有機酸

アミノ酸は，栄養素としての利用以外に，化学調味料や栄養強化物質などとしても利用されている．アミノ酸の製造法は，発酵法，酵素法，合成法，あるいは天然物抽出法などがある．前述のように，化学調味料のL-グルタミン酸は，**グルタミン酸産生菌**（*Corynebacterium glutamicum* など）を利用して安価な糖やアンモニアから発酵生産される（図11）．L-グルタミン酸以外でも，リジン，アルギニン，グルタミン，イソロイシン，スレオニン，ヒスチジンなどは主に発酵法で生産される．核酸物質のAMPやIMPなどのヌクレオチド[10]，イノシンやグアノシンなどのヌクレオシド[10]，

NADやCoAなどの補酵素もバシラス属菌，ブレビバクテリウム属（*Brevibacterium*）菌，コリネバクテリウム属（*Corynebacterium*）菌，アスペルギルス属糸状菌（カビ）などによって発酵生産され，医薬品素材や調味料として利用されている．さらに，クエン酸やリンゴ酸などの有機酸も，主にアスペルギルス属などの糸状菌によって発酵生産され，飲料や食品の原料として用いられる．

B. 高度不飽和脂肪酸

アラキドン酸（n-6系多価不飽和脂肪酸）を多量に含む油脂生産菌として，**クサレケカビ属**（*Mortierella*）糸状菌が知られている．特に，*M. alpina* 1S-4株は，種々の高度不飽和脂肪酸を含有する油脂の発酵生産ができるので，産業利用されている．例えば，*M. alpina* 1S-4を20℃以下で低温培養すると，ω-3不飽和化酵素が誘導・発現され，この酵素により，リノール酸（必須脂肪酸）からn-6経路によりアラキドン酸がつくられ，さらにそれがエイコサペンタエン酸（EPA）に変換される．つまり，この低温培養により，アラキドン酸と魚油に含まれるEPAの両方を含む油脂ができる．また，前駆体となるn-3系多価不飽和脂肪酸のα-リノレン酸（必須脂肪酸）を培地中に加えると，容易に

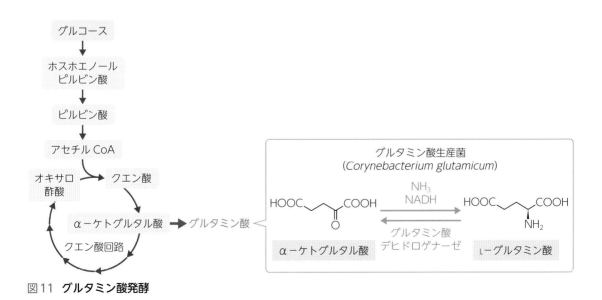

図11 グルタミン酸発酵

※10 リン酸，糖，塩基が結合したものはヌクレオチド，糖と塩基が結合したものはヌクレオシドとよばれる．

EPAに変換される. よって, リノレン酸源として, 安価で含量の多いアマニ油 (全脂肪酸の60%) を添加した培地でM. alpina 1S-4を培養すると, 多量のEPAを含んだ油脂が効率よく合成される. したがって, 低温培養とアマニ油添加培地の双方を組合わせることにより, 生成油脂中のEPAの含量をさらに高めることができる.

C. 微生物生産酵素

微生物が生産するアミラーゼ類, つまり, **α-アミラーゼ, β-アミラーゼ, グルコアミラーゼ**などは多糖体のでんぷんを単糖・二糖に分解できるため, 製糖や食品加工などに利用される. 具体的には, バシラス・リケニフォルミス (*Bacillus licheniformis*) のα-アミラーゼはでんぷんの液化に, 麹菌 (*Aspergillus oryzae*) のβ-アミラーゼはマルトースの製造に, 黒麹菌 (*Aspergillus niger*) のグルコアミラーゼはグルコース製造に使用されている. また, 酵母 (*Saccharomyces cerevisiae*) やアルスロバクター属 (*Arthrobacter*) 菌などの**インベルターゼ**は, スクロースを分解することで甘味料の転化糖 (グルコースとフルクトースの混合物) の生産に用いられている. 放線菌 (ストレプトマイセス属菌など) や乳酸菌 (ラクトバシラス属菌など) の**グルコースイソメラーゼ**はグルコースをフルクトースに変換することで甘味料の異性化糖の製造に使用される. 転化糖と異性化糖は甘みがきわめて強いため, 主に食品製造の添加物質として利用される.

医薬品として使用されている微生物酵素もある. **タカジアスターゼ**と命名されたジアスターゼ (アミラーゼ) は, 高峰譲吉が麹菌を小麦ふすま (小麦の表皮) で培養・抽出して見出したもので, 整腸薬に配合されている. また, セラチア属 (*Serratia*) 菌が分泌する**プロテアーゼ**も, 抗炎症薬として風邪薬に配合され利用されている.

D. 抗寄生虫抗生物質

2015年, 北里大学特別栄誉教授の大村智博士は, 「放線菌 (*Streptomyces avermectinius★*) が産生する新たな抗寄生虫抗生物質の発見とその利用による人類への貢献」が評価され, ノーベル生理学・医学賞を受賞

した. この抗生物質は, **エバーメクチン**とそのジヒドロ誘導体**イベルメクチン**である. これらは, 無脊椎動物の神経伝達を特異的に阻害し, 寄生虫や昆虫を死滅させる. しかし, 哺乳類の神経伝達はほとんど阻害されない. エバーメクチンは, 抗昆虫薬として農業用に利用され, 食糧の増産に貢献してきた.

イベルメクチンは, 寄生虫感染症の領域で著しい治療効果を示し, 全世界の注目を集めている. アフリカと中南米で流行しているオンコセルカ症 (河川盲目症) は, ブユに刺されて回旋糸状虫 (*Onchocerca volvulus*, ミクロフィラリアともいう) がヒトに感染し, 皮膚のかゆみ, 皮下の浮腫, リンパ節腫脹などの症状が起こり, さらに視覚障害, 失明をきたすことのある恐ろしい熱帯感染症である. イベルメクチンは, この熱帯の河川域で発生するオンコセルカ症の患者4,000万人を治療し, 60万人の失明を防いだといわれている. 類縁の感染症を含め毎年3億人もの患者が服用しているとのことである. また, 安全かつ少量で効果を示すことから, 本剤を用いたオンコセルカ症の撲滅作戦が進められている. 医師がいなくとも, 集落ごとに本剤を配付し服用してもらうだけでよいという.

これまでに, 微生物が産生する抗生物質が医薬品として人類の健康福祉の増進に貢献したものとして, フレミング博士によるペニシリンの発見, そしてワックスマン博士によるストレプトマイシンの発見がある. 大村博士の「エバーメクチンの発見とその誘導体イベルメクチンの大規模治療の功績」は, これらに次ぐ3番目の偉業であるといえよう.

E. 乳酸産生菌を利用した化粧品

近年, 乳酸産生菌 (乳酸菌やビフィズス菌) を利用した化粧水が化粧品メーカーの各社より販売されており, **乳酸菌化粧水**として人気を集めている. この化粧水は, 有効成分として乳酸菌発酵エキスを含むもの, 乳酸菌やビフィズス菌自体を含むもの, またこれら双方を含むものなどがある. 利用している乳酸産生菌の菌種・菌株は, 各社独自のものが用いられている. これらの乳酸菌化粧水は, 皮膚の保湿効果, 美肌効果, さらに皮膚常在菌のバランスを整える効果などが期待される.

ヨーグルトに含まれるビフィズス菌と乳酸菌の役割とは？

　近年，スーパーマーケットのヨーグルト売り場には，選ぶのに困るほど多くの商品が陳列され，それらのなかには乳酸菌（ラクトバシラス属）と並んでビフィズス菌（ビフィドバクテリウム属に属する菌の総称）の表示も多くみられる．ビフィズス菌は，現在までに50種類以上が分類されており，ヒト以外の動物の腸管内でも確認されている．ただし，ヒトのビフィズス菌は他の動物に比べて種類，量ともに多く，進化の過程でヒトとビフィズス菌が好ましい共生関係を築いてきたことが推測される．

　腸内にはいわゆる善玉菌，悪玉菌および日和見菌が存在し（第6章参照），善玉菌の一種がビフィズス菌である．善玉菌といえばまず乳酸菌を思い起こす人が多いと思われるが，乳酸菌とビフィズス菌には大きな違いがある．通常，ヒトの腸内には1～10兆個のビフィズス菌が存在するが，乳酸菌はその1万分の1から100分の1以下である．そのため，ビフィズス菌はヒトの腸管に生息する細菌として，最も優勢な善玉菌の1つである．また，ビフィズス菌は乳酸菌とは異なり，大腸内で乳酸菌がつくる乳酸よりも殺菌力が高い酢酸をつくることができる．したがって，ビフィズス菌はヒトの腸内環境を整えるうえで，大きな働きを

していると考えられている．ただし，腸内をビフィズス菌が増殖しやすい環境に整えるためには，乳酸菌が必要である．そのため，ビフィズス菌入りのヨーグルトは，腸内環境を整える乳酸菌と，腸内で活躍するビフィズス菌とを一緒に摂取できる優れた発酵食品である．

　また，ビフィズス菌などの善玉菌を増やすには，餌となる成分も必要である．これらの菌は，ヒトの消化酵素では分解されない食物繊維やオリゴ糖（単糖が10程度結合したもの）などを発酵し，酢酸，プロピオン酸，酪酸などの短鎖脂肪酸を生成する．近年，腸内でつくられるこれらの短鎖脂肪酸には，ヒトの腸を健全化する機能のあることがわかってきた．すなわち，食物繊維やオリゴ糖を一緒に摂取してビフィズス菌などの有益細菌を増やせば，腸内の短鎖脂肪酸濃度が上昇し，それが悪玉菌の増殖を抑えたり，ウイルスや病原菌から体を守る腸管バリアの機能を向上させたりすることができる．

　将来，管理栄養士として栄養指導を行うにあたり，ヨーグルトだけを食べるのではなく，野菜や果実などを一緒に摂ることの意味や必要性を，ぜひ多くの人たちに伝えていただきたい．　　　　（新井映子）

文　献

1）「食品微生物学の基礎」（藤井建夫/編），講談社，2013
2）「食品学II 改訂第2版」（栢野新市，他/編），羊土社，2021
3）宮尾茂雄：漬物と微生物．日本食品微生物学会雑誌，22：127-137，2005
4）「食材図典II　加工食材編」（成瀬宇平/監），小学館，2001
5）「料理食材大事典」（主婦の友社/編），主婦の友社，1996
6）「図解 食品加工プロセス」（吉田照男/著），工業調査会，2003
7）「食品微生物学改訂版」（木村 光/著），培風館，1995
8）小柳 喬：伝統発酵食品中に築かれる細菌叢の変遷と多様性．日本乳酸菌学会誌，28：84-93，2017

チェック問題

問　題

☐☐ **Q1** 主にカビを利用する発酵食品をあげよ.

☐☐ **Q2** ビールの原料と，発酵に関与する微生物2種を答えよ.

☐☐ **Q3** 黄麹菌を利用する発酵食品は何か，答えよ.

☐☐ **Q4** 主に乳酸菌を利用する発酵食品は何か，答えよ.

☐☐ **Q5** 納豆菌が生成し，糸引き納豆に多く含まれるビタミンを答えよ.

☐☐ **Q6** 抗寄生虫抗生物質として代表的なものを2つ答えよ.

解答&解説

A1 焼酎，みそ，しょうゆ，みりん，かつお節，チーズなど. 麹菌はカビの一種である.

A2 原料は大麦麦芽とホップ. 発酵に関与する微生物は，上面発酵酵母と下面発酵酵母（どちらもビール酵母）.

A3 清酒（日本酒）.

A4 漬物，ヨーグルト，なれずしなど.

A5 ビタミンK_2.

A6 エバーメクチンとイベルメクチン.

第4章 病原微生物と感染症

Point

1 病原微生物と感染症について深く理解する

2 食品衛生上重要な病原性細菌やウイルスを中心とした微生物について理解する

3 感染症の種類について理解する

4 感染症の化学療法について理解する

概略図 感染症とその原因となる微生物

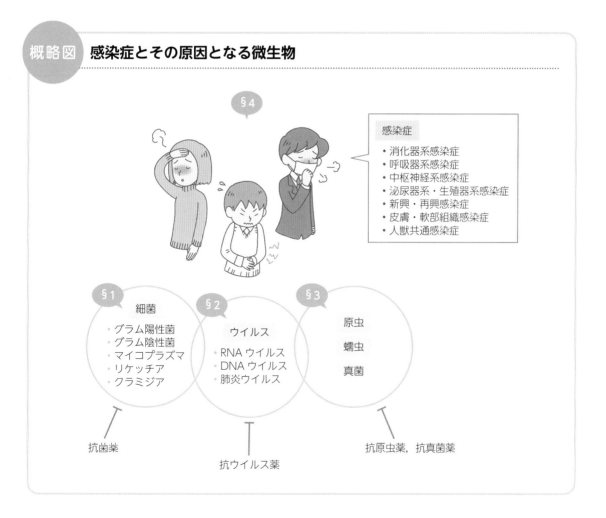

§4

感染症
- 消化器系感染症
- 呼吸器系感染症
- 中枢神経系感染症
- 泌尿器系・生殖器系感染症
- 新興・再興感染症
- 皮膚・軟部組織感染症
- 人獣共通感染症

§1 細菌
- グラム陽性菌
- グラム陰性菌
- マイコプラズマ
- リケッチア
- クラミジア

§2 ウイルス
- RNA ウイルス
- DNA ウイルス
- 肺炎ウイルス

§3
原虫
蠕虫
真菌

抗菌薬

抗ウイルス薬

抗原虫薬，抗真菌薬

1 グラム陽性菌 (表1)

A. グラム陽性球菌

1) スタフィロコッカス属 (*Staphylococcus*)

黄色ブドウ球菌および表皮ブドウ球菌は，スタフィロコッカス属に属する球菌である．これらブドウ球菌は，ヒトや動物の皮膚や鼻腔などに常在している．

①黄色ブドウ球菌 (*Staphylococcus aureus*)

特 徴

食品中で増殖すると，菌体外毒素ブドウ球菌エンテロトキシン (staphylococcal enterotoxins : SEs) を産生し，ブドウ球菌食中毒の原因となる．SEsは，抗原性の違いから，現在，古典的SEA〜SEEに加え，新型SEG〜SEIZまで報告されている．

性 状

黄色ブドウ球菌は，通性嫌気性のグラム陽性球菌で，直径約1 μmの球状であり，培養菌はブドウの房 (bunch of grapes) のように細胞が密集している (図1，2)．耐塩性で10％食塩濃度下でも増殖が可能である．黄色ブドウ球菌が産生するSEsは耐熱性で，100℃・30分の加熱でも失活しない．黄色ブドウ球菌は，ヒトや動物の血漿凝固作用を有する酵素コアグラーゼを産生する (表2)．

病 状

食品中で黄色ブドウ球菌が増殖しSEsが産生され，この毒素を摂取すると，3時間程度の短い潜伏期間を経て，嘔吐を主とする毒素型食中毒を引き起こす．一般に予後は良好で，症状は24時間以内に改善する．黄色ブドウ球菌は，食中毒の原因となるだけでなく，膿痂疹 (とびひ) や毛嚢炎などの化膿性疾患，敗血症，髄膜炎などさまざまな疾病の起因菌でもある．また，皮膚を剝奪させる皮膚剝奪毒素 (エクスフォリアチン) を産生し，ブドウ球菌性熱傷様皮膚症候群 (staphylococcal scalded skin syndrome : SSSS) を引き起こす．

予防法

黄色ブドウ球菌自体は熱に弱く，通常の加熱処理で死滅するが，毒素であるSEsは熱や乾燥に強いことから，食品中で産生されると食品を加熱しても不活化されず，食中毒の原因になる．食中毒および感染症の予防としては，手指をよく消毒し，また，手指に化膿性疾患がある場合は，食品を素手で取り扱わず手袋を使用する．さらに，食品を10℃以下に保存することで，菌の増殖を抑えることが可能である．

その他特記事項

2000年6〜7月に，大阪を中心に乳製品を原因とするブドウ球菌食中毒が発生し，その最終的な届出患者数は13,420人におよび，国内で戦後最大の食中毒事件となった．

表1 グラム陽性菌の分類

	形態		属名	主な細菌名
グラム陽性菌	球菌		スタフィロコッカス属	黄色ブドウ球菌，表皮ブドウ球菌
			ストレプトコッカス属	化膿レンサ球菌，肺炎球菌
			エンテロコッカス属	腸球菌
	桿菌	芽胞形成	バシラス属	炭疽菌，セレウス菌，枯草菌
			クロストリジウム属	破傷風菌，ボツリヌス菌，ウェルシュ菌，ディフィシル菌
		芽胞非形成	リステリア属	リステリア菌
			コリネバクテリウム属	ジフテリア菌
			マイコバクテリウム属	結核菌，らい菌
			ラクトバシラス属	乳酸桿菌
			ビフィドバクテリウム属	ビフィズス菌
			プロピオニバクテリウム属	アクネ菌*

＊分類見直しにより，現在はキューティバクテリウム属に分類されている．

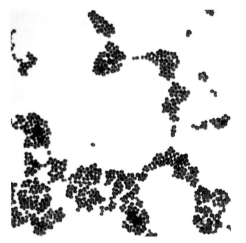

図1 黄色ブドウ球菌の光学顕微鏡像

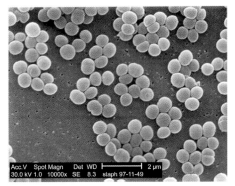

図2 黄色ブドウ球菌の電子顕微鏡像
出典：アメリカ疾病予防管理センター（https://com mons.wikimedia.org/wiki/File:Staphylococcus_ aureus_01.jpg）

②表皮ブドウ球菌（*Staphylococcus epidermidis*）

特　徴

　表皮ブドウ球菌は，SEsを産生しないため，食中毒を起こすことはないが，稀に日和見感染を起こすことがある．

性　状

　黄色ブドウ球菌は，前述の通り酵素であるコアグラーゼを産生するが，表皮ブドウ球菌は産生しない．そのため，**コアグラーゼ陰性ブドウ球菌**（coagulase-negative staphylococci：**CNS**，表2）ともよばれる．

病　状

　黄色ブドウ球菌に比べて病原性は弱いが，組織やカテーテルなどの人工物表面に定着する強いバイオフィルム[※1]形成能力を有する．そのため，カテーテル関連血流感染症，人工弁感染性心内膜炎など，人工物留置にからむ感染症が多く，そのほとんどは院内感染として発症する．

予防法・感染対策

　表皮ブドウ球菌の院内感染対策としては，感染源となったと思われる人工物（留置カテーテル，人工弁など）を除去・交換する．手洗い，手指やドアノブなどの消毒を徹底し，手指を介した伝播を防ぐことが重要である．

表2 ブドウ球菌の性状

性状	黄色ブドウ球菌	表皮ブドウ球菌
コロニーの色調	黄色	白色〜薄黄色
マンニット分解*	＋	−
コアグラーゼ産生	＋	−
リパーゼ，DNase	＋	−
主な溶血毒**	α，β	δ

＊マンニット（マンニトール）分解能は，黄色ブドウ球菌の判別に用いられる．
＊＊αはウサギ，βはヒツジ，δはヒトの赤血球をよく溶血する．
＋：あり，−：なし．

2）ストレプトコッカス属（*Streptococcus*）

　化膿レンサ球菌および**肺炎球菌**は，ストレプトコッカス属に属する球菌である．これらレンサ球菌は，血液寒天培地上で溶血反応を生じる．溶血反応は，α型溶血（不完全溶血で緑色化），β型溶血（完全溶血で透明化），γ型（非溶血で無変化）の3種類に分類される．

①化膿レンサ球菌（*Streptococcus pyogenes*）

特　徴

　健康なヒトの咽頭，消化管，表皮などに常在している．化膿レンサ球菌は2種類の**溶血毒**（ストレプトリジンO，S）を産生し，急性感染症として，上気道炎，猩紅熱[※2]，膿痂疹，丹毒[※3]などを引き起こす．

※1　**バイオフィルム**：菌体と菌体外多糖類からなる膜．
※2　**猩紅熱**：高熱とともに全身の皮膚に赤い発疹が出る．

※3　**丹毒**：皮膚に境界明瞭な発赤が出る．

性　状

通性嫌気性のグラム陽性球菌で，直径約1μmの球状であり，培養菌は連鎖状の配列を示す（図3）．血液寒天培地上では β 型溶血を示す．また，溶血毒に加えて，産生するタンパク質性外毒素である**発赤毒**（ディック毒素：Dick toxin）は，皮膚の紅斑を起こす．

病　状

ヒトの咽頭や皮膚に感染し，咽頭炎，扁桃炎，膿痂疹や猩紅熱を引き起こす．続発症として，化膿レンサ球菌に感染した約1〜4週間後に，リウマチ熱や急性糸球体腎炎が発症する．毒素の他にも多くの菌体外酵素を産生し，咽頭炎などの軽度の疾患から，致死率が30％を超える**劇症型A群レンサ球菌感染症**（**人食いバクテリア症**：p.101 コラム参照）まで，多様な疾患を引き起こす．劇症型レンサ球菌感染症は，感染症法（第1章参照）の五類感染症に分類されている．

予防法・感染対策

手指や飛沫を介して感染することから，手洗いやうがいが有効である．また，化膿レンサ球菌は消毒剤に対する抵抗性が弱く，消毒用エタノール，次亜塩素酸ナトリウム，ポビドンヨード，逆性石けん液（ベンザルコニウム塩化物液）などの消毒剤による手指消毒により感染を予防できる．

②肺炎球菌（*Streptococcus pneumoniae*）

特　徴

健康なヒトの咽頭や口腔などの上気道に常在している．肺炎の原因菌として最も分離頻度の高い細菌である．

性　状

通性嫌気性のグラム陽性球菌で，直径約1μmの球状（図4）であり，培養菌は連鎖状の配列を示す．血液寒天培地上では α 型溶血を示す．肺炎球菌は菌体の外側に多糖体を主成分とする**莢膜**を保持しており，これが病原性因子として考えられている．莢膜は，血清学的に93種類に分類されており，抗食菌作用を示すことから，病原性を強く発揮する．肺炎球菌は，本来ペニシリンなどの β - ラクタム系抗菌薬に感受性であるが，近年，**ペニシリン耐性肺炎球菌**（penicillin-resistant *S. pneumoniae*：**PRSP**）が出現し，臨床現場で問題になっている．

病　状

肺炎球菌のなかで莢膜を保持する強毒株は，肺炎の主要な原因菌である．肺炎球菌に感染した後，風邪や疲労などが誘因となって肺炎を引き起こすことが多い．発熱，咳嗽を伴い，進行すると呼吸困難になり死に至ることもある．肺炎球菌は，中耳炎，敗血症なども起こし，細菌性髄膜炎の主要な起因菌の1つである．PRSP感染症は，感染症法の五類感染症に分類されている．

予防法・感染対策

健康なヒトの咽頭や口腔などの上気道に常在していることから，手洗いやうがい，マスクの着用などが有効である．また，2種類の肺炎球菌ワクチンが開発されている．各ワクチンは，病原性の強い血清型の13種または23種の抗原を含んでおり，すべての肺炎球菌により発症する感染症の約8割に対して予防効果がある．

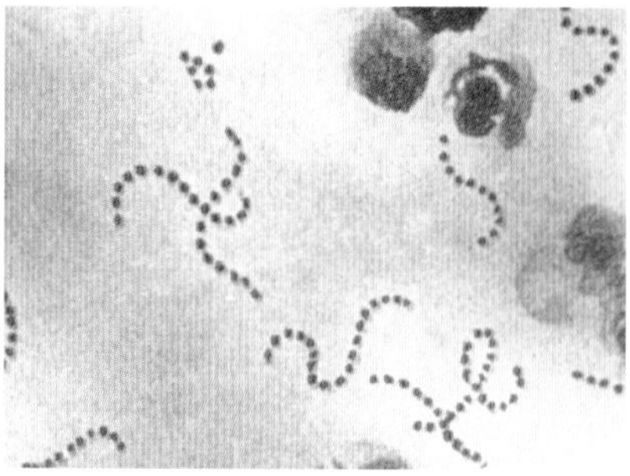

図3　化膿レンサ球菌の光学顕微鏡像
出典：アメリカ疾病予防管理センター（https://commons.wikimedia.org/wiki/File:Streptococcus_pyogenes.jpg）

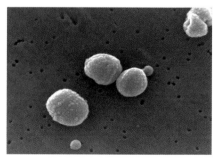

図4　肺炎球菌の電子顕微鏡像
出典：アメリカ疾病予防管理センター（https://commons.wikimedia.org/wiki/File:Streptococcus_pneumoniae.jpg）

3) エンテロコッカス属 (*Enterococcus*)

腸球菌は，エンテロコッカス属に属する菌の総称であり，感染症が問題になるのは，**フェカーリス腸球菌**（*Enterococcus faecalis*）および**フェシウム腸球菌**（*Enterococcus faecium*）である.

特 徴

これらの菌は，ヒトの腸管，上気道，皮膚，外陰部などに常在する.ヒトや動物の糞便中にも常在するため，糞便汚染の指標菌の1つである.フェカーリス腸球菌は，整腸剤にも含まれており，本菌がヒトの腸管内に適度に存在することで腸の作用を正常に保っている.

性 状

腸球菌は，通性嫌気性のグラム陽性球菌で，直径約1μmの球状であり，培養菌は短い連鎖を形成する（図5）.40％の胆汁酸存在下でも増殖でき，熱に強く，45℃で増殖，60℃で生存できる.

病 状

腸球菌は，日和見感染菌として異所性感染[※4]により術後感染，尿路感染，胆嚢炎，感染性心内膜炎などを引き起こす.近年，**バンコマイシン耐性腸球菌**（vancomycin-resistant enterococci：**VRE**）が出現し，臨床現場で問題になっている.VRE感染症は，感染症法の五類感染症に分類されている.

予防法・感染対策・治療法

VRE感染症の予防については，VREを保菌している患者の糞便や尿，ガーゼなどの処理に留意し，保菌者からの菌の伝播を防止することが重要である.腸球菌の治療の第一選択薬は，ペニシリン系抗菌薬（アンピシリン，ペニシリンGなど）であり，これらに耐性がある場合は，バンコマイシンを選択する.VREは多剤耐性であることから，使用できる抗菌薬は少なく，現在はダプトマイシン，リネゾリドが使用されている.

B. グラム陽性芽胞形成桿菌（かんきん）

1) バシラス属 (*Bacillus*)

バシラス属は，グラム陽性の好気性または通性嫌気性の桿菌であり，**芽胞**（図6）を形成する.土壌，水中，空中，植物表面など自然界に広く分布しており，バシラス属の多くの菌は病原性を示さないが，**炭疽菌**（たんそ）は強力な病原性を有し，また，**セレウス菌**は毒素型食中毒を引き起こす.

①炭疽菌 (*Bacillus anthracis*)

特 徴

炭疽菌は，人獣共通感染症である**炭疽**の原因菌である.

性 状

グラム陽性の通性嫌気性桿菌であり，1～1.2μm×

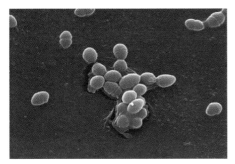

図5 フェカーリス腸球菌の電子顕微鏡像
出典：アメリカ疾病予防管理センター
(https://commons.wikimedia.org/wiki/File:Enterococcus_faecalis_SEM_01.png)

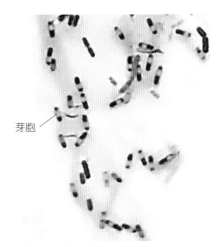

芽胞

図6 芽胞形成菌の光学顕微鏡像
芽胞を形成する細菌をグラム染色（第1章参照）すると，菌体はグラム陽性色に染まり，芽胞の部分は染色されにくいことから薄いピンク色に見える.芽胞形成菌の多くは，一般的にグラム陽性の桿菌である.

※4 **異所性感染**：常在菌が，本来存在する場所以外の部位に感染すること.

5〜10 μmと，病原細菌のなかで最も大型の桿菌である。通常は，桿菌が短鎖状に並び短い連鎖を形成する。芽胞および莢膜を形成し，鞭毛をもたず，運動性はない。炭疽菌は，芽胞を形成すると，熱，化学物質，pH，紫外線などに抵抗性を示し，長い間（少なくとも数十年）栄養素がない状態で土壌や動物製品などに存在することが可能であり，バイオテロに使われたことがある。

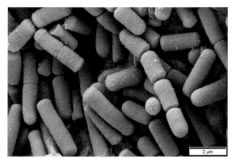

図7 セレウス菌の電子顕微鏡像
©Mogana Das Murtey and Patchamuthu Rama-samy，クリエイティブ・コモンズ・ライセンス：CC BY-SA 3.0 (https://commons.wikimedia.org/wiki/File:Bacillus_cereus_SEM-cr.jpg)

病 状

炭疽は，ウシ，ウマ，ヒツジなどの草食動物が炭疽菌の芽胞で汚染された草などを食べることにより感染する。栄養があり，適度の湿度を保っている動物の腸管内で芽胞が栄養型となって増殖し（第1章 図16参照），血中に入ると敗血症などを引き起こす。ヒトは通常，動物から感染し，ヒトからヒトへの二次感染はない。

ヒト炭疽には感染経路により，皮膚炭疽，肺炭疽，腸炭疽の3つの主要な病型がある。病原性因子としては，莢膜毒素（3種類のタンパク質からなる）が重要である。肺炭疽と腸炭疽の致死率は非常に高いが，わが国での発症はここ数年報告されていない。炭疽は，感染症法の四類感染症に分類されている。

治療法

炭疽菌に対しては，β-ラクタム系，テトラサイクリン系，キノロン系など多くの抗菌薬が有効である。しかし，炭疽菌による敗血症の症状は進行が速いため，抗菌薬による治療を早く開始する必要がある。動物に対しては弱毒ワクチンが使用されているが，ヒトに対しては使用されていない。

②セレウス菌（*Bacillus cereus*）

特 徴

土壌，河川などを中心に自然界に広く分布している。セレウス菌の病原性はそれほど強くないが，食中毒を起こすことがある。

性 状

グラム陽性の好気性桿菌であり，1〜1.2 μm×3〜5 μmと大型の桿菌である（図7）。耐熱性芽胞を形成するが，栄養型の増殖している状態では鞭毛をもち，運動性があるので，炭疽菌と区別しやすい。

病 状

セレウス菌が起こす食中毒には，**嘔吐型**と**下痢型**が

あり，わが国では嘔吐型の発生が圧倒的に多い。セレウス菌は，耐熱性芽胞を形成するため，加熱調理後のチャーハンやスパゲティなどが室温放置されている間に発芽，増殖して毒素を産生する。嘔吐型セレウス菌食中毒は，セレウス菌が食品中で増殖した際に産生する毒素（セレウリド）による毒素型食中毒で，潜伏期間は30分〜2時間程度と細菌性食中毒のなかでは最も短い。下痢型セレウス菌食中毒は，セレウス菌が産生する溶血素BLや非溶血性エンテロトキシンの多量摂取により発症する。

予防法・感染対策

芽胞を形成すると通常の加熱では死滅しない。そのため，芽胞の形成を防ぐために，調理は必要最小量にし，調理後は早めに食べきり，室温で放置せず，残りはすみやかに冷蔵庫で保存することが重要である。

③枯草菌（*Bacillus subtilis*）

枯草菌（図8，9）は好気性桿菌で，セレウス菌の近縁種であり，バシラス属の代表菌種である。枯草菌や，その類似の，納豆製造に使用される納豆菌（*B. subtilis var. natto*）は，ヒトへの病原性はない。

2）クロストリジウム属（*Clostridium*）

破傷風菌，**ボツリヌス菌**および**ウェルシュ菌**は，クロストリジウム属に属する桿菌である。これらクロストリジウム属菌が形成した芽胞は，100℃・1時間以上の加熱に耐える。クロストリジウム属菌は，嫌気条件下のみで増殖する。

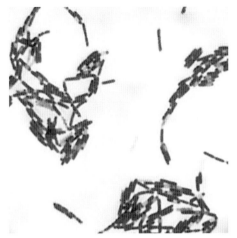

図8 枯草菌の光学顕微鏡像

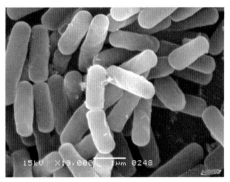

図9 枯草菌の電子顕微鏡像
出典：独立行政法人 製品評価技術基盤機構
(https://www.nite.go.jp/nbrc/cultures/support/mphoto_consent.html)

① 破傷風菌（*Clostridium tetani*）

特 徴

破傷風菌の産生する**破傷風毒素**（テタノスパスミン）は，後述のボツリヌス毒素に次ぐ強力な自然毒であり，1 g で約200万人の成人を死に至らしめる．わが国での患者数は少ないが，世界全体では，幼児を中心に毎年約20万人が破傷風により死亡している．

性 状

$0.3 \sim 0.6 \, \mu m \times 3 \sim 6 \, \mu m$ のグラム陽性の嫌気性桿菌であり，芽胞を形成する．芽胞は，細長い菌体の先端に球状で存在し，太鼓のバチ状の形をしているのが特徴である（図10）．栄養型の状態では，菌は鞭毛をもち，運動性がある．

病 状

破傷風菌の創傷感染により**破傷風**が起こる．破傷風菌は，土壌中に存在するため，土壌で汚染された傷口などから侵入，感染する．傷口が閉じて嫌気状態になると芽胞は発芽して栄養型になり，破傷風毒素を産生する．この毒素は，ヒトの神経の一部に結合して神経を持続的に興奮させることで，筋肉に**強直性けいれん**を引き起こす（図11A）．その後，全身が弓のように反り返る**反弓緊張**に至り，次いで呼吸筋のけいれんにより，呼吸困難となり死に至ることがある．潜伏期間は2週間以内で，発症から数日間の致死率が高い．破傷風は，感染症法の五類感染症に分類されている．

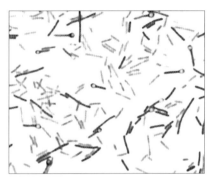

図10 破傷風菌の光学顕微鏡像
出典：国立感染症研究所ホームページ (https://www.niid.go.jp/niid/images/epi/tetanis/tetanis-fig.png)

予防法・感染対策・治療法

予防には破傷風トキソイドワクチンが用いられる．わが国では，ジフテリアトキソイド（D），百日咳精製成分ワクチン（P）と破傷風トキソイド（T）を混合した**三種混合ワクチン（DPTワクチン）**が用いられている．

治療には，β-ラクタム系抗菌薬の投与も行われるが，産生された毒素に対しては効果はない．また，毒素を中和するための破傷風抗毒素（破傷風免疫ヒトグロブリン）が投与されるが，神経組織にすでに結合した毒素に対しては無効である．

② ボツリヌス菌（*Clostridium botulinum*）

特 徴

嫌気条件下で増殖し，神経毒素である**ボツリヌス毒**

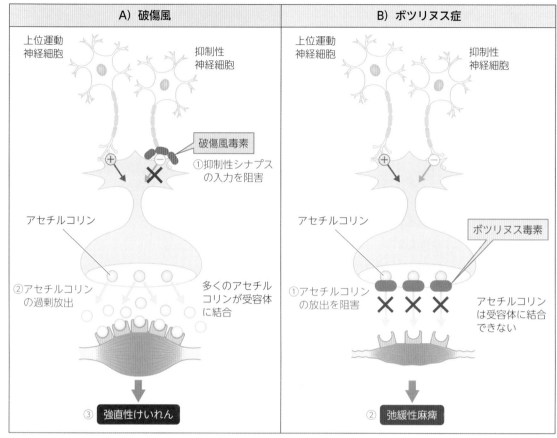

A) 破傷風	B) ボツリヌス症
上位運動神経細胞　抑制性神経細胞	上位運動神経細胞　抑制性神経細胞
破傷風毒素　①抑制性シナプスの入力を阻害	ボツリヌス毒素
アセチルコリン	アセチルコリン
②アセチルコリンの過剰放出　多くのアセチルコリンが受容体に結合	①アセチルコリンの放出を阻害　アセチルコリンは受容体に結合できない
③ 強直性けいれん	② 弛緩性麻痺

図11　破傷風とボツリヌス症の発症機序

A）破傷風では，創傷部で産生された破傷風毒素（テタノスパスミン）が神経末端より侵入し，抑制性神経細胞（抑制性シナプス）からの神経伝達物質であるグリシンやγ‐アミノ酪酸（GABA）の分泌を阻害する（①）．その後，アセチルコリンの過剰放出を誘導し（②），全身の筋肉の強直性けいれんを引き起こす（③）．
B）ボツリヌス症では，ボツリヌス毒素は，末梢神経（神経筋接合部や副交感神経のシナプス）に作用し，アセチルコリンの放出を阻害する（①）ことにより，弛緩性麻痺を引き起こす（②）．
中野隆史：破傷風.「病気がみえる（vol. 6）免疫・膠原病・感染症」（医療情報科学研究所／編），メディックメディア，2009を参考に作成.

素を産生する．ボツリヌス毒素は，自然界で最強の毒素といわれている．ボツリヌス菌の毒素は熱に弱いが，芽胞は耐熱性である．主に芽胞の状態で土壌中に存在している．

性　状

$0.8 \sim 1.2\,\mu m \times 4 \sim 6\,\mu m$ のグラム陽性の嫌気性桿菌であり，芽胞を形成する．栄養型の状態では，菌は鞭毛をもち，運動性がある．ボツリヌス菌は，一方の端がやや膨らんだ楕円形に近い形の芽胞を形成する（図12）．芽胞は，菌体内の中心ではなく，端に形成される（亜端在性または偏在性）．

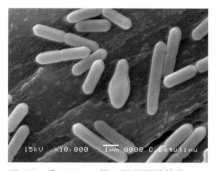

図12　ボツリヌス菌の電子顕微鏡像
出典：内閣府食品安全委員会 食品安全関係素材集
（https://www.fsc.go.jp/sozaishyuu/shoku
chuudoku_kenbikyou.html）

病　状

産生される強力なボツリヌス毒素は，A〜Gの7種類に分類されており，ヒトに有害作用をおよぼす主要なものは，A，BおよびE型である．わが国では，CおよびE型以外はほとんど検出されない．食品中のボツリヌス毒素は，腸管から吸収されると，血液により全身に運ばれる．そして，末梢神経系の神経筋接合部などから神経細胞内へ取り込まれ，アセチルコリンの遊離を阻害して筋肉を麻痺させる（**弛緩性麻痺**，図11B）．

ボツリヌス菌による**ボツリヌス症**には，**食餌性ボツリヌス症**と**乳児ボツリヌス症**などがある．食餌性ボツリヌス症の場合は，毒素で汚染された食品〔缶詰やびん詰，腸詰（ソーセージ）〕を摂取した後，2〜40時間の潜伏期間を経て下痢，嘔吐などの症状があらわれ，症状が重篤化すると呼吸筋の麻痺による呼吸困難を起こす．真空パックなどの密封食品においても，常温で放置した場合，ボツリヌス菌が増殖する可能性があることから，食品の製造や保存に関して注意が必要である．乳児ボツリヌス症の場合は，芽胞で汚染された食品を摂取した後，芽胞が腸管内で発芽，増殖して毒素を産生することにより，便秘，吸乳力の低下，運動麻痺などがあらわれる．最近では，2017年に，わが国で乳児ボツリヌス症の死亡者が出た．ボツリヌス症は，感染症法の四類感染症に分類されている．

予防法・感染対策

ボツリヌス毒素は，加熱により失活するため，食べる直前に食品を加熱することで食餌性ボツリヌス症を予防できる．乳児ボツリヌス症の場合，蜂蜜が主な原因食品であることから，1歳未満の乳児には，蜂蜜を与えないことが推奨されている（下記コラム参照）．

③ウェルシュ菌（*Clostridium perfringens*）

特　徴

嫌気条件下でよく増殖し，耐熱性の芽胞を形成することから，カレーやシチューなどの加熱調理食品が食中毒の原因となる．また，ウェルシュ菌は，創傷部感染により起こる**ガス壊疽**（後述）の主要な原因菌である．

性　状

0.9〜1.3 μm×3〜9 μmのグラム陽性の偏性嫌気性桿菌であり，芽胞を形成し，鞭毛はもたない（図13）．土壌およびヒトや動物の腸管内に常在しており，糖の分解能が高く，ガスを多量に産生する．また，多種類の酵素や毒素を産生し，そのタイプによりA〜E型に分類されているが，ヒトに対して病原性をもつものとしてはA型菌が多い．

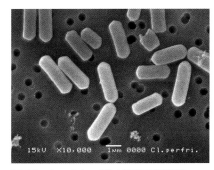

図13　ウェルシュ菌の電子顕微鏡像
出典：内閣府食品安全委員会 食品安全関係素材集
（https://www.fsc.go.jp/sozaishyuu/shoku
chuudoku_kenbikyou.html）

Column

乳児ボツリヌス症

乳児ボツリヌス症は，1976年にアメリカで最初に報告された疾病で，1歳未満の乳児にみられる．日本では，1986年に報告されてから2020年までに42例発生している．感染源については，蜂蜜があげられているが，自家製野菜スープや井戸水が感染源と推定された事例も報告されている．畜肉，野菜などのあらゆる食品は，ボツリヌス菌で汚染されている可能性があり，ヒトがボツリヌス菌の芽胞を摂取する機会は多い．しかし，1歳以上の健常者の腸管では，ボツリヌス菌は増殖できない．一方，1歳未満の乳児は，まだ腸内環境が整っておらず，腸管内でボツリヌス菌が増殖しうる．ボツリヌス菌の芽胞は耐熱性であることから，1歳未満の乳児においては，加熱したパンや菓子などに含まれる蜂蜜にも注意が必要である．

（島村裕子）

病　状

ウェルシュ菌による疾患には，食中毒とガス壊疽がある．ウェルシュ菌に汚染された食品を深鍋で加熱調理すると，食品中の酸素が減少し，耐熱性芽胞が発芽，増殖しやすい環境となる．ウェルシュ菌を含む食品を摂取した後，腸管内でさらに増殖し，耐熱性芽胞を形成する際に**ウェルシュ菌エンテロトキシン**を産生して食中毒を引き起こす．潜伏時間は約6～18時間で，主な症状は，水様性の下痢・軽い腹痛である．ウェルシュ菌による食中毒は，深鍋で大量調理されて放置されたカレーやシチューなどが原因食となり，大規模な食中毒を引き起こすことから，別名**給食病**とよばれている．

また，ウェルシュ菌による創傷部感染が起こると，皮下組織で菌の増殖に伴いガスが産生されて，急激な筋肉の壊死が進み（ガス壊疽），ショックを起こして死亡することもある．ガス壊疽を引き起こすウェルシュ菌などのクロストリジウム属の菌を**ガス壊疽菌群**とよぶ．

予防法・感染対策・治療法

ウェルシュ菌は，芽胞を形成すると，通常の加熱では死滅せず，酸素がない条件下でも増殖する．したがって，調理中に食品をよくかき混ぜて鍋底に空気を送りながら加熱し，調理済み食品をすみやかに10℃以下に保存することで，食中毒を予防することが可能である．また，創傷部感染を防ぐためには，傷を十分に洗浄し，異物を取り除くことが重要である．ガス壊疽の疑いがある場合は，高圧酸素療法（大気圧より高い気圧環境のなかで，酸素を吸入する治療法），創部の切開排膿，ペニシリンなどのβ-ラクタム系抗菌薬の大量投与が行われる．

④ディフィシル菌（*Clostridioides difficile*★）

クロストリディオイデス・ディフィシル（ディフィシル菌）は，他のクロストリジウム属菌と性状が異なることから，2016年にクロストリディオイデス属に名称が変更されたが，ここでは便宜上クロストリジウム属に分類する．

特　徴

ディフィシル菌は，ヒトの腸管に定着していることがあるが，毒素（トキシン）を産生する株が**ディフィ**シル菌感染症（*Clostridioides infection*：CDI）を起こすことがある．土壌およびヒトや動物の腸管内に常在しており，分離が非常に困難であったことから，ラテン語で「困難な」を意味する「difficilis」がその名の由来となっている．

性　状

0.5～1.9 µm × 3.0～16.9 µmのグラム陽性の偏性嫌気性桿菌であり，芽胞を形成する．破傷風菌と同様，芽胞が菌体の一端にあるために太鼓のバチ状の形をしているのが特徴である（図14）．栄養型の状態では，菌は鞭毛をもち，運動性がある．

症　状

ディフィシル菌は，トキシンA，トキシンBの毒素を産生する有毒株と，トキシン産生性のない無毒株が存在し，無毒株には病原性がない．バイナリートキシン（*C. difficile* transferase：CDT）という第3のトキシンをもつ強毒株の存在も確認されている．抗菌薬の不適正な使用により，正常な腸内細菌叢が乱されることでディフィシル菌が腸管内で増殖し，産生された毒素によって，下痢，発熱，腹痛などの多様な症状のCDIが発症する．偽膜性大腸炎や巨大結腸症を引き起こすこともあり，場合によっては致死的な重症に至る危険性も指摘されているが，わが国の感染症法における届出対象にはなっていない．

予防法・感染対策・治療法

腸内細菌叢の変化の誘引となった抗菌薬がある場合は，その使用を中止または変更する．ディフィシル菌に対する抗菌薬としては，メトロニダゾールやバンコ

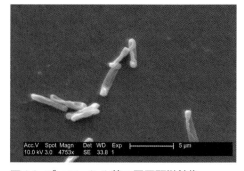

図14　ディフィシル菌の電子顕微鏡像
出典：アメリカ疾病予防管理センター
(https://upload.wikimedia.org/wikipedia/commons/6/67/Clostridium_difficile_EM.png)

★は巻末の付表（学名変更表）参照．

マイシンが使用されている．CDIは再発しやすい疾患であり，再発抑制薬としてベズロトクスマブ（抗C. difficileトキシンBヒトモノクローナル抗体），予防薬としてプロバイオティクス製剤がある．

C. グラム陽性芽胞非形成桿菌

1）リステリア属（*Listeria*）

特 徴

リステリア属に属する菌は，自然界に広く分布しているが，病原性が問題になるのは，**リステリア菌**（*Listeria monocytogenes*）である．リステリア菌によって起こる**リステリア症**は，人獣共通感染症である．

性 状

$0.4 \sim 0.5\ \mu m \times 0.5 \sim 2.0\ \mu m$のグラム陽性の通性嫌気性桿菌であり，微好気性条件下でよく生育し，芽胞は形成しない．生育条件により，鞭毛を形成したりしなかったりする．リステリアは，低温（$5 \sim 10℃$）でも増殖することができ，耐塩性を有することから，6％程度の食塩存在下でも生育可能である．

病 状

近年，乳製品，畜産物，野菜などの食品を介したリステリア症が増加している．経胎盤感染により胎児が感染した場合には，死産や早産を招き（**周産期リステリア症**），新生児や乳児では髄膜炎を引き起こすことがある．一方，成人の場合，基礎疾患のある人では**日和見感染症**の髄膜炎や敗血症が起こる場合がある．リステリア菌は，**細胞内通性寄生性**（細胞内でも細胞外でも増殖できる）を示し，**溶血毒**（リステリオリジンO：listeriolysin O）により，マクロファージ内で殺菌されずに増殖する．

予防法・感染対策・治療法

リステリア属菌は，$60℃ \cdot 30$分の加熱で死滅することから，食品を十分に加熱し，インスタント食品は再加熱することでリステリア症を予防できる．治療には第一選択薬としてアンピシリンが用いられ，アミノグリコシド系抗菌薬やニューキノロン系抗菌薬が併用される．

2）コリネバクテリウム属（*Corynebacterium*）

特 徴

ジフテリア菌（*Corynebacterium diphtheriae*）は，コリネバクテリウム属に属する桿菌で，二類感染症のジフテリアの原因菌である．ジフテリア菌は，易熱性外毒素である**ジフテリア毒素**を産生し，心筋の麻痺により突然死を起こすこともある．

性 状

ジフテリア菌は，$0.3 \sim 0.8\ \mu m \times 1.0 \sim 8.0\ \mu m$のグラム陽性の通性嫌気性の桿菌であり，芽胞は形成しない．活発に増殖している際にV，L，Y字型および柵状などのさまざまな配列を示す．鞭毛をもたないため運動性はない．菌体の端に，メチレンブルーなどによる染色により赤紫色に染色される異染小体（芽胞ではない）が存在するという特徴をもつ．

病 状

ジフテリア菌はヒトにのみ感染し，咽頭，扁桃に灰白色の偽膜[※5]を形成する．ジフテリア毒素は，上皮細胞から血中に入り，血圧を低下させるとともに，四肢筋，呼吸筋，心筋などを傷害して麻痺を起こす．

予防法・感染対策・治療法

わが国では，前述の**三種混合ワクチン**（DPTワクチン）が使用されるようになり，患者数が激減した．治療にはすみやかにジフテリア抗血清による抗毒素療法を行う．抗菌薬は，ペニシリン系およびマクロライド系抗菌薬が有効である．

3）マイコバクテリウム属（*Mycobacterium*）

マイコバクテリウム属は，好気性桿菌で，コッホによって発見された．脂質に富む細胞壁を有し，一度染色されると酸やアルコールに安定で脱色されにくい．**抗酸菌染色法**（チール・ネールゼン染色，第1章参照）で，フクシン系の赤色色素に染まると酸性化でも脱色されない細菌群を**抗酸菌**（acid fast bacteria）という．抗酸菌であるマイコバクテリウム属のなかで重要な病原菌は，**結核菌とらい菌**である．

①結核菌（*Mycobacterium tuberculosis*）

特 徴

結核菌により引き起こされる**結核**は，第二次世界大戦前まで不治の病といわれていたが，ストレプトマイシンなどの結核治療薬が開発されたことにより，不治の病ではなくなった．しかし，耐性菌の出現などで，わが国では現在でも毎年約2,000人が結核で死亡しており，2014年には，結核はエイズを超えて，世界で最

※5 **偽膜**：粘膜に強い炎症が起きたときにみられる．壊死組織や白血球からなる膜状の形成物．

も死亡者数が多い感染症となった.

性状

0.3〜0.6 μm×1.0〜4.0 μmのグラム陽性の好気性の非常に細い桿菌であり（図15），一般的に紐状の形状をしているが，先端が分裂したり太くなったりして顆粒状になるなど，多形性を示す. 結核菌は，**ミコール酸**（抗酸性に関与），スルホリピド，ホスホリピドなど多くの脂質に富んだ強固な細胞壁を有し，乾燥や熱に強く，酸，アルカリ，消毒剤に対しても抵抗性を示すが，紫外線には弱い. 2000年以降，**多剤耐性結核菌**（multidrug-resistant tuberculosis：**MDR-TB**）が出現し，問題になっている.

病状

結核は，結核菌を含む飛沫核などを吸い込むこと（**空気感染**）によって発症する感染症である（第1章図30参照）. 結核菌はヒトの多くの臓器に結核症を起こすが，肺結核を起こすことが最も多い. 咳，痰，血痰，喀血などの症状があり，微熱や体重減少，疲労感があらわれる. 健常者の場合は，結核菌が体内に入っても免疫系の働きにより症状はあらわれないが，抵抗力の弱い人では発病に至る（一次結核症）. また，体内に潜んでいた結核菌が宿主の免疫力の低下により活発に活動することで発病することがある（二次結核症）. 結核は，感染症法の二類感染症に分類されている.

予防法・感染対策・治療法

結核の予防には，**ツベルクリン検査**を行い，その陰性者に対する**BCG**（**結核ワクチン**）の接種が行われてきた. しかし，現在ではツベルクリン検査を行わず，

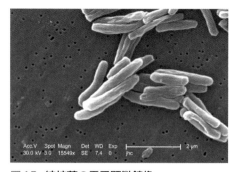

図15 結核菌の電子顕微鏡像
出典：アメリカ疾病予防管理センター（https://phil.cdc.gov/Details.aspx?pid=8438）

生後1歳になるまでのなるべく早い時期（通常，生後5カ月〜8カ月になるまで）にワクチンを接種することになっている. 結核の治療には，ストレプトマイシン，リファンピシンなどの抗生物質を組合わせて使用するが，近年，薬剤耐性結核菌による感染例が増加しており，治療が困難になっている.

②らい菌（*Mycobacterium leprae*）

特徴

ノルウェーのハンセン（G.H.A. Hansen）によって発見された，結核菌に似た細長い抗酸菌である. らい菌による疾患は，以前ではらい病とよばれていたが，現在では**ハンセン病**とよばれている. ハンセン病は皮膚と末梢神経を主な病変とする抗酸菌感染症である. 現在，わが国では発病の恐れはないとされているが，発展途上国には，多数のハンセン病患者がいる.

性状

0.3〜0.5 μm×1.5〜8.0 μmのグラム陽性の好気性の桿菌であり，結核菌と同様にマイコバクテリウム属（抗酸菌属ともよばれる）に分類されている. らい菌は，**ミコール酸**を含む特徴的な膜構造に覆われ，アルカリや酸に強い抵抗性を示す. この菌は抗酸菌のなかで唯一，人工培地での培養ができず，そのため動物（マウスまたはアルマジロの足の裏）を使用して菌を増殖させる方法が確立されている. 増殖の至適温度は，27〜30℃と非常に低い. また，分裂時間は非常に長く，感染力は結核菌に比べて弱い.

病状

主な病変は皮膚と末梢神経であり，らい菌による感染を受けた人の一部が，長い潜伏期間の後に発病する.

治療法

発病した場合，ジアミノジフェニルスルホン，リファンピシン，クロファジミンを軸とした多剤併用療法により完治する. ワクチンがないことから，早期発見と多剤併用療法が対策の根幹となっている.

4）ラクトバシラス属（*Lactobacillus*）

特徴

乳酸桿菌（*Lactobacillus*，図16，17左）は，再分類され，新たな属名が付されているものが多い（付表参照）. 糖を発酵して乳酸（lactic acid）をつくる菌であり，乳酸発酵は，乳酸のみを生成する**ホモ乳酸発酵**と，乳酸と乳酸以外のアルコールや酢酸などを生成する**ヘ**

テロ乳酸発酵に分類される（第2章-3参照）．乳酸桿菌は，チーズやヨーグルトなどの食品の製造に利用される．

性　状
　0.5～0.7 μm×2.0～8.0 μmのグラム陽性の桿菌で，長い桿菌状または球菌状を呈する．多くが通性嫌気性であるが，嫌気的条件下での発育が良好である．

病　状
　ほとんどは非病原性で，常在細菌でもあるが，口腔内ラクトバシラスによる酸の産生は，虫歯の原因となる．
　デーデルライン桿菌は，思春期以降の健康な女性の腟内に生息する多数のグラム陽性乳酸桿菌群であり，細菌性腟症（bacterial vaginosis）の発症抑制に重要な

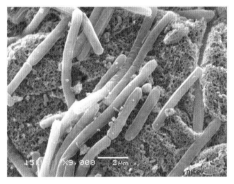

図16　乳酸桿菌の電子顕微鏡像
出典：独立行政法人 製品評価技術基盤機構
(https://www.nite.go.jp/nbrc/cultures/support/
mphoto_consent.html)

役割を果たしている．

5）ビフィドバクテリウム属（*Bifidobacterium*）
　ビフィドバクテリウム属は，放線菌門に属するグラム陽性の偏性嫌気性桿菌である．増殖の際，V字型，Y字型などに分岐した形態を示す．芽胞を形成せず，非運動性である．ビフィズス菌（*Bifidobacterium lactis*★，図17右，18）は，ヘテロ乳酸菌の一種で，乳酸と酢酸を産生する．特に母乳栄養児の消化管内において最も数が多い消化管常在菌であり，腸管内で病原性細菌の侵入を抑制している．代表菌種として，ビフィドバクテリウム・ビフィダム（*B. bifidum*）がある．

6）プロピオニバクテリウム属
　　　（*Propionibacterium*）

特　徴
　プロピオン酸を産生するプロピオニバクテリウム属は，これまでに15種が知られていた．2016年にデンマークの研究グループが，全ゲノム配列データを用いた詳細な系統解析を行い，プロピオニバクテリウム属の一部の種をキューティバクテリウム属（*Cutibacterium*），アシディプロピオニバクテリウム属（*Acidipropionibacterium*），シュードプロピオニバクテリウム属（*Pseudopropionibacterium*）という3つの新属として独立させることを提唱した．さらに，シュードプロピオニバクテリウム属は，同タイプ異名であることから，アラクニア属（*Arachnia*）に修正された．その結果，現在アクネ菌は，プロピオニバクテリウム・アクネス（*Propionibacterium acnes*★）から，キューティバクテリウム・アクネス（*Cutibacterium acnes*★）という学名

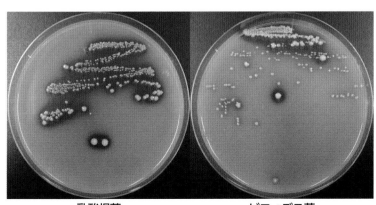

乳酸桿菌　　　　　　　　　ビフィズス菌

**図17　乳酸桿菌および
　　　　ビフィズス菌の分離**
乳酸菌を効率的に単離するために炭酸カルシウムを含むMRS寒天培地がよく使用されている．水に不溶性の炭酸カルシウムは，乳酸が産生されると乳酸カルシウムになり水溶性に変化し，乳酸が産生されたコロニーの周囲に透明なハロー（クリアゾーン）を形成する．実際には炭酸カルシウムは，酢酸やギ酸などの有機酸とも反応し，水溶性の酢酸カルシウムやギ酸カルシウムへと変化するため，注意が必要である．

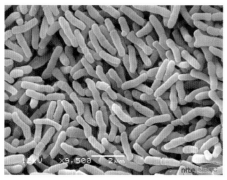

図18 ビフィズス菌の電子顕微鏡像
出典：独立行政法人 製品評価技術基盤機構
(https://www.nite.go.jp/nbrc/cultures/support/
mphoto_consent.html)

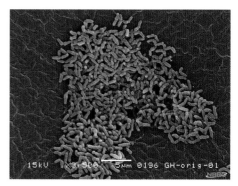

図19 アクネ菌の電子顕微鏡像
出典：独立行政法人 製品評価技術基盤機構
(https://www.nite.go.jp/nbrc/cultures/support/
mphoto_consent.html)

に変更された.

性 状

　アクネ菌は，一端が膨隆している0.5〜0.8 μm×
1.0〜5.0 μmのグラム陽性の桿菌である（図19）. 種
名のアクネは，尋常性痤瘡（にきび：acne）に由来す
る. 非運動性で芽胞は形成しない. 宿主への定着因子
として重要な多形性であり，X, Y字状に配列すること
が多い. ヒトの皮膚の常在菌であるが，腸管内にも常
在する. アクネ菌は，厳密な偏性嫌気性で，肺肉芽腫
性疾患である**サルコイドーシス**（sarcoidosis）との関
連性が示唆されている.

2 グラム陰性菌 （表3）

A. グラム陰性球菌

1）ナイセリア属（*Neisseria*）

　淋菌，髄膜炎菌は，ナイセリア属に属する球菌である.

①淋菌（*Neisseria gonorrhoeae*）

特 徴

　性感染症の**淋病**（**淋疾**）の病原体である. 淋病は世
界中でみられ，患者数が最も多い性感染症の1つであ
る. 淋菌は自然界には生息せず，ヒト以外の動物も保
有しない. 淋病患者のみに生息し，性行為による接触
感染にて伝播する.

性 状

　直径0.6〜1 μmのソラマメ様の菌が2個，対称的に
接する双球菌である. 鞭毛はもたないため運動性はな
く，芽胞も形成しない. 宿主への定着因子として重要
な線毛を有する. 培養には血液や血清を添加したGC
培地やサイヤー-マーチン培地が用いられる. 2.5〜
5％ CO_2で発育が促進され，発育温度域は36〜37℃
と狭いのが特徴的である.

病 状

　男性では尿道炎，前立腺炎，精巣上体炎，女性では
尿道炎，膣炎，子宮頸管炎などを起こす. 淋菌感染の
ある妊婦が出産するとき，新生児が産道感染で膿漏眼
を起こす.

予防法

　前述の新生児における感染を防ぐ目的で，出産直後
にテトラサイクリン系抗菌薬の点眼が行われる.

②髄膜炎菌（*Neisseria meningitidis*）

特 徴

　流行性髄膜炎の起因菌である. 莢膜をもち，その抗
原性には9つの型がある. 髄膜炎菌は元来，健常人の
5〜15％の鼻咽腔に生息している. わが国では，1990
年以降，年間10例前後の患者しかみられないが，世界
的には年間数十万人の症例が報告されている.

性 状

　直径0.6〜0.8 μmのソラマメ様の菌が2個，平面で
相対している双球菌である. 培養性状は淋菌に酷似し，
分離には，血清添加GC培地，サイヤー-マーチン培

表3　グラム陰性菌の分類

	形態・科名*		属名	主な細菌名
グラム陰性菌	球菌		ナイセリア属	淋菌，髄膜炎菌
	通性嫌気性桿菌	腸内細菌科	エシェリヒア属	大腸菌
			赤痢菌属	赤痢菌
			サルモネラ属	腸炎菌，チフス菌，ネズミチフス菌，パラチフスA菌
			エルシニア属	ペスト菌，偽結核菌，腸炎エルシニア
			プレジオモナス属	プレジオモナス・シゲロイデス
			クレブシエラ属	肺炎桿菌
			セラチア属	セラチア・マルセッセンス
			プロテウス属	プロテウス・ミラビリス，プロテウス・ブルガリス
			クロノバクター属	クロノバクター・サカザキ
			サイトロバクター属	サイトロバクター・フロインディー
		ビブリオ科	ビブリオ属	コレラ菌，ナグビブリオ，腸炎ビブリオ
		その他	ヘモフィルス属	インフルエンザ菌，軟性下疳菌
			エロモナス属	エロモナス・ハイドロフィラ，エロモナス・ソブリア
			パスツレラ属	パスツレラ・ムルトシダ
	好気性桿菌		ブルセラ属	ブルセラ・メリテンシス
			シュードモナス属	緑膿菌
			レジオネラ属	レジオネラ・ニューモフィラ
			ボルデテラ属	百日咳菌
	偏性嫌気性桿菌		バクテロイデス属	バクテロイデス・フラジリス
	らせん菌		カンピロバクター属	カンピロバクター・ジェジュニ，カンピロバクター・コリ
			ヘリコバクター属	ヘリコバクター・ピロリ
	スピロヘータ		トレポネーマ属	梅毒トレポネーマ
			レプトスピラ属	レプトスピラ・インターロガンス
			ボレリア属	回帰熱ボレリア，ライム病ボレリア

＊スピロヘータは門

地，チョコレート寒天培地などが用いられる．乾燥，温熱に対する抵抗性がきわめて弱く，55℃・5分の加熱，室温乾燥で3時間以内に死滅する．線毛がある．

病　状

飛沫感染により鼻咽腔粘膜に定着した髄膜炎菌は，粘膜下に侵入して血管に入り，血液–脳関門を越え髄膜に達して炎症を起こす．発熱，さらに項部硬直，頭痛，嘔吐などの髄膜刺激症状を呈する．患者は小児，特に5歳以下に多い．

予防法

莢膜多糖体ワクチンが利用可能だが，国内では未認可である．

B. グラム陰性通性嫌気性桿菌：腸内細菌科

1）エシェリヒア属（*Escherichia*）

◯大腸菌（*Escherichia coli*）

特　徴

ヒトや動物の腸管内の**常在細菌叢**を形成する代表的な菌である．ヒトの便の常在細菌の約0.1％を占める．**O（リポ多糖）抗原**，**H（鞭毛）抗原**によって，多くの血清型に分類され，病原性との関連がみられる．さまざまな病原因子の獲得により，下痢を起こす下痢原性大腸菌や，髄膜炎や尿路感染症を起こす大腸菌が存在し，これらを総じて**病原性大腸菌**とよぶ．

性　状

1.1～1.5 μm × 2.0～6.0 μmの中等大桿菌で，周毛性の鞭毛（図20）をもつものや，無鞭毛のものもある（図21）．普通培地でよく発育する．グルコースやラク

トースを分解して酸とガス（二酸化炭素と水素）を産生する．培養菌は，室温で数週間，土や水の中では数カ月生存し，自然界における抵抗性は比較的強い．

病　状

i．下痢原性大腸菌（表4）

- 腸管病原性大腸菌(Enteropathogenic *E. coli*：EPEC)：特定の毒素はもたないが，Ⅲ型分泌装置より分泌されるエフェクターの作用により，腸管上皮にA/E病変※6(attaching and effacing lesions)とよばれる特徴的な構造変化を惹起し，そこに菌が定着するとともに上皮を障害する．

- 腸管毒素原性大腸菌(Enterotoxigenic *E. coli*：ETEC)：コレラ毒素に似た易熱性の毒素（heat-labile enterotoxin：LT）と耐熱性の毒素（heat-stable enterotoxin：ST）の2種類の腸管毒素を産生し，コレラ様の水様性下痢を起こす．

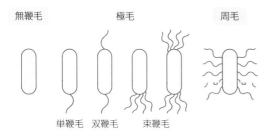

無鞭毛　　　極毛　　　周毛

単鞭毛　双鞭毛　束鞭毛

図20　鞭毛の種類
「戸田新細菌学 改訂34版」（吉田眞一／編），pp50-51，南山堂，2013を参考に作成．

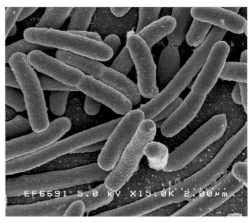

EF6691 5.0 kV X15.0K 2.00μm

図21　大腸菌の電子顕微鏡写真
出典：アメリカ国立アレルギー・感染症研究所（https://commons.wikimedia.org/wiki/File:E._coli_Bacteria_(7316101966).jpg）

表4　下痢原性大腸菌の種類と特徴

起因菌	発症機序／病原因子	主な臨床症状	主なO血清型
腸管病原性大腸菌 （Enteropathogenic *E. coli*：EPEC）	細胞への付着・定着 →A/E病変の形成 ・定着因子：BFP	水溶性下痢，発熱，腹痛，悪心，嘔吐	18ac, 20, 44, 55. 86. 111, 114, 119, 125, 126, 127, 128, 142, 158
腸管毒素原性大腸菌 （Enterotoxigenic *E. coli*：ETEC）	細胞への付着・定着 →エンテロトキンの産生 ・定着因子：CFA Ⅰ～Ⅳ ・エンテロトキシン：LT，ST	水溶性（コレラ様）下痢，腹痛，発熱，嘔吐	6, 8, 11, 15, 20, 25, 27, 78, 128, 148, 149, 159, 173
腸管侵入性大腸菌 （Enteroinvasive *E. coli*：EIEC）	腸粘膜への侵入 →細胞の破壊 ・侵入因子	粘血性（赤痢様）下痢，発熱，腹痛，嘔吐	28ac, 29, 112ac, 124, 136, 143, 144, 152, 159, 164, 67
腸管出血性大腸菌 （Enterohemorrhagic *E. coli*：EHEC）	細胞への付着・定着 →A/E病変の形成 ・ベロ毒素（志賀毒素）1型，2型の産生	出血性下痢，腹痛，嘔吐，溶血性尿毒症症候群（HUS），急性脳症	26, 103, 104, 111, 121, 145, 157,
腸管凝集付着性大腸菌 （Enteroaggregative *E. coli*：EAEC）	腸粘膜への凝集性付着・定着 →エンテロトキシンの産生 ・定着因子：AAF Ⅰ，Ⅱ ・エンテロトキシン：EAST1	軽症の下痢	3, 7, 15, 44, 86, 77, 111, 127

A/E病変：attaching and effacing lesion，BFP：bundle-forming pilli（束状線毛），CFA：colonization factor antigen，LT：heat-labile enterotoxin（易熱性腸管毒素），ST：heat-stable enterotoxin（耐熱性腸管毒素），EAST-1：heat-stable enterotoxin，AAF：aggregative adherence fimbriae.「シンプル微生物学 改訂第6版」（小熊惠二，他／編），p140，南江堂，2018をもとに作成．

※6　**A/E病変**：微絨毛の消失および台座様構造の形成を特徴とする特異的な病変．

● 腸管侵入性大腸菌（Enteroinvasive *E. coli*：EIEC）：赤痢菌のように大腸の粘膜上皮細胞へ侵入し，臨床的に赤痢と区別できない症状を起こす．しかし，赤痢菌とは，酸に対する抵抗性が弱いこと，感染には多量の菌が必要であることなどの相違点があり，血清型でも赤痢菌と区別される．

● 腸管出血性大腸菌（Enterohemorrhagic *E. coli*：EHEC）：EPECと同様にA/E病変を起こし，そこに菌が定着してベロ毒素1型または2型を産生する．この毒素は，赤痢菌が産生する志賀毒素と同一または類似の構造をもち，細胞のタンパク質合成阻害・アポトーシス誘導作用をもつ．ベロ毒素の名称は，アフリカミドリザルの腎細胞由来のベロ細胞に対して強い毒性を示すことから名付けられている．EHECは，水様性の下痢を発症し，重症例では，出血性下痢と腹痛を伴う出血性大腸炎を引き起こす．通常1週間ほどで軽快するが，特に小児では溶血性尿毒症症候群（hemolytic uremic syndrome：HUS）や脳症を合併する場合が多い．この菌による感染症は三類感染症に指定されている．日本では，1996年の岡山県邑久町や大阪府堺市におけるO157：H7による集団食中毒，2011年の富山県，福井県，神奈川県の焼肉チェーン店におけるO111による集団食中毒において，多数の重症患者が報告された．EHECには，これらの血清型以外にも，O26，O103，O121などがある．

● 腸管凝集付着性大腸菌（Enteroaggregative *E. coli*：EAEC）：小児の慢性下痢の原因とされている．凝集塊となって細胞に付着する性質を示す．血球凝集性があり，自発凝集する特殊な線毛をもつ．ETECとは異なる耐熱性の腸管毒素EAST1を産生する．

ii．腸管外感染を起こす大腸菌

● 尿路病原性大腸菌：尿路感染を成立させるための線毛をもち，膀胱炎，腎盂炎を起こす．

● K1大腸菌：莢膜抗原K1をもち，新生児に髄膜炎を起こす．K1抗原は，*N*-アセチルノイラミン酸（シアル酸）のホモポリマーであり，髄膜炎菌typeBの莢膜多糖と同じである．本抗原は，ヒト生体内にも存在するため，異物と認識されず，抗体が産生されない．このことが，病態として発症しやすい原因の1つとなっている．

予防法・感染対策

腸管出血性大腸菌，特にO157：H7による食中毒は，少ない菌数による感染でも発症すると考えられる．十分な加熱調理をし，生肉の喫食は避けること，糞便を介したヒトからヒトへの二次感染の予防など，食中毒予防の基本を守ることが肝要である．

2）赤痢菌属（*Shigella*）

特徴

赤痢属菌は，生化学的性状および血清型により4つの菌種に分けられ，それぞれA, B, C, Dの亜群に対応する（後述）．

性状

0.4～0.6 μm×1.0～3.0 μmの中等大桿菌で，線毛，莢膜をもたない．鞭毛をもたず，基本的に運動性はないが，上皮細胞内に侵入すると，感染細胞のアクチンを菌体の一極に凝集束として結合させ，これを推進力にして運動する．

病状

水様性下痢，膿粘血便を伴った下痢，腹痛，発熱を呈する．典型的な下痢は，しぶり腹（裏急後重）[※7]を伴った膿粘血便である．小児の場合，神経障害，意識障害などが伴う疫痢を発症する場合がある．原因菌が，志賀毒素を産生するA亜群〔**志賀赤痢菌**（*Shigella dysenteriae*）〕である場合は重症であることが多い．重症度は，B亜群〔**フレクスナー赤痢菌**（*S. flexneri*）〕，C亜群〔**ボイド赤痢菌**（*S. boydii*）〕がこれに次ぎ，D亜群〔**ソンネイ赤痢菌**（*S. sonnei*）〕の場合は軽症であることが多い．赤痢菌感染症は三類感染症である．

予防法・感染対策

有効なワクチンは現在のところない．環境・設備の衛生管理を徹底する．赤痢菌は，少ない菌数で感染が成立し，患者，保菌者も重要な感染源となりうるため，公衆衛生面におけるさまざまな配慮・改善が重要である．

3）サルモネラ属（*Salmonella*）

特徴

サルモネラ属菌は，ヒトやさまざまな動物の腸管に生息する．ヒトに対しては，胃腸炎やチフスを発症する．サルモネラ属には，**サルモネラ・エンテリカ**（*Sal-*

※7　**しぶり腹（裏急後重）**：便意があるにも関わらず，排便ができない，あるいは少量しか出ない状態．

monella enterica）と**サルモネラ・ボンゴリ**（*S. bongori*）の2菌種が所属し，*S. enterica*は6つの亜種からなる．さらに，O抗原，H抗原，Vi（莢膜）抗原の組合わせにより，約2,500の血清型に分けられる．

性　状

0.7～1.5 μm×2.0～5.0 μmの中等大桿菌で，周毛性鞭毛を有する（図22）．大部分がグルコースを分解して酸とガスを発生するが，チフス菌（後述）はガスを産生しない．ラクトース，スクロースを分解しない．チフス菌は，莢膜を産生する通性細胞内寄生菌で，マクロファージ内で増殖する．

病　状

サルモネラ属菌の感染による病態は，ヒトの臨床症状から**胃腸炎型**と**チフス型**の2つに分けることができる．

サルモネラ属菌は，細菌性食中毒の原因菌として最上位にあげられる．感染源は，食肉類（鶏肉，豚肉，牛肉），卵，牛乳などの畜産物，イヌなどのペット（カメや爬虫類からの感染例もある），ハエ，ゴキブリ，ネズミなどによる汚染食物が主なものである．経口感染後6～24時間で急性胃腸炎として発症する．主症状としては，発熱，頭痛，腹痛，下痢，嘔吐などである．胃腸炎型の病態を引き起こす代表的な血清型には，ニワトリの卵による食中毒を引き起こす**腸炎菌**（*S. enterica* serovar Enteritidis），ペット用のカメなどの爬虫類が保有し感染源となることがあるsubsp. *arizonae*，ブタ，ウシ，ニワトリなどの感染動物の肉，乳，またはハエ，ゴキブリ，ネズミなどによる食物汚染の原因

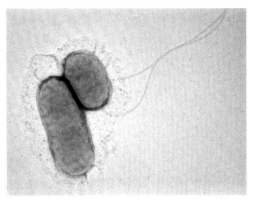

図22　サルモネラの電子顕微鏡写真
提供：静岡県環境衛生科学研究所

菌となる**ネズミチフス菌**（serovar Typhimurium）などである．

一方，**チフス菌**（serovar Typhi），**パラチフスA菌**（serovar Paratyphi A）は，それぞれ腸チフス，パラチフスを引き起こす．経口感染により小腸に達したこれらの菌は，粘膜に侵入後，粘膜下リンパ節や腸間膜リンパ節で増殖し，敗血症を起こす．骨髄，脾臓，胆嚢，腸管リンパ節，腎臓などに肉芽腫を形成し，壊死にまで進展することがある．小腸パイエル板の潰瘍，壊死が最も強くあらわれ，腸出血，腸穿孔を起こすことがある．経過とともに，菌は胆汁，糞便中，尿中にあらわれ，高熱とバラ疹（赤い湿疹），脾腫が認められるようになる．腸チフス，パラチフスは三類感染症である．

予防法・感染対策

サルモネラ属菌による食中毒は，その感染源が主に感染動物により汚染された肉類，鶏卵などの食品であるため，それらの低温保存管理，十分な加熱調理，さらに調理器具や手指による二次汚染の防止を徹底する．腸チフス，パラチフスは，患者および保菌者が感染源となるので，その予防や感染対策には患者の早期発見と治療，井戸水の衛生管理など環境衛生の改善・整備を行うことが重要である．また，本邦における健常人のサルモネラ属菌保菌率は0.01％程度であり，保菌者として感染を広げる可能性がある．そのため，大量調理施設，学校給食などの調理従事者，保育・介護施設の従業員などは定期的に検便を実施することが肝要である．

その他特記事項

腸チフス，パラチフスに罹患（りかん）した場合，発病2～3週以降になると，血中の抗菌抗体が上昇するので，チフス菌，パラチフスA菌を抗原として使用して定量凝集反応を行うことができる．これを**ウィダール反応**といい，血清診断法として利用される．

4）エルシニア属（*Yersinia*）

特　徴

エルシニア属において，**ペスト菌**（*Yersinia pestis*），**偽結核菌**（*Y. pseudotuberculosis*），**腸炎エルシニア**（*Y. enterocolitica*）の3菌種がヒトに病原性を示す．特に，ペストは中世ヨーロッパで黒死病として大流行し，現在もわが国では感染症法において，細菌による感染症で唯一の一類感染症に分類されている．

性　状

ペスト菌は，1.0×2.0 μmの卵円形の桿菌で（図23），鞭毛はなく，莢膜状のエンベロープを形成する．偽結核菌，腸炎エルシニアは，30℃以下の培養で鞭毛を形成する．

病　状

ペスト菌はげっ歯類などの動物に感染し，これらを吸血したノミがヒトを吸血して感染が起こる．ペスト菌は刺し口からリンパ節に達し，リンパ節腫大をきたす腺ペストを起こす．所属リンパ節で菌の増殖を抑えられなかった場合，菌は血流に入り，特に肺で増殖し，肺ペストとなる．肺ペスト患者は，咳による菌を含む飛沫を介してヒト−ヒト間の伝播を起こし，感染拡大の原因となる．肺ペストの場合，出血性の重篤な肺炎，敗血症性ショックなどで，未治療の場合の致死率は100％近くにのぼる．

偽結核菌は，モルモット，ウサギ，マウスなどのげっ歯類の肝臓・脾臓に結核様の小結節をつくる．ヒトへの感染は汚染食品を介して起こる．敗血症，腸間膜リンパ節炎，下痢症を引き起こす．特に乳幼児において発熱，発疹，紅斑を伴う猩紅熱や川崎病に似た症状を呈することがある．

腸炎エルシニアは，主にブタなどの家畜や野生動物

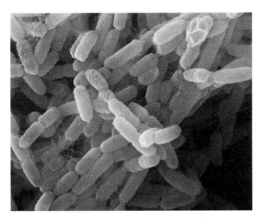

図23　ペスト菌の走査型電子顕微鏡写真
撮影：Justin Eddy，Lindsay Gielda，他．
Daniel Zimbler & Wyndham Lathem：How Yersinia Pestis Evolved Its Ability to Kill Millions via Pneumonic Plague. The Conversation, 2015 (https://theconversation.com/how-yersinia-pestis-evolvedits-ability-to-kill-millions-via-pneumonic-plague-43989) より引用．

が保菌し，ハム，ソーセージなどの食肉，乳からヒトへ感染する．腸炎，回腸末端炎，腸間膜リンパ節炎，下痢症を引き起こす．食中毒の原因菌の1つとして指定されている．腸炎エルシニア菌は5℃でも増殖するので，冷蔵庫での食品の保存も安全でなく，注意が必要である．

予防法・感染対策

ペスト菌は，主にネズミ，ノミがベクターとなるので，これらの駆除を行う．また，死菌ワクチンと弱毒生ワクチンがあるが，特に後者は優れた予防効果が認められる．

5）プレジオモナス属（*Plesiomonas*）

特　徴

プレジオモナス属には，**プレジオモナス・シゲロイデス**（*Plesiomonas shigelloides*）のみが属する．1982年に厚生省（現 厚生労働省）指定の食中毒原因菌に追加された．淡水に生息し，魚介類，爬虫類，両生類から分離される．ペットや家畜の腸管から分離されることもある．

性　状

グラム陰性の通性嫌気性桿菌で，極毛および周毛の2種の鞭毛をもち運動性を有する．96種のO抗原をもつが，一部（O11，O17，O22，O23，O54，O57）はソンネイ赤痢菌と共通のO抗原性を有する．

病　状

コレラ毒素様毒素，耐熱性腸管毒素を産生し，下痢，胃腸炎を起こす．国内下痢症患者からの分離頻度は低いが，海外渡航者の下痢便からしばしば分離される．東南アジアで多く分離される食中毒原因菌として警戒されている．

6）その他の腸内細菌科桿菌

①クレブシエラ属（*Klebsiella*）

特　徴

クレブシエラ属菌は，土壌，水，植物などの自然環境中に存在し，15菌種あるが，特にヒトに病原性を示す肺炎桿菌（*Klebsiella pneumoniae*）が重要である．

性　状

大きさは0.3〜1.5 μm×0.6〜6.0 μmで，大腸菌よりやや大型の腸内細菌である．鞭毛はなく，耐熱性の厚い莢膜を産生する．普通培地に発育し，大きな粘液状のコロニーを形成する．

病状

ヒトの常在菌として，腸内，口腔内，上気道に存在するが，基礎疾患のある患者など抵抗力の弱った宿主に，肺炎などの呼吸器感染症，敗血症，肝・胆道系の感染症，尿路感染症などを引き起こす．抗菌薬に抵抗性のため，長期に化学療法を受けている患者の菌交代症（第4章-§4 ※2参照）の原因となることが多い．また，院内感染の原因菌となることも多い．

②セラチア属（*Serratia*）

特徴

セラチア属には，10菌種が存在する．基準種は**セラチア・マルセッセンス**（*Serratia marcescens*）で，**霊菌**とよばれることがある．赤い色素を産生する菌種が多いが，臨床分離株のなかでは，色素非産生菌株も分離される．

性状

周毛性の鞭毛をもつ．クエン酸を利用し，VP反応[※8]陽性，DNase（DNA分解酵素）を産生することが特徴である．ベンザルコニウム塩酸塩やクロルヘキシジングルコン酸塩などの低水準消毒薬に抵抗性がある．また，抗菌薬耐性も多く報告され，基礎疾患を有する患者に菌交代症としてあらわれることがある．

病状

重要な日和見感染症菌の1つであり，肺炎，眼内炎，尿路感染，敗血症など種々の感染症の原因となる．わが国でも輸液を介した敗血症の集団発生例があるように，院内感染として問題になることも多い．

③プロテウス属（*Proteus*）

特徴

プロテウス属菌は，水，土壌の中に腐敗菌として生息する一方，ヒトや動物の腸管の常在菌の1つでもある．ヒトから分離されるプロテウス属菌は，主に**プロテウス・ミラビリス**（*Proteus mirabilis*）と**プロテウス・ブルガリス**（*P. vulgaris*）である．

性状

$0.4 \sim 0.8\,\mu m \times 1.0 \sim 3.0\,\mu m$ ほどの大きさで，周毛性の鞭毛をもつ．ある種のアミノ酸を酸化的に脱アミノ化し，ケト酸とアンモニアに分解する．固形培地上では，スウォーミング（swarming）により培地表面に薄く広がって発育するため，限局したコロニーをつくらない．プロテウス属菌のLPS（リポ多糖）には，リケッチア（後述）と共通抗原をもつものがあり，リケッチア症の患者血清中のIgMと凝集を起こすことがある．これを**ワイル・フェリックス反応**といい，かつてはリケッチア症の診断に用いられたことがあるが，特異性に問題があり，現在は診断にほとんど用いられていない．

病状

プロテウス属菌は，主に *P. mirabilis* と *P. vulgaris* が日和見感染症の原因菌として知られており，呼吸器感染，創傷感染，尿路感染，胃腸炎を起こす．多剤耐性菌も多く，菌交代症や院内感染の原因となることもある．

④クロノバクター・サカザキ（*Cronobacter sakazakii*）

特徴

通性嫌気性グラム陰性桿菌で，腸内細菌科に属する．本菌は当初，形態学的特徴から黄色色素を産生する *Enterobacter cloacae* と同定されていたが，1976年に色素産生株と非産生株は性状が異なることから，同一種ではないことが報告され，1980年に *Enterobacter sakazakii* とされた．さらに，分子生物学的検討から2008年に，*Cronobacter sakazakii* と命名された．

性状

ヒトや動物の腸管，自然環境中に広く分布する．クレブシエラ属菌種と類似した生物学的性状をもつが，鞭毛を有するので，運動性がある．

病状

瞬間高熱殺菌に抵抗して粉末ミルクを汚染し，また，発酵パン，発酵飲料，レトルト食品，野菜および肉製品など多様な食品から分離される．しかし，この菌による食中毒の感染経路は明確ではない．乳児用調製粉乳を介した感染例が多数報告されていることから，これが最も有力な感染源と認識されている．本菌は，全年齢層に対して感染する可能性があるが，特に基礎疾患をもった乳幼児（未熟児，低体重出生児），高齢者ではそのリスクが高く，敗血症，壊死性腸炎，脳膿瘍を引き起こすことがある．さらに重篤な場合は，髄膜炎を併発し，深刻な神経学的後遺症が残ることが多く，致死率も $40 \sim 50\,\%$ にのぼる．

※8　**VP反応**：微生物の鑑別試験の1つ．細菌がグルコースを分解して産生するアセチルカルビノール（アセトイン）を確認する反応．

C. グラム陰性通性嫌気性桿菌：ビブリオ科

1) ビブリオ属（*Vibrio*）

コレラ菌や**腸炎ビブリオ**はビブリオ属に属する桿菌である.

①コレラ菌（*Vibrio cholerae*）

特　徴

コレラ菌（*V. cholerae* O1/O139）は，海水から淡水，汽水域にかけて生息する. 普通寒天培地によく発育する一方，食塩耐性を示し，3％NaClを含む非選択培地においても発育する. 至適pHは7.8～8.4で，アルカリ側を好む.

性　状

コレラ菌は，コンマ状に湾曲した通性嫌気性のグラム陰性菌である. 大きさは0.3～0.5μm×1.0～5.0μm程度で，極単毛性の鞭毛をもち運動性がある（図24）. コレラ菌（*V. cholerae*）は，O抗原により200種以上の血清型に細分類され，このなかでO1もしくはO139抗原をもつものがコレラの原因となり，それぞれO1コレラ菌，O139コレラ菌とよばれる. それ以外はナグビブリオ（non-agglutinable vibrio：NAG vibrio）とよばれる. O1コレラ菌のO1抗原は，3つの抗原因子（A，B，C）の組合わせにより，小川型（AB），稲葉型（AC），彦島型（ABC）に分類される. また，O1コレラ菌は，生物学的性状によって，エルトール型とアジア型に分けられる（表5）.

病　状

コレラ菌は経口的に感染し，1～3日の潜伏期の後，小腸に定着・増殖した菌がコレラ毒素を産生すること

で，激しい水様性の下痢を発症する. 米のとぎ汁様の下痢便が特徴で，量が1日15Lにもおよぶことがある. そのため，激しい脱水症状と電解質代謝異常によるアシドーシスを起こす.

予防法・感染対策・治療法

ワクチンは死菌ワクチンが開発されているが，予防効果が確実でない. 治療は，適切な輸液と電解質の補給が第一であり，静脈内輸液，または軽症では経口輸液で補給する.

②腸炎ビブリオ（*Vibrio parahaemolyticus*）

特　徴

腸炎ビブリオは，海水中，特に近海の貝の腸管などに生息しているが，本来は沿岸から汽水域にかけて生息していると考えられている. コレラ菌とは異なり，好塩性であり，NaCl存在下でないと増殖できない（0.5～8％NaCl添加培地でよく発育する）. 至適pHは，7.8～8.2である.

性　状

腸炎ビブリオは，通常は単毛性の鞭毛をもつが，固形培地で培養すると，周毛性の鞭毛を産生する.

病　状

腸炎ビブリオは海水に生息しているので，海産の魚介類の生食を感染源とする感染型の食中毒を起こす. 6～12時間の潜伏期の後，激しい腹痛，下痢，嘔吐をもって発症し，また発熱を伴うことも多い. 予後は一般に良好で，2～3日で回復する. 患者由来の菌株のほとんどは，耐熱性溶血毒（thermostable direct hemo-lysin：TDH）を産生するので，病原性と深い関連があると考えられている. 我妻培地（マンニトール加血液寒天培地）による菌の培養で，易熱性溶血毒の産生が抑えられ，TDHによる溶血環が観察される. これを神奈川現象とよぶ.

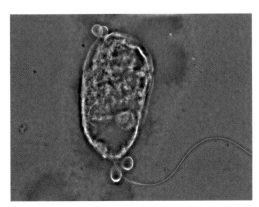

図24　ビブリオの電子顕微鏡写真

提供：静岡県環境衛生科学研究所

表5　O1コレラ菌の生物型の鑑別

	溶血性	ポリミキシンB（50U）感受性	ニワトリ赤血球凝集性	VP反応	ファージIV感受性
アジア型	－	＋	－	－*2	＋
エルトール型	＋*1	－	＋	＋	－

＊1：検査方法により陰性の場合あり　＊2：ときに弱く陽性

予防法・感染対策

　本菌を保有する海産の魚介類が感染源となるため，取り扱いおよび保存に十分な注意を払う．特にこの菌は，真水では増殖できないため，魚介類を水道水でしっかりと洗い流すことにより，食中毒の発生確率を下げることができる．これらの食材の加熱調理でも予防できる．

③その他のビブリオ属菌

　ビブリオ・フルビアリス（*V. fluvialis*），ビブリオ・ミミカス（*V. mimicus*）も生の魚介類を介して感染し胃腸炎などを起こすため，食中毒の原因菌に指定されている．

　ビブリオ・バルニフィカス（*V. vulnificus*）は，肝疾患や糖尿病などの基礎疾患がある患者が，魚介類の生食などを介して経口的に感染すると，発熱，悪寒（おかん），血圧低下など敗血症特有の症状があらわれることがある．さらに，四肢の皮膚に水疱，紅斑，壊死性潰瘍などの二次病変が形成される．釣り針などを刺した傷口から菌が侵入する経皮感染の場合もある．人食いバクテリアの1つである（次頁コラム参照）．

D. グラム陰性通性嫌気性桿菌：その他

1）ヘモフィルス属（*Haemophilus*）
○インフルエンザ菌（*Haemophilus influenzae*）

特　徴

　ヘモフィルス属菌の"Haemophilus"は，"血液を好む"という意味をもつ．本属に含まれる菌の共通点は，増殖する際，血液中に含まれるX因子（ヘミン），V因子（NADまたはNADP）の両方またはどちらか一方を要求することである．インフルエンザ菌は，1892年のインフルエンザの大流行時に多くの患者から分離され，当時その原因病原体と考えられたことから，このような学名として名が残された．しかし，本菌により直接肺炎を起こす症例はほとんどない．また，近年流行するウイルスの"季節性インフルエンザ"とは別のものである．

性　状

　インフルエンザ菌は，$0.3 \sim 0.5\,\mu m \times 0.5 \sim 1.0\,\mu m$のグラム陰性桿菌または球桿菌で，チョコレート寒天培地上で，灰色，R型のコロニーを形成する．病原性が高く，S型コロニーを形成する莢膜産生株は，その

莢膜の抗原性によりa〜fに型別される．

　軟性下疳菌（なんせいげかん）（*H. ducreyi*）は，$0.5 \sim 0.6\,\mu m \times 0.5 \sim 1.1\,\mu m$のグラム陰性桿菌で，連鎖状あるいは平行状の特徴的な配列を示す．X因子を要求し，チョコレート寒天培地でゆっくり増殖するが，病巣からの分離は非常に困難である．

病　状

　インフルエンザ菌は，小児（2歳未満）に対して化膿性髄膜炎を発症する．特に，莢膜保有株で血清型b型（*H. influenzae* type b：Hib）によるものが多い．また，2〜7歳に咽頭蓋炎を好発する．無莢膜型株は，中耳炎，副鼻腔炎の原因となる．

　軟性下疳菌は，接触感染にて伝播する**軟性下疳**の原因菌である．外陰部，亀頭包皮に腫脹，発赤，膿胞，潰瘍を生じる．

予防法・感染対策

　Hibの莢膜多糖は，Hibワクチンとしてアメリカなどで実用化され，髄膜炎の予防効果で成果を上げた．わが国でも2008年に導入され，2013年4月より定期接種となった．

2）エロモナス属（*Aeromonas*）

特　徴

　エロモナス属菌は，当初ビブリオ科に分類され，淡水の常在菌であるとともに，魚の病原菌と考えられた．現在では，エロモナス科として分類され，18遺伝種（genospecies）および19表現種（phenospecies）が存在する．

性　状

　エロモナス属菌は，グラム陰性通性嫌気性桿菌で，単毛性の極鞭毛をもっており運動性を有する．普通寒天培地では正円で盛り上がった淡黄色のコロニー，血液寒天培地ではβ溶血性を示す．

病　状

　わが国では**エロモナス・ハイドロフィラ**（*Aeromonas hydrophila*）および**エロモナス・ソブリア**（*A. sobria*）が食中毒原因菌に指定されている．また，これらの菌は，創傷感染，敗血症，心内膜炎を起こすことがある．*A. hydrophila*は，人食いバクテリアの1つである（次頁コラム参照）．

3) パスツレラ属（*Pasteurella*）

特 徴

パスツレラ属菌は，グラム陰性通性嫌気性桿菌で，基準種は**パスツレラ・ムルトシダ**（*Pasteurella multocida*）である．イヌ，ネコなど多種の動物の気道常在菌で，ヒトはこれらの動物との接触により感染する．

性 状

$0.3 \sim 1.0\ \mu m \times 1.0 \sim 2.0\ \mu m$ の卵円形もしくは桿状の菌で，鞭毛はもたない．通常，ウマ血液寒天培地を用いて，37℃にて培養するが，X因子，V因子は要求しない（V因子要求性のものもある）．

病 状

パスツレラ属菌による感染症は，イヌ，ネコによる咬傷，擦過傷（すり傷）による局所の皮膚化膿症が主である．その他，骨・関節炎，心内膜炎，呼吸器感染症をはじめ，敗血症，髄膜炎などの症例も報告されている．

E. グラム陰性好気性桿菌

1) ブルセラ属（*Brucella*）

特 徴

ブルセラ属菌は，ウシ，ブタ，ヤギ，ヒツジなど広範囲の動物種に流産を起こす．ヒトにブルセラ症を起こすものは**ブルセラ・メリテンシス**（*Brucella melitensis*★）である．

性 状

ブルセラ属菌は，大きさが $0.5 \sim 0.7\ \mu m \times 0.6 \sim 1.5\ \mu m$ の短桿菌である．栄養要求性が高く，各種アミノ酸，チアミン，NAD，マグネシウムなどを要求する．分離には，通常は血液寒天培地が用いられる．

病 状

ブルセラ属菌のヒトへの感染は，ヒツジなどの家畜との接触や汚染された肉，乳製品の摂取などにより，経皮，経口，経気道などのルートを介して起こる．感染性が高く，10〜100個の菌の侵入で感染が成立する．ブルセラ症は四類感染症に指定されている．潜伏期は2〜6週，局所のリンパ節で増殖した菌は，血行性に全身に播種される．細胞内寄生菌であるため，好中球，マクロファージによる貪食にも抵抗性である．家畜での感染では，胎盤に存在するエリスリトールが菌の増殖因子となり流産を招くが，ヒトでの感染では，胎盤にエリスリトールがないため流産にはならない．ヒト感染における一般的な症状は，発熱，頭痛，筋肉痛などの感冒（かぜ）症状である．特に，*B. melitensis* の感染では，1日のなかで高熱と平熱をくり返す波状熱（マルタ熱もしくは地中海熱ともよばれる）を起こす．

予防法・感染対策

ヒトにおけるブルセラ症は，家畜のブルセラ症の発生率と深い関連があるため，家畜における予防策を講じることが最善策となる．

2) シュードモナス属（*Pseudomonas*）
○緑膿菌（*Pseudomonas aeruginosa*）

特 徴

シュードモナス属菌は，淡水，下水，汚水，土壌などの湿潤環境や，ヒトや動物の皮膚や消化管に生息している．シュードモナス属としては50菌種以上ある

Column

人食いバクテリアは少なくとも3菌種！

近年，「人食いバクテリア」とよばれる菌によるヒトの重症軟部組織炎（壊死性筋膜炎）が世界中で報告されている．感染すると敗血症をきたし，急激に筋肉や結合組織の広範な壊死が起こり，その進行を止めるために手足の切断を行うも間にあわず，ショック状態や多臓器不全により死に至ることもある．本感染症を起こす代表的な原因菌として，*Vibrio vulnificus*，*Aeromonas hydrophila*，*Streptococcus pyogenes* の3菌種があげられる．*V. vulnificus*，*A.*

hydrophila は，慢性肝炎などの肝臓疾患，糖尿病などの基礎疾患をもつヒトに発症する．*S. pyogenes* の場合，初期症状として発熱・悪寒などの風邪様の症状，四肢の疼痛や腫脹，創部の発赤などがみられ，発病から病状の進行が非常に急激かつ劇的である．予後が非常に悪いため，疑いのある患者の場合は発症に至る経過を考慮し，菌の分離・同定を進めるとともに，できる限り早期に抗生物質を投与することが肝要である． （三宅正紀）

が，臨床的に緑膿菌が最も重要である．健常者にはほとんど病原性を示すことはないが，広域スペクトルの抗菌薬，免疫抑制薬，ステロイド薬を長期にわたって使用しているなど，免疫力の低下した人の緑膿菌による感染症が起こる．

性　状

緑膿菌は，大きさ$0.5 \sim 0.8\,\mu m \times 1.5 \sim 3.0\,\mu m$の好気性グラム陰性桿菌である（図25）．芽胞を形成せず，極単毛性の鞭毛をもつ．グルコース（ブドウ糖）を発酵により分解できず（ブドウ糖非発酵菌），通常の好気的条件下，普通培地でよく発育する．分離されるほとんどの菌株は，青緑色のピオシアニン，蛍光性の黄緑色のピオベルジンなど水溶性の色素を産生する．また，抗菌薬に対して高度耐性を獲得しやすい．薬物の外膜透過制限と取り込まれた薬物の細胞外排出の機構が発達するなど，多くの薬物に対して高度自然耐性を示す．菌株によっては，アルギン酸とよばれるムコ多糖を産生するムコイド型が存在し，ムコイドの過剰産生によって生物膜（バイオフィルム）を形成する．これにより，抗体，補体，食細胞による食作用などの宿主免疫機構や，抗菌薬，消毒剤にいっそう抵抗性を示すこととなる．このバイオフィルム形成は，クオラムセンシング※9によって制御されている．

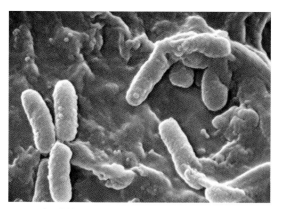

図25　緑膿菌の電子顕微鏡写真
出典：アメリカ疾病予防管理センター
(https://commons.wikimedia.org/wiki/File:Pseudomonas_aeruginosa_SEM.jpg)

病　状

緑膿菌は，タイプⅢ分泌装置をもち，ExoS，ExoT，ExoU，ExoYの4種類のエフェクターを腸管上皮細胞内へ注入することにより，宿主内への効率的な感染を惹起するとともに毒性を発揮する．健常者では病気の発症には至らないが，新生児，免疫機能の低下した患者，長期にわたって抗菌薬を使用している患者などに，日和見感染，菌交代症あるいは院内感染を起こし，重篤な症状を呈することがある．留置カテーテル使用，気管内挿管・気管切開，術後の創傷などがある場合には，皮膚のバリアを越えて敗血症を起こすことがある．また，熱傷後感染症，尿路感染症，呼吸器感染症の他，髄膜炎，肺炎，心内膜炎を起こす．

予防法・感染対策

前述の日和見感染，菌交代症あるいは院内感染を防ぐため，本菌の生息域である流し台，入浴設備などの水まわりの清掃や消毒に努める．医療従事者は，輸液用製剤，点滴回路，吸入器，吸痰チューブ，人工呼吸器などの汚染に注意し，手袋の着用を確実に行うことなどで，菌の伝播・拡散を防ぐ．

3）レジオネラ属（*Legionella*）

特　徴

1976年，アメリカのフィラデルフィア市内のホテルで在郷軍人大会が開催された際，致命率が15％にのぼる原因不明の重症肺炎の集団発生が起こった．その後，これがこれまで知られていない新しい細菌による感染症であったことから，退役軍人会員を意味する"legionnaire"にちなんで，**在郷軍人病**（legionnaires' disease）とよばれ，原因病原体は，属名が"*Legionella*"，種名が"肺を好む"という意味で"*pneumophila*"と名づけられた．現在，レジオネラ属には54菌種が存在する．レジオネラ属菌は，水系，湿った土壌など自然環境中に広く分布しており，主にアメーバなどの原虫，藻類の中に寄生し，増殖する．

性　状

大きさが$0.3 \sim 0.7\,\mu m \times 2 \sim 20\,\mu m$の偏性好気性菌である．莢膜，芽胞は有さず，ほとんどの菌種が極鞭毛をもつ．発育因子として，L-システイン，ピロリン酸鉄（または硝酸鉄）を要求する．pHが$6.9 \sim 7.0$と

※9　**クオラムセンシング**：菌体密度感知機構．同種の菌が産生するホモセリンラクトンをはじめとするフェロモン様物質の菌体外濃度を感知することで，同菌種の密度を認識し，それに依存して特定の遺伝子・性状の発現を制御する機構である．

厳密に規定されたBCYE（buffered charcoal yeast extract）寒天培地にて，37℃，3日間の培養で，独特の酸臭のする灰白色のコロニーを形成する．

病状

レジオネラ属菌による感染症を**レジオネラ症**といい，そのうち肺炎を**レジオネラ肺炎**（または在郷軍人病）とよぶ．一方，肺炎症状がなく，発熱，悪寒，筋肉痛などのインフルエンザ症状を示す病型があり，**ポンティアック熱**とよぶ．レジオネラ属菌はこれまでに約20菌種がヒトに対して病原性を有することが明らかとなっているが，ヒトからの分離例が圧倒的に多いのは，**レジオネラ・ニューモフィラ**（*L. pneumophila*）である．レジオネラ属菌による肺炎のうち，*L. pneumophila*はその85％以上を占める．また，*L. pneumophila*は15の血清群があるが，肺炎の原因菌として最も多く分離されるのは血清群1であり，半数以上を占める．ポンティアック熱については，*L. pneumophila*血清群1, 6などの集団感染が報告されている．*L. pneumophila*は肺炎とポンティアック熱双方の病型の原因菌種となっているが，発症に至る機構の違いなどは明らかではない．

土壌や水系の自然環境中に広く生息しているレジオネラ属菌は，空調冷却塔水，循環ろ過式浴槽水，家庭用24時間風呂，給水給湯設備などの人工的水利用設備にも入り込む．そこには自由生活アメーバ，繊毛虫など細菌捕食性原虫が生息し，それらの体内で増殖する．このように増殖したレジオネラ属菌を含む汚染水が，シャワー，噴水などによりエアロゾル化[※10]することにより，ヒトに経気道的に感染する．また，土壌を掘り起こしたときの土埃も感染源となることがある．

*L. pneumophila*は，ヒト体内ではマクロファージに感染する細胞内寄生細菌である．

予防法・感染対策

衛生管理が不十分な浴槽の壁面や配管は，菌の増殖の温床となるバイオフィルムが発生しやすいので，浴槽水の換水，消毒を徹底するとともに，こまめな清掃を実施する．循環水は，エアロゾルが発生するようなジェット噴射装置，打たせ湯などには使用しない．病院・施設における浴槽水は長期間連続で使用することは避け，交換に努める．

4）ボルデテラ属（*Bordetella*）
○百日咳菌（*Bordetella pertussis*）

特徴

ボルデテラ属の百日咳菌は，百日咳の原因菌で，ヒトのみを感染宿主とする．したがって，百日咳は，ヒトだけに起こる感染症である．世界の年間の患者数は2,000万～4,000万人，20万～40万人の死亡数，死亡率が1～2％とされている．

性状

百日咳菌は，大きさが$0.2～0.5\,\mu m \times 0.5～2\,\mu m$の好気性グラム陰性短桿菌である．アミノ酸を酸化的に利用し，糖を発酵しない．血清添加培地でよく発育する．通常，BG（Bordet–Gengou）培地[※11]が用いられ，5～10％CO_2存在下，3～4日の培養で，光沢のある真珠様のコロニーが出現し，溶血環が認められる．分離当初にみられる病原性の強いⅠ相菌[※12]は，莢膜および長短2種類の線毛をもつ．

病状

百日咳菌の感染後は6～14日の潜伏期に引き続き，微熱，くしゃみ，鼻水，軽い咳嗽などの感冒症状があらわれ，この状態が1～2週間続く（カタル期）．その後，乾性の咳が激しくなり，発作性の連続的な咳込みがみられるようになる（痙咳期）．痙咳発作の間は，息をするのが困難で，長く継続すると酸素欠乏症となり，重症の場合は意識障害・けいれんが起きる．特に，小児では吸気時におけるヒューという長く苦しそうな吸気性笛声（whoop）が特徴的である．これら百日咳特有な症状が2～4週間続き，その後ふつうの咳が1～2週間続きながら，しだいに回復していく（回復期）．

百日咳菌の感染力は非常に強く，患者あるいは保菌者の気道分泌液の飛沫感染により伝播する．気道に入った菌は，粘膜上皮細胞の表面に定着する．この際，菌の表面構造物である繊維状赤血球凝集素（filamentous hemagglutinin：FHA）が定着因子として働く．上皮細胞上に定着した菌は，細胞内に侵入せず，その

※10 **エアロゾル化**：空気中に浮遊するよう液体（または半固体）を微粒子化すること．
※11 **BG培地**：グリセリンとジャガイモの浸出液を加えた血液寒天培地．

※12 患者から分離した当初の菌は，莢膜と線毛をもち毒力が強い（Ⅰ相菌）が，継代培養すると相変異により徐々にそれらを失い，毒力が低下していく（Ⅱ～Ⅳ相菌）．

部位で増殖すると同時に百日咳毒素（pertussis toxin：PT）を分泌する．PTは，ADPリボシル化毒素で，GTP結合タンパク質である抑制性Gタンパク質をADPリボシル化することにより，菌が産生するアデニル酸シクラーゼ毒素（CyA）を活性化し，細胞内cAMPの過剰生産をきたす．これにより，白血球増多作用，ヒスタミン増加作用，細胞機能障害などの毒素活性が発現する．

予防法・感染対策

感染防御抗原としてPTおよびFHAを主成分とした無細胞性の百日咳精製成分ワクチン，およびジフテリア，破傷風に対するワクチンを含む三種混合ワクチン（DPTワクチン，またはDTaPワクチン）が使用されている．2012年11月より，ポリオウイルスSabin株由来の不活化ポリオワクチンを混合した四種混合ワクチンとして接種されている．

F. グラム陰性偏性嫌気性桿菌

バクテロイデス属（*Bacteroides*）

特　徴

バクテロイデス属菌は，大半がヒトの腸管，気道，口腔，腟に常在する偏性嫌気性菌である．ヒトの腸内細菌叢の約30％は，バクテロイデス属菌が占める．病原性は強くないが，日和見感染，院内感染の原因菌として問題となることがある．**バクテロイデス・フラジリス**（*Bacteroides fragilis*）は，軟部組織の感染巣や嫌気性菌による敗血症から最も頻繁に分離される．

性　状

*B. fragilis*は，大きさが$0.8 \sim 1.3 \mu m \times 1.6 \sim 8.0 \mu m$のグラム陰性桿菌である．ヘミンを加えた嫌気性菌用血液寒天培地で，小〜中等大の白色もしくは灰白色の隆起したコロニーを形成する．また，胆汁耐性である．炭水化物を発酵し，酢酸，コハク酸などの有機酸を産生し，悪臭を発生する．*B. fragilis*は，莢膜を産生し，この莢膜は膿瘍形成に関与する．また，スーパーオキシドジスムターゼ，カタラーゼをもち，耐気性を示す．

病状・治療法

*B. fragilis*による敗血症は，医療関連感染であるが，予後がよくない．特にショックや播種性血管内凝固症候群（DIC）を伴う場合はより悪くなり，早期に適切な化学療法が要求されるが，*B. fragilis*は多くの薬剤に耐性をもつ．治療には，通常，メトロニダゾール，クリンダマイシンなどが用いられる．

G. グラム陰性らせん菌

1）カンピロバクター属（*Campylobacter*）

特　徴

カンピロバクター属菌は，ニワトリ，ウシ，ブタ，ウマ，ヒツジ，イヌ，ネコなどの動物の腸管に生息する．

本属菌に汚染された生肉，生乳，飲料水を介して，ヒトに経口感染し，急性胃腸炎を起こす．このカンピロバクター腸炎は，大部分が**カンピロバクター・ジェジュニ**（*C. jejuni*，80〜90％）および**カンピロバクター・コリ**（*C. coli*，〜5％）による．*C. jejuni*および*C. coli*は，形態，生化学的性状が酷似するが，馬尿酸分解性において区別される（*C. coli*は陰性）．

性　状

カンピロバクター属菌は，グラム陰性で，$0.2 \sim 0.8 \mu m \times 0.5 \sim 5.0 \mu m$の細長いらせん状，または2つが並びS状またはカモメの翼状を示す（図26）．両端もしくは一端に1本の鞭毛をもち，コルク栓抜き様のきわめて早い旋回運動を呈する．

病　状

カンピロバクター腸炎は，わが国でも最も多い感染性胃腸炎の1つで，サルモネラや腸炎ビブリオと並んで発生頻度が高い．特に，調理不十分な鶏肉が原因となることが多い．潜伏期は2〜5日で，腹痛，下痢，発熱，全身倦怠感などの症状がみられる．嘔吐は比較的

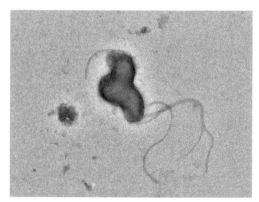

図26　カンピロバクターの電子顕微鏡写真
提供：静岡県環境衛生科学研究所

少なく，便は腐敗臭のある水様便で，ときに血液が混じることがある．まれに，C. jejuni腸炎の後，ギラン・バレー症候群[13]を感染後合併症として引き起こすことがあり，症状としては，筋力低下，顔面神経麻痺などの運動麻痺，不整脈，多汗などの自律神経障害などが認められる．

予防法・感染対策

食材および食品の十分な加熱調理（中心部を75℃以上で1分間以上）を行う．また，二次汚染の防止のため，生肉に触れた手や調理器具は，他の食材を扱う前に十分に洗浄，殺菌を行うことなどを徹底する．

2) ヘリコバクター属（Helicobacter）

特 徴

1983年に，オーストラリアのウォーレン（J.R.Warren）とマーシャル（B.J.Marshall）は，慢性活動性胃炎の患者の胃粘膜からグラム陰性らせん菌が高頻度に分離されることを報告した．この菌は，当初Campylobacter pyloridisと命名されたが，後に16S rRNA遺伝子塩基配列の相同性が低いことなどから再分類され，現在のヘリコバクター・ピロリ（Helicobacter pylori）と改名された．H. pyloriは胃・十二指腸潰瘍，胃がんの原因となることが知られており，医学的に最も重要視されている．本菌の感染率は，地域の社会経済状態を背景にした衛生環境状態と相関しており，発展途上国で高く，欧米先進国で低い．日本においては，70歳以上の高齢者で増加する．これより，本菌の感染経路は，井戸水などで生活していた人の水系感染を主体とした経口感染であると考えられている．

性 状

ヘリコバクター属菌は，らせん状のグラム陰性菌で，鞭毛をもち，運動性がある．菌の大きさ，らせんの周期，鞭毛の形成位置と数は菌種によって異なる．H. pyloriは，大きさが0.4～0.8 μm×3～5 μm程度で，2～3回ねじれてS字状を呈する（図27）．数本からなる極鞭毛をもち，活発な運動性を示す．ヘリコバクター属菌は，普通寒天培地では発育せず，栄養要求性が高い．H. pyloriは，市販の分離用培地による3～5日の

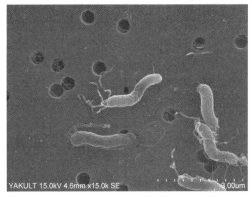

図27 ヘリコバクター・ピロリ
提供：株式会社ヤクルト本社

微好気環境（5 % O_2, 5～10 % CO_2, 85 % N_2）にて，1～2 mmの正円形で透明なコロニーを形成する．

病 状

H. pyloriは，糞−口および口−口感染が考えられている．胃粘膜に達した菌は，鞭毛運動により，粘液下に潜り込み，胃上皮細胞の表面に定着する．塩基性タンパク質であるウレアーゼを産生・分泌することで，胃酸による刺激から守られ生息する．ヘリコバクター・ピロリ感染は，慢性活動性胃炎，胃・十二指腸潰瘍，胃がんを引き起こす．主な病原因子として，VacA[14]，CagA[15]が知られている．

H. スピロヘータ

1) トレポネーマ属（Treponema）

特 徴

細長いらせん状の運動性のグラム陰性細菌で，糖とアミノ酸を分解してエネルギーを得る．特に日本では，ヒトに病原性を示す**梅毒トレポネーマ**（Treponema pallidum subsp. pallidum）が流行している．

T. pallidumには3亜種があり，性感染症の梅毒トレポネーマ（T. pallidum subsp. pallidum）以外では，他の亜種であるT. pallidum subsp. pertenueが**熱帯イチゴ腫（フランベジア）**を，T. pallidum subsp. endemicumが**地域流行性梅毒**として，子どもの慢性の皮膚・骨・

※13 **ギラン・バレー症候群**：細菌やウイルスによる感染などがきっかけとなって，本来は外敵から自分を守るための免疫システムが異常になり，自己の末梢神経を障害してしまう自己免疫疾患．

※14 **VacA**：ピロリ菌が胃粘膜上皮細胞に感染した後，空胞変性の原因となる毒素タンパク質．
※15 **CagA**：ピロリ菌の胃粘膜上皮細胞への感染の際，細胞内に注入され，そのがん化に中心的な役割を果たすタンパク質．

軟骨の疾患である**非性病性梅毒**（ベジェル）を，それぞれ引き起こす.

性　状
梅毒トレポネーマは，大きさ$0.10 \sim 0.18 \mu m \times 6 \sim 20 \mu m$のらせん状の細菌（図28）で，細胞体の両端から鞭毛が3～4本ずつ出て，左巻きのらせん状細胞体をとり巻いている. ゲノムサイズは約1.14 Mbpときわめて小さく[16]，生合成系に限界があり，補酵素，脂肪酸，ヌクレオチドなどの合成ができないため，宿主に多くの栄養源を依存している. いまだ人工培地での培養には成功しておらず，通常，ウサギの精巣（睾丸）内接種によって増殖させる. 宿主外の環境における抵抗性が低く，42℃における2時間の曝露で死滅するなど，高温，低温，乾燥，浸透圧変化，消毒薬，抗生物質などの作用にきわめて感受性である.

病　状
梅毒は性感染症の1つであり，性交による接触感染で伝播する. 梅毒は，15世紀のコロンブスによるアメリカ大陸の発見を機に，ヨーロッパにもち込まれ，全世界に伝播したといわれている. 10～30日間の潜伏期を経て，性器の菌侵入局所に硬結を伴う硬性下疳，および鼠径リンパ節が腫脹する無痛性横痃が認められる（第1期）. 感染2～12週間後に菌は血流に入り，腎臓，関節，消化器など全身の臓器に散布される. 感染3カ月～3年で，全身の皮膚・粘膜に発疹，外陰部に丘疹状の扁平コンジローマが生じる（第2期）. 感染後3～10年には大動脈炎や，皮膚，骨，内臓にゴム腫（非特異的肉芽腫様病変）が認められる（第3期）. さらに，感染10年以降は，中枢神経がおかされ神経梅毒期となり，脊髄癆，進行性麻痺となる（第4期）. また，妊婦が梅毒に罹患すると，妊娠4カ月以降，菌が胎盤を介して胎児に感染し，流産，死産を引き起こす（先天梅毒）.

予防法・感染対策
梅毒の予防対策には，基本的に性感染症に関する衛生教育および性行為による感染を避けることが重要である. 先天梅毒については，胎盤形成のない妊娠4カ月までに化学療法を行うことにより，胎児への感染を防ぐことができるため，早期発見および治療が重要となる. 妊娠時の健康診断で梅毒血清反応検査を受けることになっている.

2）レプトスピラ属（*Leptospira*）

特　徴
レプトスピラ属菌は，ほ乳類，鳥類，両生類，爬虫類など，あらゆる動物から分離される. レプトスピラ属菌は，血清型により分類され，これまで250以上の血清型が報告されている. これらはさらに，抗原的に近縁な血清群に分けられる（30血清群）. 近年では，分子分類法により，レプトスピラ属は21種に分類され，特にヒトに強い病原性を示すものはレプトスピラ・インターロガンス（*Leptospira interrogans*）である. レプトスピラ感染症は，重症型（黄疸型，**ワイル病**）のものから，比較的軽症型（非黄疸型，**秋季レプトスピラ症**）のものまで多様である.

性　状
レプトスピラ属は，ボレリア属やトレポネーマ属の菌より細かく密ならせん状で，スピロヘータのなかで最も小型の菌体である（図29）. 大きさは$0.1 \times 6 \sim 20 \mu m$で，菌体両端がかぎ状（フック状）に曲がっているのが特徴的である. この両端から各1本の鞭毛（軸糸）が伸び，らせん状に細胞体（菌体）に巻きつき，さらにそれらすべてをエンベロープという被膜構造が覆っている. 偏性好気性で，増殖には炭素源・エネルギー源として，長鎖不飽和脂肪酸を要求する. 酸に弱

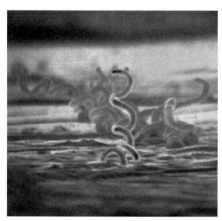

図28　梅毒トレポネーマの電子顕微鏡写真
出典：アメリカ疾病予防管理センター
(https://commons.wikimedia.org/wiki/File:Trep
onema_pallidum.jpg)

※16　ゲノムサイズはヒトで約3,200 Mbp，大腸菌では約4.6 Mbpである.

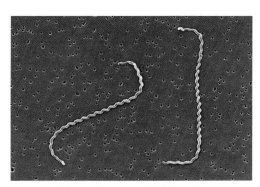

図29　レプトスピラの電子顕微鏡写真
出典：アメリカ疾病予防管理センター
(https://commons.wikimedia.org/wiki/File:Leptospira_interrogans_strain_RGA_01.png)

haemorrhagiaeあるいはserovar Copenhageniなどによる．2〜16日間の潜伏期の後，発熱，全身倦怠感，筋痛，消化器症状，眼球結膜充血，頭痛，関節痛など多彩な症状を呈して発症する．その約半数では黄疸がみられ，重症例では，タンパク尿，潜血尿があらわれる腎障害，さらには乏尿，無尿となる腎不全まで進行して，死に至る場合がある．

　一方，わが国では，ワイル病とよく似ているが，症状が比較的軽いレプトスピラ属菌による地方病が散発する．これは秋に流行することから，秋季レプトスピラ症と総称される．主に*L. interrogans* serovar Autumnalis, serovar Hebdomadis, serovar Australisなどによる．4〜9日間の潜伏期の後，発熱，頭痛，筋痛，結膜充血，リンパ節腫脹，タンパク尿を主徴とし，通常，黄疸はあらわれず，死亡することはない．

い一方，中性〜弱アルカリ性の淡水，湿った土壌で数週間生存できる．

病　状

　レプトスピラ感染症の感染源は，野ネズミなどげっ歯類の保菌動物の尿に汚染された水や泥土で，菌は健康な皮膚からも経皮的に感染する．

　重症型のワイル病は，*L. interrogans* serovar Ictero-

予防法・感染対策

　世界的には中南米，東南アジアの熱帯多雨地域など，流行地の土壌や環境水に接するとき，特に水でふやけた皮膚や傷口からは感染しやすいため，予防衣を着用するなどの措置をとることが重要である．日本では，

Column

梅毒研究と野口英世

　わが国が輩出した世界的な細菌学者として，北里柴三郎（第1章-2参照）とともに知られるのが野口英世である．彼が晩年情熱をかけて研究に打ち込んでいたのが，アフリカ各地で発生していた黄熱病の研究であったが，その志半ばで，自身が黄熱ウイルスに感染して命を落としたことは広く知られている．

　野口は，生涯を通して，さまざまな病原体を分離・同定し，感染症の克服に多大な貢献を果たした．野口の研究者としてのキャリアは，医師免許証を得た翌年の1898年，当時北里が所長を務める大日本私立衛生伝染病研究所（後の国立伝染病研究所）への入所からはじまった．当時来日したジョンズ・ホプキンス大学病理学教授サイモン・フレキシナーとの出会いにより，間もなくアメリカにわたり，ペンシルバニア大学へ移ったフレキシナーの助手となり，蛇毒の研究をはじめた．研究を手掛けてわずか1年余りでJournal of Experimental Medicineに質の高い30ページにおよぶ大論文を発表することで科学者としての真価を存分に示し，1904年にはフレキシナーが所長となったニューヨークのロックフェラー医学研究所で助手として研究をはじめた．ここで新たな研究テーマとして，梅毒の病原体の研究を手掛けることとなった．1911年，野口は，「梅毒スピロヘータの純培養に成功」と発表し，世界の医学界に名が知れわたることとなった．さらに1913年，J. Experimental Medicineにおいて，脊髄癆および進行性麻痺の患者大脳中に，*Treponema pallidum*の存在を証明したことを報告した．末期梅毒患者にあらわれる精神障害が，梅毒の病原体によることを証明したこの業績は，病原細菌学のみならず，精神医学の領域でも高く評価され，1914年のノーベル生理学・医学賞候補となり，野口の数ある業績のなかでも，最も輝かしいものの1つとなった．以降も野口は，小児麻痺，狂犬病，ワイル病，ペルー疣・オロヤ熱，トラコーマ等の病原体の特定など，多くの感染症研究の進捗に多大な功績を残し，1928年に黄熱病に屈するまで，生涯で3度のノーベル賞候補となっている．　　（三宅正紀）

川遊びが1つの危険因子である.

3）ボレリア属（*Borrelia*）

特徴

ボレリア属菌は，もともとげっ歯類が主な自然宿主で，ヒトへの感染はダニやシラミなどの節足動物（ベクター）によって媒介される．ボレリアによる感染症は世界各地でみられ，各流行地ごとに特定のベクターによって媒介される，異なる20種以上の菌種が知られている．なかでも重要なものは，**回帰熱ボレリア**および，**ライム病ボレリア**である.

性状

回帰熱ボレリアは，大きさ$0.2 \sim 0.5 \mu$m$\times 3 \sim 20$ μm，$3 \sim 10$回転の緩やかなコイルを巻いたらせん状の菌体で，両端近くにおのおの$15 \sim 20$本の鞭毛を有し，全体をエンベロープが包んでいる．微好気性で，世代時間は$8 \sim 24$時間，複雑な栄養要求性をもち，特に長鎖脂肪酸は必須の発育因子である．コロモジラミ媒介性のボレリア・リカレンチス（*Borrelia recurrentis*）は，流行性（ヨーロッパ型）回帰熱の原因菌であり，ヨーロッパ，南アメリカ，アフリカ，アジアの一部に分布する．ヒメダニ属ダニ媒介性のボレリア・ダットニ（*B. duttonii*）などは，地域流行性回帰熱の原因菌として，ラテンアメリカ，中東，西ヨーロッパ，インド，中国西域などに広く分布している．日本では，シュルツマダニ媒介性のボレリア・ミヤモトイ（*B. miyamotoi*）が，回帰熱の病原体として分離されている.

ライム病ボレリアは，大きさ$0.18 \sim 0.25 \mu$m$\times 11 \sim$ 35μmの菌体で，両端近くにおのおの$7 \sim 11$本の鞭毛を有し，全体をエンベロープが包んでいる．1970年代に，アメリカのコネチカット州ライム地方で子どもたちの間で流行した関節炎の原因病原体として，新種のボレリア・バーグドルフェリ（*B. burgdorferi*）が分離された．その後，1990年代にヨーロッパで見出された，ダニ咬傷部位を中心に広がる遊走性紅斑を主徴とする疾患も，本菌が原因であることが判明した．*B. burgdorferi*は，イクソデス属マダニをベクターとする．日本を含むアジアでは，シュルツマダニによって媒介されるボレリア・アフゼリー（*B. afzelii*），ボレリア・ガリニ（*B. garinii*）が病原体として分離されている.

病状

回帰熱ボレリアは，ヒトに感染すると，約1週間の潜伏期の後，急な悪寒，発熱，激しい頭痛をもって発症し，しばしば筋肉痛，関節痛を伴う．$3 \sim 4$日間高熱が続いた後，急激に解熱し，一見回復したようにみえるが，$2 \sim 14$日後に再び発熱する．これを通常$2 \sim 4$回くり返し，回数が進むにつれて症状は軽減する．有熱期には血中に多数の菌があらわれ，無熱期には消失する．この回帰は，菌が保有する主要表層変換タンパク質（variable major protein：VMP）の抗原を順次変換し，宿主免疫を回避することで生じる.

ライム病は全身性の疾患で，多様な臨床症状を呈する．第1期では，マダニ咬着部を中心とした周辺に遊走性紅斑[※17]がみられることが多いのが特徴であり，発熱，悪寒，頭痛，関節痛，筋肉痛，局所リンパ節腫脹などを伴うことがある．第2期では，急性心筋心膜炎や不整脈などの循環器症状，顔面神経麻痺や末梢神経疾患などの神経症状，また，髄膜炎がみられる．第3期では，関節炎，脳炎などが慢性化し，また，慢性萎縮性肢端皮膚炎がみられる.

予防法・感染対策

森林における野外活動では，長袖シャツ，長ズボンを着用するなど，ダニによる刺咬への対策をとるのがよい.

3 マイコプラズマ・リケッチア・クラミジア （表6）

A. マイコプラズマ（肺炎マイコプラズマ）

特徴

マイコプラズマ（*Mycoplasma*）は，細胞壁をもたないため，細菌には分類されないという学者もいる．しかし，自己増殖能をもち，人工培地でも発育可能なことから，一般に，現存する最小の細菌として扱われている．ヒトに病原性を示すものとしては，**肺炎マイコプラズマ**（*Mycoplasma pneumoniae*★）が知られており，市中肺炎の原因の$20 \sim 30$％を占める.

性状

分子遺伝学的解析から，分類学上はグラム陽性菌に含まれるが，ペプチドグリカン層をもたないことから，

※17 **遊走性紅斑**：マダニ咬着部の赤い斑点，または丘疹から周辺に拡大し中心部の色が抜けた的状の紅斑.

表6　マイコプラズマ・リケッチア・クラミジアの分類

		主な細菌名
マイコプラズマ		肺炎マイコプラズマ
リケッチア	リケッチア属	発疹チフス, 日本紅斑熱リケッチア
	オリエンチア属	つつが虫リケッチア
	アナプラズマ属	顆粒球感染アナプラズマ
クラミジア		トラコーマクラミジア
		オウム病クラミジア
		肺炎クラミジア

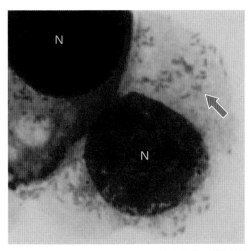

図30　紅斑熱群リケッチアの一種（ギムザ染色）
N：宿主L929細胞の核
赤矢印：細胞質内で増殖するリケッチア

グラム染色では陰性に染色される. また, 形状もやわらかく不定形で, 細胞壁合成阻害薬のβ-ラクタム系抗菌薬は無効である. 大きさが0.3〜0.7 μm程度と小さいことから, 一般の細菌が通過できない直径0.45 μmのフィルターを通過する. 線毛, 鞭毛, 莢膜はなく, 芽胞も形成されない.

病　状

肺炎マイコプラズマは, 飛沫感染によって伝播し, 呼吸器感染症（肺炎, 気管支炎）を引き起こす. 胸部X線所見の淡い浸潤像は, 原発性非定形型肺炎（異型肺炎）とよばれる. 症状は, 発熱, 倦怠感, 頭痛などの感冒症状を呈した後, 高熱となることも多く, 激しい乾性の咳が続く. 学校や家庭内での発生が多い. 小児では症状が軽い場合が多いが, 大人では重症化するケースが増加している. 合併症はさまざまで, 中耳炎, 心内膜炎, 心筋炎などがある.

予防法・感染対策

特異的な予防法はなく, 流行期には手洗い, うがいなどの一般的な予防を心がける.

B. リケッチア

リケッチアは, 人工培地では発育できず, ウイルスのように動物細胞に感染し増殖する. しかし, ウイルスとは異なり2分裂で増殖するため, 細菌に含まれる. このように, 宿主細胞の中でのみ増殖できる細菌を細胞内偏性寄生性細菌とよぶ. 後述するクラミジアもこれに含まれる.

リケッチアの大きさは0.3〜0.5 μm × 0.5〜2.0 μmと小さく, 多形性を示す. グラム陰性菌に分類されるが, グラム染色では染色されにくく, ギムザ染色, マキャベロー染色, ヒメネス染色が用いられ, 赤紫色や鮮紅色に染色される（図30は紅斑熱リケッチアの一種）. リケッチアによる感染症は, 大きく分けて, **発疹チフス群**, **紅斑熱群**, **つつが虫病群**の3つのグループに分かれる. いずれもシラミ, マダニ, ツツガムシなどの節足動物により媒介される. また, 近年, リケッチアの仲間として, **顆粒球感染アナプラズマ**が引き起こす新興アナプラズマ症も見つかっている.

1）リケッチア属（*Rickettsia*）

①発疹チフス群

このグループの代表的な感染症は, 発疹チフスである. その病原体は**リケッチア・プロバツキー**（*Rickettsia prowazekii*）で, シラミが媒介する. リケッチアはシラミの腸管で増殖して糞便中に排泄され, ヒトの掻き傷やシラミの刺し口などから侵入して感染する. シラミ自身もリケッチアの増殖により2週間ほどで死亡する.

症状は, 突然の頭痛, 筋肉痛, 悪寒, 高熱などがあらわれる. その後, 発疹があらわれ全身に広がる. 重症例では, 意識混濁などの精神神経症状が出現する. わが国では, 1957年の患者を最後にその後発生はみられていないが, 1997年にアフリカ中東部の国の刑務所で, 数千人規模の発生がみられたとの報告がある. 近年, 日本ではホームレスの人の間で, シラミが蔓延しており, 発疹チフスの流行が懸念されている.

②日本紅斑熱リケッチア（紅斑熱群）

わが国では, このグループの感染症として, 日本紅

第**4**章　病原微生物と感染症　§1　細菌と感染症

斑熱が毎年発生している．病原体の**リケッチア・ジャ
ポニカ**（*Rickettsia japonica*）を保有するマダニに刺さ
れることにより感染する．日本紅斑熱は西日本地域での
の発生が多く，北日本地域での発生はほとんどみられ
ない．病原体をもつマダニ種の生息地域に依存してい
るものと考えられる．病原体のリケッチア・ジャポニ
カはマダニの卵を介して子孫に伝わる．

　症状として，高熱，発疹，刺し口の三徴候がみられ
る．刺し口は，5〜10 mm の赤い円形で硬くなり，中
心部に潰瘍または黒い痂皮（かさぶた）が出現する．
高齢者では，重症化することが多く，死亡例も出てい
る．治療にはテトラサイクリン系抗菌薬が有効である．
予防としては，野山に出向く際や農作業の際には，マ
ダニに刺されないよう肌が出ない長袖の衣類を着用す
ること，また最近はマダニにも有効な忌避剤（虫よけ
剤）が市販されているので，これらを利用するとよい．

2）オリエンチア属（*Orientia*）
○つつが虫病群

　このグループの感染症としては，つつが虫病が古く
から知られている．主として，フトゲツツガムシ，タ
テツツガムシ，アカツツガムシ（昔は毛ダニともよば
れた）の幼虫に刺されることにより，その病原体の**オ
リエンチア・ツツガムシ**（*Orientia tsutsugamushi*）が
ヒトの体内に移行し感染する．オリエンチア・ツツガ
ムシもツツガムシの卵を介して子孫に伝わる．つつが
虫病は，北海道を除く日本全国で発生がみられている．
　症状は，高熱，発疹が顕著である．刺し口もほとん

どの症例でみられるが，日本紅斑熱の場合と少し異な
り，10 mm 程度の黒色痂疲とその周辺に発赤が生じ
る．治療が遅れると，重症化し死亡する場合がある．
治療にはテトラサイクリン系抗菌薬が有効である．予
防としては，つつが虫病が発生している地域では，ツ
ツガムシに刺されないよう長袖の衣類を着用すること，
またツツガムシにも有効な忌避剤（虫よけ剤）を利用
すべきである．

3）アナプラズマ属（*Anaplasma*）
○顆粒球感染アナプラズマ

　ヒトの顆粒球に感染し熱性疾患を引き起こすアナプ
ラズマ属菌は，細胞内偏性寄生性細菌の**アナプラズ
マ・ファゴサイトフィラム**（*Anaplasma phagocytoph-
ilum*）である．細胞内では，アナプラズマはモルラ（桑
の実様構造）とよばれる寄生性空胞を形成し，その中
で増殖する（図31）．アナプラズマは，自然界では野
生哺乳動物（保菌動物）とマダニ（媒介動物）との間
をサイクルする生活環を維持している．そこへヒトが
入り込み，マダニに刺されると発症する．

　アナプラズマによる感染は，**新興アナプラズマ症**と
よばれ，その症状は発熱の他，発疹が出現する場合が
あり，リケッチア症やつつが虫病と区別がつかない．
治療にはテトラサイクリン系抗菌薬が有効である．日
本紅斑熱の流行地での発生がみられることから，そこ
の地域では，マダニに刺されないよう長袖の衣類を着
用すること，またマダニにも有効な忌避剤（虫よけ剤）
の利用が推奨される．実際，日本紅斑熱と新興アナプ

ギムザ染色

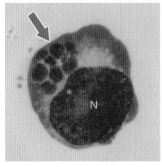

3Dイメージング

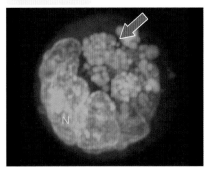

図31　顆粒球アナプラズマ感染THP-1細胞
N：宿主細胞の核
赤矢印：宿主細胞の寄生性空胞（モルラ）内で増殖するアナプラズマ

ラズマ症が混合感染した症例が見つかっている.

4) エーリキア属 (*Ehrlichia*)

○単球感染エーリキア

　ヒトの単球に感染し熱性疾患を引き起こすエーリキア属菌は，細胞内偏性寄生性細菌の**エーリキア・シャフィエンシス**（*Ehrlichia chaffeensis*）である．細胞内では，アナプラズマと同様，モルラ（桑の実様構造）とよばれる寄生性空胞を形成し，その中で増殖する．エーリキアのモルラは，アナプラズマのものよりもコンパクトである（図32）．エーリキアは，自然界ではアナプラズマと同様，野生哺乳動物（保菌動物）とマダニ（媒介動物）との間をサイクルする生活環を維持している．そこへヒトが入り込み，マダニに刺されると発症する.

　エーリキアによる感染は，**新興エーリキア症**とよばれ，その症状は発熱の他，発疹が出現する場合があり，リケッチア症，つつが虫病，アナプラズマ症と区別がつかない．治療にはテトラサイクリン系抗菌薬が有効である．日本紅斑熱とアナプラズマ症の流行地での発生がみられることから，前述の通りこの地域ではマダニに刺されないよう長袖の衣類を着用すること，またマダニに有効な忌避剤（虫よけ剤）の使用が推奨される．日本国内のエーリキア症は，米国の *E. chaffeensis* そのものによる感染ではなく，アジア固有のヒト感染性エーリキア属菌によって引き起こされることが示唆されている[1]．また，ダニに刺された場合に起こるアレルギー反応「ダニ紅斑症（tick-associated rash illness：

TARI)」も同時に発症した症例が見つかっている[2].

C. クラミジア

　クラミジア属菌は，細胞内偏性寄生性細菌で，独自の増殖様式をもっている（図33）．まず感染性の基本小体（elementary body：EB）が宿主細胞に侵入し，封入体という寄生性空胞が形成される．その後，基本小体は網様体（reticulate body：RB）という形に変化し，2分裂増殖をくり返す．RBは感染性がなく，増殖にのみ関与する形態である．そして，RBは徐々にEBに変化し，封入体が成熟すると，細胞が破壊され，EBが細胞外に放出されて，他の細胞へと感染する.

1) トラコーマクラミジア

　トラコーマクラミジアの**クラミジア・トラコマティス**（*Chlamydia trachomatis*）は，性行為によって感染する性感染症（sexually transmitted disease：STD）の，日本で最も多い起因菌である．症状が乏しいため，持続・潜伏感染しやすい．男女とも尿道炎，直腸炎，結膜炎を起こす．また，男性では精巣上体炎や前立腺炎を起こし，女性では子宮頸管炎や付属器炎を起こし

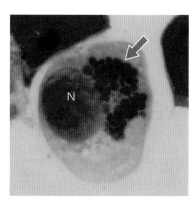

図32　単球エーリキア感染HL60細胞
N：宿主細胞の核
赤矢印：宿主細胞の寄生性空胞（モルラ）内で
増殖するエーリキア（ギムザ染色）

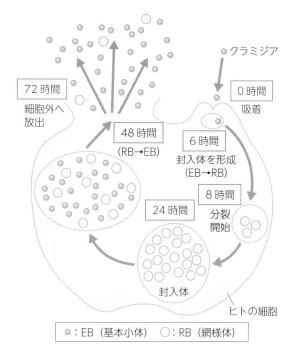

図33　クラミジアの宿主細胞内増殖様式
「シンプル微生物学 改訂第6版」（小熊惠二，他／編），南江堂，
2018より引用.

第4章　病原微生物と感染症

§1　細菌と感染症

微生物学　改訂第2版　● 111

て卵管性不妊の原因となる．産道感染により新生児肺炎や封入体結膜炎などを起こす場合もある．

2）オウム病クラミジア

オウム病クラミジアの**クラミジア・シッタシィ**（*Chlamydia psittaci*）は，肺炎や全身性の症状を呈する熱性の呼吸器感染症であるオウム病の起因菌で，不顕性感染や軽度のインフルエンザ様症状を呈する場合もある．ほとんどのトリが保有していると考えてよい．特に，乳児がいる家庭では，家の中でトリを飼うことは避けた方がよい．トリの糞が乾燥し，風にまって，乳児が吸い込み，感染が成立する恐れがある．

3）肺炎クラミジア

肺炎クラミジアの**クラミジア・ニューモニア**（*Chlamydia pneumoniae*）は，クラミジア属の第3番目の新たな種として，1980年代後半に発見された．呼吸器系へ経気道感染し，上気道炎，気管支炎をはじめとして原発性異型肺炎を引き起こす．市中肺炎の原因の10％程度を占める．症状は，軽度の発熱，乾性咳嗽が特徴で，肺炎マイコプラズマ感染と類似している．また，虚血性心疾患，動脈硬化症，心内膜炎，関節炎，喘息などを併発する場合がある．

4 口腔内細菌

A. う蝕原因細菌

う蝕（虫歯）とは，口腔内の細菌が糖質から産生する酸によって，歯の硬組織が脱灰され，歯が破壊される疾患である．**ミュータンスレンサ球菌**（*Mutans streptococci*）が，主要なう蝕原因細菌である．ミュータンスレンサ球菌の産生する酵素は，スクロースを原料にして粘着性の多糖体（不溶性グルカン）を形成する．グルカンが形成されると，歯の表面で他の口腔内細菌とともに歯垢（プラーク）を形成し，これがう蝕の発症および進行の原因とされている．近年では，プラークは**バイオフィルム**とよばれ，細菌の生き残りや集団としての特徴的な機能発現の場として，さまざまな病原性の発現に関与することが明らかになっている．

B. 歯周病関連細菌

歯を支える歯周組織の感染症を**歯周病**（periodontal diseases）とよぶ．歯周病は大きく分けて，**歯肉炎**（炎症が歯肉に限局）と**歯周炎**（歯肉以外の歯周組織まで炎症が波及）がある．歯周病は，歯垢や歯石で繁殖した歯周病関連細菌による，歯肉の炎症，**歯周ポケット**（病的に歯肉溝が深くなった状態）の形成，歯を支えている歯槽骨の吸収（溶けてもろくなること）を特徴とする疾患である．グラム陰性の嫌気性桿菌が歯周病の主な関連細菌であると考えられている．

慢性歯周炎では，ポルフィロモナス・ジンジバリス（*Porphyromonas gingivalis*）が主要な関連細菌であり，タネレラ・フォーサイシア（*Tannerella forsythia*），フソバクテリウム・ヌクレアタム（*Fusobacterium nucleatum*），トレポネーマ・デンティコーラ〔*Treponema denticola*（スピロヘータの一種）〕なども関与している．*P. gingivalis*は，偏性嫌気性のグラム陰性小桿菌で，赤血球に親和性があり，血液寒天培地上でヘミンからヘマチンを蓄積し，黒色集落を形成する．ユニークな**線毛**と**血球凝集素**をもつ．また，強いプロテアーゼ活性をもち，**ジンジパイン**（トリプシン様のシステインプロテアーゼ）が病原性因子としてよく研究されている．

侵襲性歯周炎では，アグリゲイティバクター・アクチノミセテムコミタンス（*Aggregatibacter actinomycetemcomitans*）が主要な関連細菌である．通性嫌気性のグラム陰性小桿菌であり，放線菌症の際に付随して検出された桿菌としてこのような長い菌名がつけられている．莢膜多糖体を抗原として5つの血清型に型別され，線毛，赤血球毒素（ロイコトキシン）を有している．

5 衛生指標菌

病原性細菌検出の代わりに利用される菌を**衛生指標菌**という．代表的な衛生指標菌は，**大腸菌，大腸菌群，腸内細菌科菌群，腸球菌**である．

A. 一般細菌数

一般細菌数とは，細菌検査で使用される普通寒天培地や標準寒天培地上において，37℃付近で増殖し，48

時間以内に識別できるコロニーを形成する細菌群の菌数のことを指す．食品や飲料水に存在する一般細菌数を調べることで，細菌学的衛生度を評価できるため，衛生検査に多用される．一般細菌数は，培地上で増殖できる生きた細菌数を示すことから，**生菌数**とよばれることが多い．各種食品の衛生規格（食品衛生法で**成分規格**とよばれる）や飲料水の水質基準（水道法）には，生菌数が設定されている．欧米では，SPC（standard plate count）とよばれており，その菌数表現には，**CFU**（colony forming unit）が用いられている．一般細菌数として計測される細菌群は，多くが通性嫌気性の桿菌や球菌である．

B. 大腸菌群

大腸菌群とは，衛生学的な用語であり，細菌学的分類名ではない．「ラクトースを分解して酸とガスを産生するグラム陰性の無芽胞性桿菌」と定義されており，大腸菌（*Escherichia coli*）および大腸菌と類似の鞭毛を有する類縁菌〔サイトロバクター属菌（*Citrobacter* sp.），クレブシエラ属菌など〕がそれに該当する．衛生指標菌としての大腸菌の検査には，44.5℃での発育能を利用した**ECテスト**（ECは*Escherichia coli*の頭文字）が指定されている．加熱食品から大腸菌群が検出されることは，それらが非衛生状態にあることを示している．しかし，自然環境から採取される野菜や魚介類などの生鮮食品は，泥や環境水が残存する可能性もあるので，大腸菌群が検出されても非衛生状態を示しているとはいえない．大腸菌群およびその類縁菌の識別には**IMViC試験**（イムビック試験：図34）が利用されている．

① Indole 反応（Kovac 法）

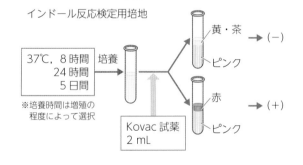

② Methyl-red（MR）試験

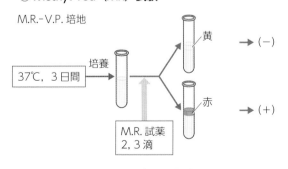

③ Voges-Proskauer（VP）試験

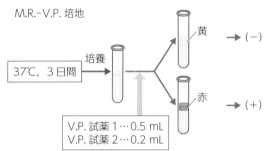

④ クエン酸（citric acid）試験

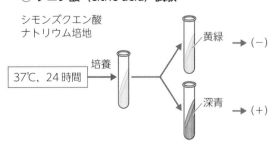

図34 IMViC試験（イムビック試験）
大腸菌の識別のために行われる試験法であり，厳密に大腸菌の存在を判定するにはこの試験を行わなければならない．I（インドール産生試験），M（メチルレッド反応試験：MR），Vi（Voges-Proskauer反応試験：VP），C（クエン酸利用試験）の4つの試験の頭文字をとってIMViC試験（イムビック試験）とよぶ．それぞれの試験結果が「+（±），+，−，−」になるものを大腸菌と同定する．

C. 腸内細菌科菌群

腸内細菌科菌群とは，「グルコースを分解し，酸とガスを産生する腸内細菌科の菌群」と定義された汚染指標菌群で，大腸菌群の他に乳糖非発酵性のサルモネラ属菌や赤痢菌などを含む．わが国では，2011年に「生食用食肉に係る規格基準」の規格として採用された．

D. 腸球菌

腸球菌（*Enterococcus* sp.）は，人畜の腸管に常在する細菌のため，人畜の糞便汚染を示す衛生指標菌として利用されることもあるが，最近はあまり用いられていない．大腸菌と比較して，腸球菌のほうが腸管外（環境中）での生存が少し長いため，大腸菌が死滅した後でも糞便汚染を知ることができるという利点がある．

文　献

1）Su H, et al：Diversity unearthed by the estimated molecular phylogeny and ecologically quantitative characteristics of uncultured Ehrlichia bacteria in Haemaphysalis ticks, Japan. Sci Rep, 11：687, 2021

2）Su H, et al：Serologic Evidence of Human Exposure to Ehrlichiosis Agents in Japan. Emerg Infect Dis, 28：2355-2357, 2022

3）中野隆史：破傷風.「病気がみえる（vol. 6）免疫・膠原病・感染症」（医療情報科学研究所/編），メディックメディア，2009

4）「戸田新細菌学 改訂34版」（吉田眞一/編），南山堂，2013

5）「シンプル微生物学 改訂第5版」（東　匡伸，他/編），南江堂，2011

6）「シンプル微生物学 改訂第6版」（小熊惠二，他/編），南江堂，2018

7）Daniel Zimbler & Wyndham Lathem：How Yersinia Pestis Evolved Its Ability to Kill Millions via Pneumonic Plague. The Conversation, 2015（https://theconversation.com/how-yersinia-pestis-evolvedits-ability-to-kill-millions-via-pneumonic-plague-43989）

8）「はじめの一歩のイラスト感染症・微生物学」（本田武司/編），羊土社，2011

9）「エキスパート管理栄養士養成シリーズ6 微生物学 第3版」（小林秀光，白石　淳/編），化学同人，2012

10）「ベーシック薬学教科書シリーズ 微生物学・感染症学 第2版」（土屋友房/編），化学同人，2016

§2 ウイルスと感染症

1 RNAウイルス (表1)

A. カリシウイルス科

ノロウイルス，サポウイルスに代表される**カリシウイルス**は，ヒトをはじめ広く動物に存在する．**ノロウイルス**は非細菌性食中毒の主要原因ウイルスである．**サポウイルス**もノロウイルス同様に下痢症ウイルスとして知られているが，集団食中毒で検出されるのはもっぱらノロウイルスであり，サポウイルスが検出されることは稀である．ノロウイルスは世界中に広く分布し，

先進諸国から発展途上国まで世界中において年間数十万〜数百万人規模で患者を発生させている．

カリシウイルス（Calicivirus）という名称は，ウイルスを電子顕微鏡で観察した際にコップ状の凹凸（calix, コップ）がウイルス表面に観察されることに由来する．サポウイルスはノロウイルスよりも表面構造が明瞭であり，"ダビデの星"とよばれる大きな窪みをもつ（後出の図2参照）．

カリシウイルスは，直径27〜40nmの球形ウイルスで，エンベロープはもたず内部には一本鎖の＋鎖RNAをもつ．カプシドは正二十面体構造であり，単一のタンパク質によって構成される90個のカプソメア[※1]

表1 RNAウイルスの分類

ウイルス科名	粒子の形態	エンベロープ	核酸の性状			主なウイルス名
			一本鎖/二本鎖	＋鎖/−鎖*	分節の有無	
カリシウイルス科	球形	なし	一本鎖	＋鎖	なし	ノーウォークウイルス(ノロウイルス) サッポロウイルス（サポウイルス）
アストロウイルス科	球形	なし	一本鎖	＋鎖	なし	ヒトアストロウイルス
ピコルナウイルス科	正二十面体	なし	一本鎖	＋鎖	なし	ポリオウイルス コクサッキーウイルス ライノウイルス A型肝炎ウイルス
トガウイルス科	正二十面体	あり	一本鎖	＋鎖	なし	風疹ウイルス
フラビウイルス科	球形	あり	一本鎖	＋鎖	なし	日本脳炎ウイルス デングウイルス ジカウイルス
コロナウイルス科	球形	あり	一本鎖	＋鎖	なし	ヒトコロナウイルス SARSコロナウイルス MERSコロナウイルス
レトロウイルス科	球形	あり	一本鎖	＋鎖	2倍体	ヒト免疫不全ウイルス ヒトT細胞白血病ウイルス
レオウイルス科	正二十面体	なし	二本鎖		10〜12分節	ロタウイルス
オルソミクソウイルス科	球形	あり	一本鎖	−鎖	7〜8分節	インフルエンザウイルス
パラミクソウイルス科	球形	あり	一本鎖	−鎖	なし	麻疹ウイルス ムンプスウイルス RSウイルス
ラブドウイルス科	弾丸状	あり	一本鎖	−鎖	なし	狂犬病ウイルス
フィロウイルス科	糸状	あり	一本鎖	−鎖	なし	エボラウイルス マールブルグウイルス
ブニヤウイルス科	球形	あり	一本鎖	−鎖	3分節	クリミア・コンゴ出血熱ウイルス SFTSウイルス
アレナウイルス科	球形	あり	一本鎖	−鎖	2分節	ラッサウイルス

*タンパク質に翻訳される鎖であるmRNAと同じ配列のものを＋鎖，mRNAと相補的な鎖を−鎖という．
ウイルスの構造，エンベロープについては第1章の図18，20を参照．分節については後述．
一般に，エンベロープを有するウイルスは消毒用アルコールや洗剤で不活化されるが，エンベロープを有しないウイルスはこれらの方法や胃酸でも不活化されない．よって，エンベロープなしのウイルスに対しては，手指の場合は丁寧な手洗いによりウイルスを洗い流すこと，また床などは次亜塩素酸を用いて消毒することが重要となる．

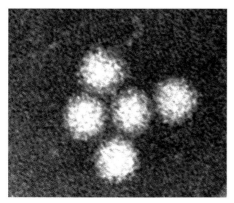

図1 ノロウイルスの電子顕微鏡写真
提供：静岡県環境衛生科学研究所

表2 ノロウイルスの分類

Genogroup （遺伝子群）	Genotype （遺伝子型）	感染宿主
G I	9以上	ヒト
G II	23以上	ヒト，ブタ
G III	1～3	ウシ，ヒツジ
G IV	1～2	ヒト，イヌ
G V	1	ネズミ

をもち，各カプソメアはポリペプチドのホモ二量体である．

カリシウイルスは遺伝子突然変異の他にゲノム内での組換えが頻繁にみられる．ノロウイルスでは多数の遺伝子多型がみられ，これらが互いに宿主との免疫反応において異なる抗原性を示す．したがってノロウイルスやサポウイルスなどのカリシウイルス感染では，短期間に新しい変異株の世界規模での流行が広がる可能性がある．

1）ノロウイルス（ノーウォークウイルス：図1）

特 徴

全世界に分布し，下痢症ウイルスのなかで最もよく知られ，毎年世界中で患者を発生させている．ゲノム配列により，大きくgenogroup I（G I）～V（G V）の5つのグループに分けられる（表2）．ヒトに感染するのはG I，G II，GIVの3種類であり，ヒトから分離されるノロウイルスのほとんどがG I とG IIである．近年，新たにGVI，GVIIと呼称されるウイルスも見つかっている．それぞれのgenogroup（遺伝子群）にはさらに細かなgenotype（ジェノタイプ，遺伝子型）が存在し，ヒトにおいてはこれらが互いに異なる抗原性を示す．

ノロウイルスという名称でよく知られるが，ノロウイルスは属名であり，正式なウイルスの名称は**ノーウォークウイルス**である．ノロウイルス属には現在，ノーウォークウイルス1種類のみが存在するため，ノ

ロウイルスという名称でも意味は同じだが，狭義には異なる．なお，ノーウォークウイルスおよびノロウイルスの名称は，ウイルスがはじめて発見されたアメリカのノーウォーク（Norwalk）という地名に由来する．

病 状

ノロウイルスは食中毒の主要な原因ウイルスである．国内では食中毒患者数でノロウイルスを原因とする人は約半分を占め，原因別では第1位である．感染経路は主に糞口感染であり，ノロウイルスは主として経口的に体内に入る．発症までの潜伏期間は24～48時間である．症状の持続日数は1～3日間で，予後は良好である．悪心，嘔吐，下痢が主な症状であり，基本的に治療を必要とせずに軽快する．症状が消失した後も3～7日間ほど患者の糞便中に排出されるため，二次感染にも注意が必要である．ノロウイルスに対する免疫は腸管免疫であり，通常は数カ月程度しか免疫は持続せず，再度の感染も起こる．

予防法・感染対策

消毒用エタノールは無効で，次亜塩素酸ナトリウムが推奨される．一般に，十分加熱した食品であればウイルスは完全に失活しているが，サラダなど加熱調理しない食材が感染源となりうる．温度に対しては60℃では抵抗性を示し，失活させるためには中心温度が85℃に達してから1分以上加熱する必要がある．

カキ等の二枚貝を原因としたノロウイルス食中毒事例もよくみられる．カキの中腸腺には，患者便を含む下水等に由来する海水中のノロウイルスが濃縮されることが知られている．ウイルスを含むカキを十分な加熱をせずに食べることで感染へとつながってしまう．

現在，ノロウイルスに対するワクチンや治療薬はなく，完全な予防は難しい．予防対策としては，流水・石鹸による手洗い等，一般的な感染症対策をしっかり

※1 **カプソメア**：カプシドの構成単位．

と行うことが重要である．その他，カキ等の二枚貝は十分に加熱してから食べ，高齢者や幼児など発症した場合に重症化する恐れのある人ではできるだけ生食は控えることも重要である．感染者の嘔吐物には大量のウイルスが含まれるため，素手で触らず次亜塩素酸等を用いた消毒をしっかりと行うべきである（第2章「微生物と健康」参照）．

2）サポウイルス（サッポロウイルス）（図2）

サポウイルスは小児の急性嘔吐下痢症患者から見つかったウイルスであり，集団食中毒や成人から分離されることは稀である．臨床症状はノロウイルスとほぼ同じだが，流行は乳幼児に多い．

サポウイルスもノロウイルス同様に属名であり，サポウイルス属にはサッポロウイルス1種のみが存在する．サポウイルス，サッポロウイルスの名称は，ウイルスがはじめて見つかった札幌に由来する．

B．アストロウイルス科

アストロウイルスは，ヒトを含めた哺乳類や，鳥類に感染するウイルスである．天体や星を意味するアストロン（astron）に由来する．ヒトアストロウイルスは血清型で1型から8型まであり，主に小児に感染して胃腸炎を引き起こす．直径約30 nmの球形ウイルスであり，ゲノムとして一本鎖＋鎖RNAをもち，エンベロープをもたない．ノロウイルスや後述のロタウイルス同様に感染性の胃腸炎を引き起こすが，症状はノロウイルスと比べると比較的軽い．

感染経路は主に糞口感染であり，急性胃腸炎を引き起こし，水様の下痢，嘔吐，発熱などの症状がみられる．潜伏期間は1〜5日間であり，症状の持続日数は4〜5日間程度である．次亜塩素酸ナトリウムなどの塩素系消毒薬が有効である．ヒトアストロウイルスは60℃で10分間加熱することで失活させることができる．

C．ピコルナウイルス科

ピコルナウイルスの名称は，きわめて小さいを意味するピコ（pico）と，リボ核酸を意味するルナ（rna）に由来する．ピコルナウイルスは最も単純な構造をもつ部類のウイルスである．ピコルナウイルスには，ポリオウイルスをはじめとして200以上の血清型のウイルスが存在し，個々のウイルスによって引き起こされ

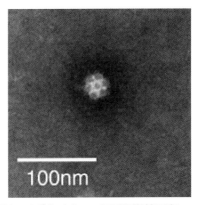

図2　サポウイルスの電子顕微鏡写真
サポウイルスはノロウイルスよりも表面構造が明瞭であり，"ダビデの星"とよばれる大きな窪みをもつ．
提供：神奈川衛生研究所

る症状は多彩である．ピコルナウイルス科に分類されるエンテロウイルス属のウイルスが原因となる疾患を表3に示す．

ピコルナウイルスは直径が約30 nmのエンベロープをもたない小型のウイルスであり，正二十面体構造をもつ．4種類の構造タンパク質VP1〜4がそれぞれ60分子集合して1つの粒子を形成する．遺伝子は，一本鎖の＋鎖RNAであり，ピコルナウイルスのRNAはそれのみで感染性を有し，ウイルスから単離された遺伝子核酸を人工的に細胞に導入すると子孫ウイルスが産生される．

1）ポリオウイルス（図3）

ポリオウイルスは急性灰白髄炎（ポリオ：二類感染症）の原因ウイルスである．抗原性により1〜3型の3種類に分けられる．ポリオウイルスの宿主はヒトだけで，他の動物への感染はなく，感染はヒトからヒトへの伝播のみである．

感染経路は経口感染や接触感染であり，排泄された糞便中のウイルスが，水や食物を介して感染する．ヒトの体内に入ると咽頭や小腸の粘膜で増殖し，リンパ節を介して血流中に入る．その後，脊髄などの中枢神経系へ達すると運動麻痺を引き起こす．感染者の90%以上は無症状の不顕性感染で終わるが，約5%で発熱，頭痛，咽頭痛などの症状がみられ，約0.1%で麻痺型ポリオを発症する．

ポリオウイルス感染症に対する予防策としてワクチ

表3　エンテロウイルス感染症

疾患	主な原因ウイルス	感染経路	臨床症状
急性灰白髄炎（ポリオ）	ポリオウイルス1～3型	経口感染 接触感染	発熱，頭痛，咽頭痛，悪心，嘔吐，倦怠感，頸部硬直，稀に下肢麻痺
ヘルパンギーナ	コクサッキーウイルスA2，A4，A6，A8，A10型	経口感染 飛沫感染 接触感染	発熱，口腔粘膜に水疱性発疹
無菌性髄膜炎	コクサッキーウイルスA，B群 ポリオウイルス1～3型 エンテロウイルス71型 エコーウイルス	経口感染 飛沫感染	発熱，頭痛，嘔吐，悪心，下痢
手足口病	コクサッキーウイルスA6，A16型 エンテロウイルス71型	経口感染 飛沫感染 接触感染	口腔粘膜と四肢末端に水疱性発疹
急性出血性結膜炎	コクサッキーウイルスA24型 エンテロウイルス70型	接触感染	充血，眼痛，眼脂 稀に四肢麻痺

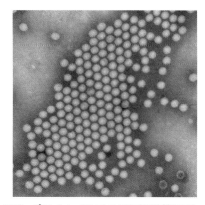

図3　ポリオウイルスの電子顕微鏡写真
出典：アメリカ疾病予防管理センター
(https://phil.cdc.gov/Details.aspx?pid=1837)

ンの接種が行われている．日本では，以前は経口生ワクチンが使用されていたが，現在では注射による不活化ワクチン接種が行われている．経口生ワクチンは安価だが，病毒性を減弱させたウイルスを利用しているために，まれではあるが小児まひが起こる場合がある．不活化ワクチンではウイルスを不活化しているため，小児まひが起こることはない．

2）コクサッキーウイルス

コクサッキーウイルスは夏風邪の一種**ヘルパンギーナ**[※2]の原因病原体であり，その他にも**無菌性髄膜炎**や

筋炎を引き起こす．ウイルス名は，最初に分離された地名であるコクサッキーに由来する．主にA群とB群の2群に分けられ，A群はさらに24型に，B群は6型に分けられる．A群の2，4，6，8，10型はヘルパンギーナの原因ウイルスであり，A群の6型，16型は**手足口病**[※3]を引き起こす．B群は胸膜痛と心筋炎の原因となり，乳幼児では致命的な脳心筋炎を引き起こすことがある．

主な感染経路は，感染者のくしゃみなどによる飛沫感染や糞便中のウイルスからの経口感染である．潜伏期間は2～4日で，幼児や小児で発症しやすいが成人が発症する場合もある．発熱，口内炎，水疱（水ぶくれ）の他，全身症状もみられる．全身症状は2～4日間程度で，口腔内症状は1～2週間で治る．ウイルスは糞便中に数週間排出される．

3）エコーウイルス

エコーウイルスは夏風邪の原因ウイルスの一種であり，もともとヒトの胃腸管から見つかった．発見当初は培養細胞に対する細胞変性効果がみられたものの，ヒトの疾患との関連が不明であったため，enteric（腸管），cytopathic（細胞変性），human（ヒト），orphan（孤立）の頭文字をとってECHO（エコー）ウイルスと名づけられた．

エコーウイルスは患者の唾液や鼻粘液，排泄物など

※2　**ヘルパンギーナ**：主に乳幼児において夏に流行しやすく，いわゆる"夏風邪"の代表的な疾患である．症状としては，発熱や喉の痛み，口腔粘膜にあらわれる水疱性の発疹が主である．

※3　**手足口病**：夏風邪の代表的な疾患の1つであり，口の中や手足に水疱性の発疹がみられる．発熱はみられにくく，高温になることはあまりない．

に含まれ，ウイルスへの接触により感染が伝播する．感染者の多くは症状があらわれず，発症者のほとんどは軽い上部気道症状，発疹などがみられる．また，頻度は低いが**無菌性髄膜炎**を発症することが知られる．国内でみられる無菌性髄膜炎は，エコーウイルスとコクサッキーウイルス感染によるものが多い．

4) エンテロウイルス（図4）

エンテロウイルスは，エンテロウイルス属に属するウイルスであり，エンテロウイルスという名称は腸管で増殖するウイルスの総称でもある．エンテロウイルス属にはポリオウイルス，コクサッキーウイルス，エコーウイルスの各ウイルスを含むが，それら以外のウイルスはエンテロウイルスD68型やエンテロウイルス71型などとよばれる．

エンテロウイルス71型はコクサッキーウイルスA16型などとともに，**手足口病**の主要な原因となるウイルスである．症状は一般的に軽く，通常数日で回復するが，稀に**無菌性髄膜炎**，急性脳炎などの中枢神経症状を呈する場合がある．

エンテロウイルスD68型は近年，小児麻痺を発症した患者から分離されたウイルスである．エンテロウイルスD68型は症例数は少ないものの，発熱，鼻水などの症状に加え手足の麻痺を発症する可能性がある．

5) ライノウイルス

ライノウイルスはいわゆる普通感冒（風邪）の主要原因ウイルスであり，風邪の30〜50％を占める．ウイルス名は，ギリシャ語で鼻を意味するrhis/rhinosに由来する．主な臨床症状は鼻漏（鼻水），鼻閉（鼻づまり），くしゃみなどであり，ほとんどは軽症である．ライノウイルスには現在100種類以上の血清型が存在し，それぞれが異なる抗原性を示すため，ライノウイルスへの再感染が容易に起こる．

感染経路は主に飛沫感染と接触感染であり，潜伏期間は1〜4日間である．鼻閉やくしゃみ，咽頭痛などの症状を示し，1〜2週間で治る．通常，発熱はみられない．アルコール消毒は無効であり，うがいや手洗いなどが一般的な予防法となる．

6) アイチウイルス

アイチウイルスは，1989年に愛知県内で発生した集団感染胃腸炎患者から分離されたウイルスである．日本国内およびアジア各地で存在が報告されている．遺伝子構造上はポリオウイルスやコクサッキーウイルスに近いが，電子顕微鏡写真ではウイルス粒子の表面に凹凸があるなど違いがみられる．

ウイルスが分離された食中毒事例の多くでは生ガキからウイルスが分離されており，患者糞便からもウイルスが検出されている．発症例が少なく，詳細な潜伏期間や症状は不明だが，患者の多くは腹痛，悪心を示し，半数以上は嘔吐，下痢，発熱の症状を示すとの報告がある．

7) A型肝炎ウイルス

後述の**本章§2-3**にて詳細を記載する．

D. トガウイルス科

トガウイルスは厚い外被膜（エンベロープ）をもち，ウイルスの名前は，マントを意味するラテン語のトガ（toga）に由来する．トガウイルスには**アルファウイルス属**と**ルビウイルス属**が存在し，アルファウイルス属のほとんどはアルボウイルス（節足動物媒介ウイルス）である．ルビウイルス属には，風疹ウイルスが唯一分類されている．

トガウイルスは直径約40〜70 nmのエンベロープをもつ正二十面体ウイルスであり，一本鎖の＋鎖RNAをゲノムとして保有する．一本鎖のRNAがタンパク質のカプシドに包まれ，その外側に脂質エンベロープの外被膜があり，スパイクタンパク質が存在する．多くは節足動物が媒介してヒトや家畜に感染する．

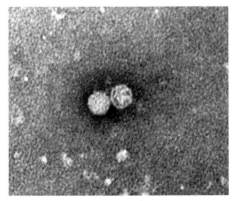

図4 エンテロウイルスの電子顕微鏡写真
提供：静岡県環境衛生科学研究所

風疹ウイルス

　風疹ウイルスは風疹（ルベラ，rubella）の原因ウイルスである．血清学的には亜型のない単一のウイルスで，E1タンパク質（エンベロープを構成するタンパク質の一種）の遺伝子構造によって13の遺伝子型に分類される．国内では，1990年代まで大規模な全国流行がみられていた．風疹ワクチンが定期接種の対象となってからは大規模な全国流行はみられなくなったが，2012〜2013年には未接種者を中心に大流行が発生した．

　上気道粘膜より排泄されるウイルスが飛沫を介して伝播される．感染から14〜21日間の潜伏期間の後，発熱，発疹，リンパ節腫脹が出現する．症状は不顕性感染から重篤な合併症まで幅広く，臨床症状のみで風疹と診断することは困難である．風疹に対する免疫をもたない女性が妊娠初期に風疹ウイルスに感染した場合，ウイルスが胎児にも垂直感染することで**先天性風疹症候群**（CRS）とよばれる種々の先天性異常を起こすことがある．CRSの3大症状は，先天性心疾患，難聴，白内障である．CRSの根本的な治療法はなく，妊娠前のワクチン接種による予防が重要とされる．国内では弱毒生ワクチンが使用され，現在は，麻疹ワクチンと混合した麻疹風疹混合ワクチンが定期の予防接種に使用されている．

E. フラビウイルス科

　フラビウイルス科のウイルスは，**日本脳炎ウイルス，デングウイルス**など，全世界で公衆衛生学的問題となる感染症を起こす病原体を多く含む．学名は黄熱ウイルスにちなみ，黄色を意味するラテン語のフラバス（flavus）に由来する．フラビウイルス科のウイルスは脊椎動物に広く分布し，そのほとんどは不顕性感染であるが，重篤な症状を引き起こすことがある．

　フラビウイルスは直径50〜60 nmの球形ウイルスで，Cタンパク質とゲノムRNAで構成されるヌクレオカプシドを宿主小胞体膜由来のエンベロープが覆っている．一本鎖の＋鎖RNAをゲノムとする．70種類以上のウイルスが存在し，そのほとんどが吸血性節足動物により媒介される．

1）日本脳炎ウイルス（図5）

　日本脳炎ウイルスは日本脳炎の原因ウイルスであり，

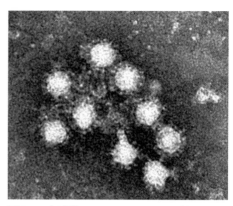

図5　日本脳炎ウイルスの電子顕微鏡写真
提供：静岡県環境衛生科学研究所

主にコガタアカイエカによって媒介され，ヒトに重篤な急性脳炎を起こす．感染源は日本では主にブタで，ウイルスをもつブタから吸血した蚊に刺されて感染するが，ヒトからヒトに感染することはない．

　感染のほとんどが不顕性感染で，感染者の発症率は0.1〜1％と推定されている．日本脳炎ウイルスの潜伏期間は6〜16日間とされる．発症すると，高熱，頭痛，嘔吐，意識障害やけいれんなどの症状を示す急性脳炎を起こす．致死率は20〜40％で，幼少児や高齢者では死亡のリスクが高く，半数以上は脳に障害を受け，麻痺などの重篤な後遺症が残る．予防はワクチン接種が基本であり，罹患リスクを75〜95％減らすことができる．

2）黄熱ウイルス（図6）

　黄熱ウイルスは黄熱の原因病原体である．黄熱は熱帯アフリカと中南米の風土病であり，黒色嘔吐を起こすことから**黒吐病**ともいわれる．宿主はヒトおよびヒト以外の霊長類である．ネッタイシマカが媒介し，ヒトからヒトへの直接感染はない．蚊の生息域に従い，アフリカでは北緯15度から南緯15度までの熱帯地方，中南米ではパナマから南緯15度までの熱帯地方で流行がみられる．

　黄熱ウイルスに感染した場合，多くは不顕性感染である．3〜6日間の潜伏期間の後，発熱，頭痛，悪寒，筋肉痛，背部痛，悪心・嘔吐などを発症する．重症化した場合の致死率は20〜50％程度である．ワクチンの接種が予防に有効である．

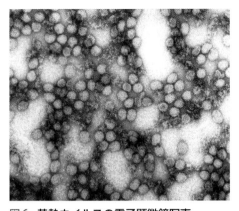

図6 黄熱ウイルスの電子顕微鏡写真
出典：アメリカ疾病予防管理センター
(https://commons.wikimedia.org/wiki/File:
YellowFeverVirus.jpg)

3）デングウイルス

　デングウイルスは蚊によって媒介され，熱性疾患を引き起こす．感染者の多くは不顕性感染のまま終わるが，一部の感染者では感染2～10日後に突然の発熱ではじまる**デング熱**や，血管透過性の亢進による血液漏出がみられる**デング出血熱**を発症する．デング熱は通常7～10日ほどで後遺症を残すことなく回復する．一方，デング出血熱は致死的な病態を示すことがある．デングウイルス感染者は世界の熱帯地域で年間約1億人を超えるといわれ，このうち約25万人がデング出血熱を発症していると推定されている．

　デングウイルスは1～4型まで4つの血清型に分けられる．一度感染した患者が異なる血清型のウイルスに感染すると，最初のウイルスに対する抗体が2回目のウイルスの感染を助ける**ADE**（antibody-dependent enhancement，抗体依存性感染増強）という現象によって異常なウイルス産生が引き起こされ，これがデング熱やデング出血熱の発症にかかわるとされている．このような機構があるため，デングウイルスに対するワクチンはデングウイルスのすべての亜型に対して同時に抗体産生を促す必要があり，有効なワクチンの開発には至っていない．

4）ジカウイルス

　ジカウイルスはヤブカ属のヒトスジシマカやネッタイシマカなどによって媒介されるウイルスであり，ジカウイルス感染症を発症する．また，母体から胎児への感染や性行為による感染事例も報告されている．ジカウイルスには血清型が存在せず単一血清型であり，遺伝子型は大きくアフリカ型とアジア型に分類される．

　潜伏期間は通常3～12日間で，80％は不顕性感染である．発症者では軽度の発熱，発疹，結膜炎，筋肉痛や関節痛がみられることがある．また，妊婦にジカウイルスが感染した場合に小頭症などの胎児異常がみられる症例が報告されている．その他に，ジカウイルス感染地域においてギラン・バレー症候群の発生がみられることから，ウイルス感染との関連が考えられている．

Column

世界で最初に発見されたウイルス

　世界でウイルスの存在がはじめて認識されたのは19世紀末である．世界ではじめて発見されたウイルスは植物に感染するウイルスであり，タバコに感染してタバコモザイク病という病気を引き起こすウイルスであった．1892年にロシアの科学者イワノフスキー（Iwanowsky）は，タバコモザイク病の原因因子が細菌ろ過器を通過することを見出した．1898年にはオランダのベイエリンク（Beijerinck）がタバコモザイク病の病原体は細菌よりも小さな物体であることを結論づけ，contagium vivum fluidum（伝染性生命液）と名づけた．

　1935年に，スタンリー（Stanley）はタバコモザイクウイルスの精製，結晶化をはじめて成しとげ，電子顕微鏡で観察することに成功した．その結果，観察されたウイルスは他の生物と異なり，主にタンパク質で構成されていることがわかり，その後ウイルスの内部にはRNAが含まれることも明らかとなった．

　タバコモザイクウイルスの発見，そして電子顕微鏡での観察成功以後，植物ウイルスだけでなく動物に感染するウイルスや細菌に感染するウイルスなど，世界中でさまざまなウイルスの存在が明らかとなり，「ウイルス」という新しい概念が誕生した．

（鈴木　隆，紅林佑希）

5) ダニ脳炎ウイルス

ダニ脳炎ウイルス（ダニ媒介性脳炎群ウイルス）はマダニによって媒介される脳炎ウイルスであり，致死率の高い感染症を引き起こす．人獣共通伝染病であり，ウシやヒツジなどの反芻動物や鳥類，げっ歯類，ウマ，イヌ，ヒトなど幅広い宿主域をもつ．ダニ脳炎ウイルスには14種類のウイルスが存在するが，そのうち8種類がヒトに対して病原性を示す．主なものとして，中央ヨーロッパ型脳炎，ロシア春夏脳炎がある．

潜伏期間は，通常7〜14日間である．中央ヨーロッパ型脳炎では，発熱，筋肉痛などのインフルエンザ様症状が出現し，2〜4日間続く．ロシア春夏脳炎では，高度の頭痛，発熱，悪心などの後，髄膜脳炎に進展する場合もある．日本では，北海道など寒い地域に生息するシュルツェマダニによる感染が報告されている．

6) C型肝炎ウイルス

後述の本章§2-3にて詳細を記載する

F. コロナウイルス科

コロナウイルスは一本鎖の＋鎖RNAをもつ球形ウイルスである（図7）．エンベロープ表面に存在する突起のために，太陽のコロナのような外観をもつことからこの名称がついた．コロナウイルスはヒトや動物に感染し，飛沫感染や接触感染で伝播し，軽度の呼吸器症状を起こすが，SARSコロナウイルスやMERSコロナウイルスのように重症化するウイルスもある．

直径80〜160 nmの球形ウイルスであり，ウイルス

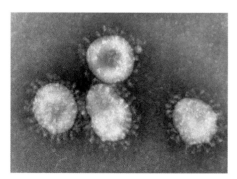

図7 コロナウイルスの電子顕微鏡写真
エンベロープ表面に存在する突起のために太陽のコロナのような外観をもつ．
出典：アメリカ疾病予防管理センター（https://phil.cdc.gov/Details.aspx?pid=10270）

としては大型の部類である．エンベロープをもち，表面にはスパイクを有する．ヌクレオカプシドはらせん状の構造を示す．コロナウイルス属のゲノムは約30 kbで，RNAウイルスのなかでは最大である．

1) ヒトコロナウイルス（HCoV-229E, HCoV-OC43, HCoV-NL63, HCoV-HKU1）

ヒトに日常的に感染するコロナウイルスとして4種が知られる．これらのウイルスはヒトに感染して，風邪の原因の10〜15％を占める．飛沫感染によって感染するが，糞便中に排泄されたウイルスが口から入ることでも感染を起こすことがある．

潜伏期間は通常2〜4日間であり，鼻水，鼻閉，咽頭痛，咳などの症状がみられ，発熱がみられることもある．感染拡大の予防対策としては，手指では消毒用アルコール（70％）が，また床やトイレなどの消毒には次亜塩素酸ナトリウム（0.1％）が有効である．

2) SARSコロナウイルス（SARS-CoV-1）

SARSコロナウイルスは**重症急性呼吸器症候群**（severe acute respiratory syndrome：SARS）の病原体として同定されたウイルスである．2002〜2003年，中国広東省に端を発した世界的流行を引き起こした．

感染経路は，主に飛沫および接触（糞口）感染である．潜伏期間は通常2〜10日間で，発熱と悪寒，戦慄，筋肉痛など，突然のインフルエンザ様の前駆症状で発症する．高熱はみられず，呼吸困難や下痢などの症状がみられる場合がある．肺炎を起こす確率が高く，重症化しやすい．自然宿主はコウモリであり，ハクビシンが中間宿主となってヒトへの感染が広まったが，ヒトからヒトへの感染が大部分で，飛沫感染や接触感染が98％を占める．潜伏期の患者からの感染はなく，重症者ほど他者への感染も起こりやすい．現在，SARS感染例は存在していない．二類感染症に指定されている．

3) MERSコロナウイルス（MERS-CoV）

MERSコロナウイルスは，中東地域で発生している**中東呼吸器症候群**（middle east respiratory syndrome：MERS）の原因病原体である．患者から分離されたMERSコロナウイルスとラクダから分離されたウイルスが遺伝子解析により一部一致がみられ，ヒトコブラクダが感染源の1つであると考えられている．患者との濃厚接触によっても感染が認められるが，ヒトからヒトへの感染力は高くない．

主な症状は発熱，咳，息切れであり，下痢などの消化器症状を伴う場合もある．感染し，肺炎などの症状が悪化した場合の死亡率は約40％である．自然宿主として考えられているコウモリや，重症患者などへの接触を避けることが予防につながる．MERSは現在も散発的に発生している．二類感染症に指定されている．

4）新型コロナウイルス（SARS-CoV-2）

特　徴

2019年にヒトへの感染が報告された新型コロナウイルスは，ウイルス名称としてはSARS-CoV-2（severe acute respiratory syndrome coronavirus 2）と名づけられ，SARS-CoV-2感染による疾患名としてCOVID-19（coronavirus infectious disease-2019）という名称が使用されている．ウイルスの名称の由来として，ウイルスの遺伝子解析により分類学上はSARS-CoVと同じ系統に属すると分類されたことで“SARS”の名前を含む．

コロナウイルス感染症は人獣共通感染症であり，新型コロナウイルスも他の動物由来のコロナウイルスが変異や組換えによってヒトに対する感染性を獲得したものだと考えられているが，起源となった動物は解明されていない．コウモリのコロナウイルスのなかに新型コロナウイルスに近いウイルスが存在することから，コウモリが起源として疑われているが，ウイルス間の遺伝的な隔たりの大きさから，他の動物が中間宿主として存在した可能性も示唆されている．

病　状

潜伏期は，SARS-CoV-1と同等かそれより長い場合が多く，発症後の症状は主に発熱や呼吸器症状，頭痛，倦怠感であり，インフルエンザや風邪に類似した症状がみられる．また，これらの症状に加えて嗅覚異常や味覚異常を訴える患者も存在する．多くは発症から1週間程度の間に軽症のまま治癒するが，一部では重症化がみられ，呼吸困難や死に至る場合もある．重症患者の主な病態は肺炎だが，肺を中心とするさまざまな臓器での血栓症など，合併症がみられることもある．感染経路としては，主に飛沫感染と接触感染が考えられている．他のヒトコロナウイルスと同様に，消毒用アルコール（70％）や次亜塩素酸ナトリウム（0.1％）が有効である．

治療法・予防法・感染対策

検査は主に咽頭や鼻腔のスワブ（ぬぐい液），喀痰を用いた遺伝子検査（PCR検査）や抗原検査が行われる．治療は軽症患者に対しては主に対症療法が行われるが，重症患者やそのリスクがある場合には入院や抗ウイルス薬（本章§4-3）の投与が行われる．ワクチンはmRNAワクチンやウイルスベクターワクチン，タンパク質ワクチン等が開発されており，国内ではじめてmRNAワクチンが使用されたウイルス感染症となった（p217 コラム参照）．

G. レトロウイルス科

レトロウイルスは，ウイルスのなかでもRNAからDNAを合成する，**逆転写酵素**を有するウイルスである．エイズの原因となる**ヒト免疫不全ウイルス**（human immunodeficiency virus：HIV，図8）などが含まれる．その他に宿主にがんを発生させるウイルスの多くがこのレトロウイルスに含まれる．レトロウイルスの名前はretro（逆行）に由来する．

一本鎖の＋鎖RNAをもち，自身のもつ逆転写酵素によりRNAからDNAを逆転写し，宿主細胞の染色体に組込む性質をもつ．レトロウイルスのもつ遺伝子を組込む働きを利用して，近年では遺伝子治療を行うためのベクター（運び屋）として利用するための研究が進められている．

直径約100nmの球形をしており，エンベロープをもつ．ウイルス粒子の内部にはRNAの二量体と逆転

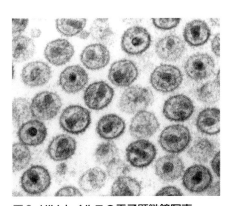

図8　HIVウイルスの電子顕微鏡写真
出典：アメリカ疾病予防管理センター
（https://phil.cdc.gov/Details.aspx?pid=948）

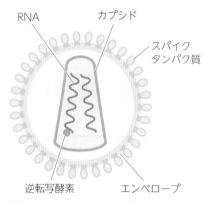

RNA　カプシド　スパイクタンパク質

逆転写酵素　エンベロープ

図9　レトロウイルスの構造
同一の一本鎖RNAが2本あり，ゲノムは2倍.

写酵素をもつ（図9）．レトロウイルスに共通の遺伝子として，構造タンパク質をコードする *gag* 遺伝子，プロテアーゼをコードする *pro* 遺伝子，逆転写酵素をコードする *pol* 遺伝子，エンベロープタンパク質をコードする *env* 遺伝子をもつ.

1）ヒト免疫不全ウイルス

特　徴

ヒト免疫不全ウイルスは**HIV-1**と**HIV-2**の2種類が存在する．どちらも**後天性免疫不全症候群**（acquired immunodeficiency syndrome：**AIDS**）を引き起こすウイルスである.

ヒト免疫不全ウイルスは，サルを宿主とするサル免疫不全ウイルス（simian immunodeficiency virus：SIV）が変異してヒトに感染するようになったウイルスであると考えられている．ウイルスの遺伝子解析の結果から，HIV-1とHIV-2の遺伝子相同性は約60％程度と低い．さらにHIV-1はチンパンジーから分離されたSIVcpz株に近く，HIV-2はマカクザルから分離されたSIVmac株に近いことから，HIV-1とHIV-2はそれぞれ異なるSIV株から変異して発生したウイルスであると考えられる.

病　状

主な感染経路は，性的感染，血液感染，母子感染であり，性的感染が最大の原因となっている．感染後1〜6週程度の間にインフルエンザ様の急性症状が出ることがあるが，多くの場合は無症状のまま潜伏感染期間を過ごす．潜伏期間は数年〜十数年程度で，この間にウイルスは体内でさかんに増殖を続ける．ヒト免疫不

全ウイルスは，免疫を担う**CD4陽性T細胞**に感染し破壊していく．潜伏期間中は免疫細胞とウイルスの作用が拮抗しているため，症状もなく血中でもウイルスは低濃度に保たれる．潜伏期間を経て徐々に免疫機能が低下すると，リンパ節の腫脹，発熱，下痢といった初期症状があらわれ，日和見感染症[※4]などがみられる.

治療法

現在，ヒト免疫不全ウイルスに感染した場合に体内からウイルスを完全に除去する治療は存在しないが，薬によってウイルスの増殖を抑えることで，ある程度のコントロールが可能となっている．治療には早期発見が重要であるが，現在行われている抗体検査法やNAT（核酸増幅試験）検査では感染初期に検出ができない**ウィンドウ期間**が存在するため，感染から検出可能になるまで1カ月半以上の期間が必要である.

2）ヒトT細胞白血病ウイルス

ヒトT細胞白血病ウイルス（human T-lymphotropic virus type1：HTLV-1）は**成人T細胞白血病**（**ATL**）の原因ウイルスである．日本国内では100万人以上の感染者がいると推定されている．発症率は低く，感染者の約5％が一生のうちに発症するといわれているが，発症した場合には重篤な白血病を引き起こす．20代までの発症はきわめて稀で，年齢とともに増加し，発症者はほとんどが40歳以上で，60歳前後を発症のピークとすることから"成人"の名がつく．また，ウイルスを体内から除去する治療法は現在のところ存在しない.

感染経路は，母乳による母子感染，輸血による血液感染，性的感染であり，**母子感染**の割合が最も多い．発症した場合はリンパ節の腫脹や皮膚症状，消化器症状などがみられ，末期には免疫機能が低下することによる日和見感染症がみられる．HTLV-1の感染者は世界のなかでも日本，特に西日本地域に多くみられる．近年では国内で妊婦健診の体制が整備されてきたことで，感染を把握して授乳制限をするなどの対策がとられている.

H. レオウイルス科

レオウイルスは呼吸器および腸管から分離されたウ

※4　**日和見感染症**：免疫力の低下により，通常はほとんど病原性を示さない病原体によって引き起こされる感染症.

イルスで，明確な疾病との関連が不明であったウイルスとして，呼吸器を意味するrespiratory，腸管を意味するenteric，孤立などを意味するorphanの頭文字をとったreoに由来する．レオウイルスは二本鎖のRNAをゲノムにもつウイルスであり，分節RNA[※5]構造をもつウイルスである．

レオウイルスの粒子は直径約60～80 nmの正二十面体構造であり，エンベロープをもたない．分節ゲノム構造をもつため，リアソートメント（遺伝子再集合）を起こす．1つの細胞に2株以上のウイルスが同時に感染することで，分節RNAの組合わせが入れ替わった遺伝子組換え体（リアソータント）が生じる場合がある．

ロタウイルス（図10）

ロタウイルスは**ウイルス性胃腸炎**の原因ウイルスとしてノロウイルスと並んで主要なウイルスである．ロタウイルスは直径約80～100 nmの粒子であり，コア，内殻，外殻の3層構造のカプシドを有する．コアはVP1，VP2，VP3タンパク質からなり，ウイルスゲノムRNAを包んでいる．さらにその外側をVP6タンパク質による内殻，VP4とVP7タンパク質からなる外殻が覆い，ウイルス粒子となる．ウイルスには珍しく，腸管毒素（エンテロトキシン）を有する．これが，ノロウイルスよりも毒性を強めている．

感染するのは主に乳幼児であり，成人での感染・発症は少ない．冬季乳児嘔吐下痢症の原因ウイルスである．主な感染経路は経口感染であり，患者の糞便中に

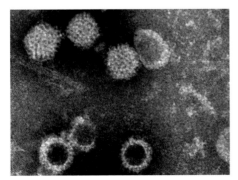

図10 ロタウイルスの電子顕微鏡写真
提供：静岡県環境衛生科学研究所

※5 **分節RNA**：複数本に分かれたゲノムRNA

大量のウイルスが放出され，乳幼児に対しては高い感染性を示す．潜伏期間は1～3日間程度で，発熱と腹痛，嘔吐が発症し，その後に下痢症状（白色の水様便）を発症する．稀にけいれんを発症する場合もある．かつては小児仮性コレラや白痢とよばれていた．5歳頃までにほとんどの乳幼児が感染するといわれており，乳幼児では重症化も起こりやすいため，入院治療を必要とする**乳幼児下痢症**の3～5割がロタウイルス感染である．現在，弱毒経口生ワクチンが国内でも使用されており，発症を完全に防ぐことはできないが，発症時の重症化を9割以上抑えることができると考えられている．

I. オルソミクソウイルス科

オルソミクソウイルスは**インフルエンザウイルス**を代表とする，分節した一本鎖の－鎖RNAウイルスである．オルソミクソウイルスの名称は，粘液を意味するミクソ（myxo）に由来する．インフルエンザウイルスの旧名称はミクソウイルスであったが，後述するパラミクソウイルスの発見により，正規を意味するオルソ（ortho）をつけたオルソミクソウイルスの名称がつけられた．5種類のウイルスが含まれるが，ヒトに対して病原性を示すのはA型，B型，C型インフルエンザウイルスの3種である．

ウイルス粒子は80～120 nmの球形，または不定形であり，C型インフルエンザウイルスでは糸状のウイルス粒子も観察される．内部にはらせん対称のヌクレオカプシドをもつ．エンベロープをもち，エンベロープ表面にはA型，B型インフルエンザウイルスでは2種類，C型インフルエンザウイルスでは1種類のスパイクタンパク質をもつ（図11）．

オルソミクソウイルスに共通した特徴として，分節したゲノムRNAをもつこと，ゲノムRNAの転写および複製は感染した細胞の核内で行われることがあげられる．分節ゲノム構造を有するため遺伝子のリアソートメントを起こすことがある．

インフルエンザウイルス（図12）

特 徴

インフルエンザウイルスにはA型，B型，C型の3種類のウイルスが存在し，いずれもヒトの呼吸器系に感染して疾患症状を示す．A型およびB型インフルエン

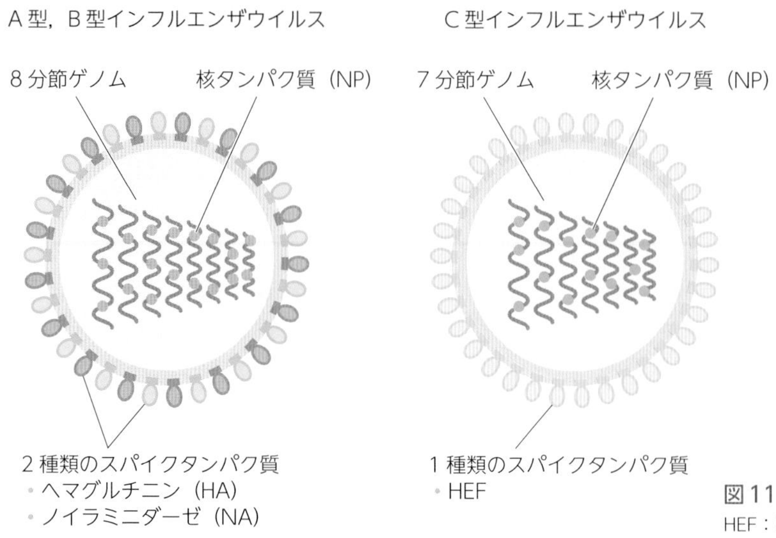

A型，B型インフルエンザウイルス

8分節ゲノム　　核タンパク質（NP）

C型インフルエンザウイルス

7分節ゲノム　　核タンパク質（NP）

2種類のスパイクタンパク質
・ヘマグルチニン（HA）
・ノイラミニダーゼ（NA）

1種類のスパイクタンパク質
・HEF

図11　インフルエンザウイルスの構造
HEF：hemagglutinin-esterase-fusion.

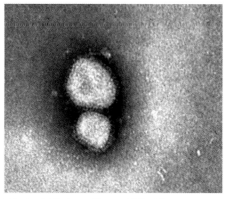

**図12　A型インフルエンザウイルスの
電子顕微鏡写真**
提供：静岡県環境衛生科学研究所

$\underline{A}$/$\underline{duck}$/$\underline{Shizuoka}$/$\underline{50}$/$\underline{2012}$　（$\underline{H5N3}$）
①　②　　　　③　　　④　⑤　　　⑥

①：血清型　　　A，B，C
②：宿主名　　　宿主がヒトの場合は省略
③：分離地　　　ウイルスが発見・分離された地名
④：分離番号　　ウイルス分離時の通し番号
⑤：分離年　　　ウイルスが分離された年
⑥：亜型　　　　HA および NA の亜型

図13　インフルエンザウイルスのウイルス株命名法
図中の例の場合は，2012年の50番目に，静岡でカモから見つかっ
たA型インフルエンザウイルスを指し，HAは5型，NAは3型で
ある．

ザウイルスに感染した際に発症する呼吸器疾患は**イン
フルエンザ**とよばれ，C型インフルエンザウイルス感
染では一般にインフルエンザ感染と検知されず風邪と
診断される．インフルエンザは，世界で最も広く分布
する人獣共通感染症であり，A型インフルエンザウイ
ルスはヒトをはじめ，トリ，ブタ，ウマなど非常に広
範な宿主に感染する．一方でB型とC型インフルエン
ザウイルスでは，ヒト以外の宿主は見つかっていない．
近年，この3種類のいずれとも異なる遺伝子構造を有
するウイルスが発見され，D型インフルエンザウイル
スという名称が提唱されている．D型インフルエンザ

ウイルスはウシやウマから見つかっているが，ヒトへ
の感染性は不明である．インフルエンザウイルスは，
国際的に図13のような命名法が定められている．
　A型インフルエンザウイルスには，2種類のスパイク
タンパク質である**ヘマグルチニン（HA）**と**ノイラミ
ニダーゼ（NA）**の抗原性の違いに基づく亜型が存在
し，H1N1型などとよばれる（表4）．現在，ヒト社会
のなかで毎年冬に流行がみられるインフルエンザウイ
ルスは，A型のH1N1型（新型インフルエンザ），
H3N2型（香港型），B型である．

表4 A型インフルエンザウイルスの各宿主における亜型の分布

宿主	HA・NAの亜型	備考
トリ（水鳥）	H1～H16/N1～N9	全ての亜型・組合せが存在する（H17N10型，H18N11型を除く）
トリ（ニワトリ，野鳥など）	H1～H12/N1～9	H5型とH7型では強毒型が存在し，それらは鳥インフルエンザとして二類感染症に指定されている
ヒト	H1N1，H2N2*，H3N2	現在までに流行がみられたのは3種の組合せのみで，五類感染症に指定されている
ブタ	H1N1，H1N2，H3N2など	
ウマ	H3N8，H7N7	
一部のコウモリ	H17N10，H18N11	インフルエンザウイルス様ゲノムを示すが，ヒトや他宿主への感染性は不明

＊H2N2型はかつてアジアかぜとして蔓延したが，2023年現在では流行はみられていない.

病 状

飛沫感染によって感染し，日本などの温帯では主に冬に流行し，熱帯・亜熱帯地方では雨季に流行する．潜伏期間は1～2日間で，一般的な風邪よりも急速に高熱，悪寒，筋肉痛，倦怠感などの症状を発症する．通常は1週間程度で軽快に向かうが，高齢者などでは細菌の二次感染による肺炎などを併発して死亡することもある．幼児ではインフルエンザ脳症を発症して重篤化する場合がある．

治療法・予防法・感染対策

検査診断は，迅速診断キットを用いて咽頭ぬぐい液などからウイルス抗原を検出する方法が一般的である．治療薬として**NA阻害薬**が使用されているが，RNAポリメラーゼを標的とした新薬も開発されている（**本章§4-3参照**）．ウイルスからエーテルによりHAを抽出した**スプリットワクチン**が日本では使用されているが，インフルエンザの流行を完全に抑える不活化成分ワクチンの開発には至っていない．インフルエンザウイルスの抗原変異が著しいことや，インフルエンザウイルス感染に重要な粘膜免疫の賦活化効果が十分でないことなどが原因として考えられている．ワクチンによって重症化や感染拡大をある程度抑えることはできていると考えられているが，ウイルスの抗原変異に合わせて毎年の接種が必要なことなど課題は多い．

その他特記事項

こうした毎年流行を繰り返す季節性のインフルエンザに対し，数十年に一度のペースで**世界的大流行（パンデミック）**を起こす新型インフルエンザがある．これは，ヒト社会にいなかった他の動物のインフルエンザウイルスが宿主の壁を飛び越えてヒトに感染するようになったことで起こる．2009年にはブタのウイルスがヒトへの感染性を獲得し，免疫をもたない人々が世界的にインフルエンザに感染したことでパンデミックが引き起こされた．その他にも1918年のスペインかぜや1957年のアジアかぜ，1968年の香港かぜは，トリのウイルスがヒトへ感染するようになったことが原因であると考えられている．インフルエンザは人獣共通感染症であり，トリに感染する鳥インフルエンザウイルスはヒトへの感染が危惧されていることから，注視されている．特に鳥インフルエンザウイルスのH5N1およびH7N9亜型は病原性が高いことから，二類感染症に定められている．養鶏場等で鳥インフルエンザウイルスが発生した場合，野鳥や野生動物，人間の移動によってウイルスが周辺に蔓延するのを防ぐため，発生農場にいるすべての養鶏を殺処分することでウイルスの封じ込めが行われる．

J. パラミクソウイルス科

パラミクソウイルスには，**麻疹ウイルス**や流行性耳下腺炎（おたふくかぜ）を引き起こす**ムンプスウイルス**など，ヒトの流行性疾患の原因ウイルスが含まれる．また，イヌジステンパーウイルス，ニューカッスル病ウイルスなど重要な感染症の原因ウイルスも含む．パラミクソウイルスの名称は，ミクソウイルスに「準ずる」を意味するパラ（para）をつけた名称になる．

一本鎖の－鎖RNAをもち，表面にはエンベロープを有する．エンベロープ表面には2種類のスパイクタンパク質を有する．150～200 nmの球形またはフィラメント形で，内部にはらせん対称のヌクレオカプシドを有する．

1）パラインフルエンザウイルス

パラインフルエンザウイルスは，乳幼児から成人ま

で広く感染し，上気道炎や気管支炎，肺炎，クループなどの呼吸器症状を引き起こす．クループとは，喉の炎症による腫れで気管が狭まり，かぜ様症状に加え，イヌの鳴き声や金属音に似た特徴的な響きの咳を示す症状である．クループの発症はウイルス感染が原因の場合が多く，パラインフルエンザウイルスはクループ患者の発症原因の大部分を占める．他にも，かぜ様症状で特に嗄声（声がかすれた状態）を有するときは，パラインフルエンザウイルスの感染を疑ってよい．

パラインフルエンザウイルスには1型から4型まで，4種の血清型が存在し，3型が最も多く検出され症状も重い．多くの人が生涯を通して何度も感染するウイルスであるが，ほとんどは感染するたびに症状は軽くなっていく．成人ではほぼ症状は示さないが，小児や高齢者では肺炎等の重篤な症状を引き起こすこともある．飛沫感染や接触感染で広まり，現在までに治療薬やワクチンはなく，一般的な感染予防策の徹底が重要である．

2）麻疹ウイルス（図14）

麻疹ウイルスは，**麻疹**（はしか）の原因となるウイルスである．非常に感染力の強いウイルスであり，空気感染（飛沫核感染），接触感染，飛沫感染などさまざまな感染経路を有する．血清型は1つであり，ワクチンによる予防が有効である．麻疹ウイルスが感染する宿主はヒトのみである．

潜伏期間は10〜12日間で，前駆期（カタル期）には上気道炎症状と結膜炎症状が主にみられる．その後，

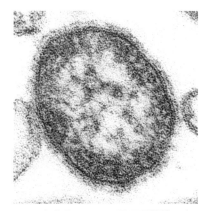

図14 麻疹ウイルスの電子顕微鏡写真
出典：アメリカ疾病予防管理センター
(https://phil.cdc.gov/details.aspx?pid=8429)

発疹期には高熱と特有の発疹が全身性にみられる．その後回復期に入ると解熱，発疹の退色がみられ，合併症がなければ7〜10日後には回復する．

発症した場合に特異的な治療法はないため，発熱には解熱剤など対症療法が行われる．空気感染（飛沫核感染）を起こすため，手洗いやマスクでは予防はできない．生ワクチン接種が最も有効な予防法であり，2回接種により約99％の免疫獲得率が報告されている．

3）ムンプスウイルス

ムンプスウイルスは**流行性耳下腺炎**（mumps）の原因ウイルスである．流行性耳下腺炎は患者にみられる特徴的な唾液腺（耳下腺）の腫脹から，**おたふくかぜ**ともよばれる．

飛沫感染や接触感染によって感染を起こす．2〜3週間の潜伏期を経て，唾液腺の腫脹，発熱などを主な症状とする．通常，1〜2週間で軽快に向かうが，**無菌性髄膜炎**や永続的な**難聴**などの合併症を発症する場合がある．患者は小児に多いが，成人が感染する場合もあり，成人が感染したほうが症状は一般的に重くなりやすい．

ワクチンによる予防が有効であるが，副反応としてワクチン株による無菌性髄膜炎が起こる場合がある．その発症率は自然感染時より低いが一定数生じるため，日本ではムンプスワクチンは任意接種となっており接種率は低く，安全性の高い新型ワクチンの開発が続けられている．

4）RSウイルス

RSウイルスは感染すると肺炎や気管支炎を引き起こすウイルスであり，特に小児に対して重い症状を示すことがある．RSウイルスという名前は呼吸器（respiratory tract）から分離され，培養細胞に感染させた際に多核巨細胞（syncytium，合胞体）を形成することに由来する．RSウイルスにはA型とB型の血清型が存在する．

飛沫感染，接触感染によって感染を起こし，2〜8日の潜伏期間の後，発熱，鼻汁などの症状がみられ，徐々に下気道炎症状がみられるようになる．乳幼児の肺炎・細気管支炎の主要原因であり，乳幼児肺炎の約50％，細気管支炎の約90％がRSウイルスによるものと考えられている．再感染が普遍的にみられ，乳幼児期のみならず成人であっても再感染が起こる．

K. ラブドウイルス科

ラブドウイルスは，ウイルス粒子形態が特徴的な弾丸状あるいは桿菌形をしており，名称は棒を意味するラブド（rhabdo）に由来する．狂犬病ウイルスに代表される非常に広い宿主域をもつウイルスなど，多様な種類のウイルスを含む．

ウイルス粒子はエンベロープをもち，100〜430 nm × 45〜100 nmの弾丸のような形をしている．内部にはらせん型のリボヌクレオプロテイン（ribonucleoprotein：RNP）複合体が内包されている．ゲノムとしては，一本鎖の−鎖RNAをもつ．

狂犬病ウイルス（図15）

狂犬病ウイルスは世界中で存在がみられ，ヒトを含むさまざまな哺乳動物に感染する．感染し，発病した場合には，ほぼ100％の確率で死亡につながるウイルスである．

狂犬病ウイルスは，ヒトや動物に感染すると狂躁状態（活動亢進，興奮状態），飲水困難（恐水症），麻痺などの症状を示し，最終的には死に至る脳炎を引き起こす．恐水症は狂犬病の特徴的な症状の1つであり，狂犬病の別名としても使われる．狂犬病患者は，水を飲むときの刺激により咽頭痛や全身痙攣が起こるようになり水を恐れるようになる．ヒトへの感染において野生動物による咬傷が主な原因であり，最も重要な感染源はイヌである．その他にキツネやコウモリが主要な感染源の国もある．感染経路はウイルスを含んだ動物の唾液が咬傷部位から体内へ入る接触感染であり，末梢神経を上行して中枢神経系に侵入する．潜伏期間は咬まれた場所によって異なり，脳から遠い位置であ

るほど潜伏期も長く，発症率も低くなる．毎年，全世界で約5万人が狂犬病により死亡していると推定されている．

現在，日本では狂犬病の国内発生は1957年以降みられないが，世界的には感染の危険性がない地域の方が少なく，海外渡航の際には予防のための不活化ワクチン接種が望ましい．国内では，海外からの狂犬病の侵入・拡大を防ぐため，飼育されるすべてのイヌに対し狂犬病ワクチンの接種が義務付けられている．感染したイヌなどに咬まれた場合，発症するとほぼ100％の致死率であり，発症しないような対処が必要となる．咬まれたときには，石鹸などで傷口を消毒してウイルスを殺すことや発症前にワクチンを打つことで発症を防げる場合がある．咬まれた後に行うワクチン接種を曝露後ワクチン接種とよび，発症を防ぐ手段として迅速な曝露後ワクチン接種が強く推奨される．狂犬病はウイルスが体内に侵入してから発症するまで1〜3カ月程度と長期間の潜伏期間があり，ワクチン接種により潜伏期間中に免疫を獲得することで発症を防ぐことができる．

L. フィロウイルス科

フィロウイルスは多形性で糸状の形態を示すウイルスで，名称は糸を意味するフィロ（filo）に由来する．**エボラウイルス**と**マールブルグウイルス**など，ヒトを含む霊長類に重篤な出血熱を引き起こすウイルスを含む．

フィロウイルスは直径がほぼ一定（約80 nm）の糸状のウイルス粒子形を示す．長さはさまざまで，その形態は分岐状，U型，環状，6の字形など多様である．エンベロープを有し，内部には一本鎖の−鎖RNAをコアとして有する．

1）エボラウイルス（図16，17）

エボラウイルスは，**エボラ出血熱**とよばれる致死率の高い出血熱を引き起こすウイルスである．エボラ出血熱による致死率は約50〜90％である．エボラウイルスは属名であり，エボラウイルス属にはザイールエボラウイルスなど主に発生した地名にちなむ5種類のウイルスが含まれる．また，エボラというのは，1976年にはじめて患者が確認された地域にあるエボラ（Ebola）川に由来する．アフリカ地域において霊長類

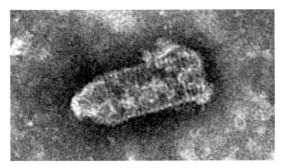

図15 狂犬病ウイルスの電子顕微鏡写真
ウイルス粒子はエンベロープをもち弾丸のような形をしている．
提供：静岡県環境衛生科学研究所

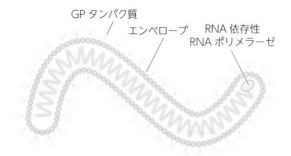

図16 エボラウイルスの構造図
GPタンパク質：フィロウイルスにみられるスパイクタンパク質.

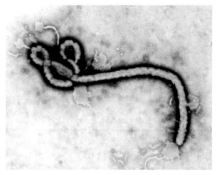

図17 エボラウイルスの電子顕微鏡写真
エボラウイルス粒子は，分岐状，U型，環状，6の
字形など多様な形態をとる.
出典：アメリカ疾病予防管理センター
(https://phil.cdc.gov/Details.aspx?pid=1181)

以外ではコウモリからウイルスが見つかっており，コ
ウモリがヒトやサルへの感染源であると考えられて
いる.

　エボラウイルスは，ヒトからヒトへ血液や体液を介
して感染する．直接的な接触でのみ感染し空気感染は
起こさない．患者の体液や血液で汚染された衣類や，
使用済み注射針などが感染源となる場合がある．潜伏
期間は2～21日間程度で，発熱，頭痛，筋肉痛などの
症状にはじまり，最終的には全身の毛細血管からの出
血による出血性ショックや，多臓器不全を起こして死
亡に至る.

2）マールブルグウイルス

　マールブルグウイルスは，一類感染症である**マール
ブルグ病**（マールブルグ熱，マールブルグ出血熱とも
よばれる）を引き起こすウイルスである．1967年に，
ポリオワクチン製造・実験用としてウガンダからドイ
ツと旧ユーゴスラビアに輸入されたアフリカミドリザ
ルから研究所の職員に感染した事件によって，存在を
知られるようになった．ウイルス名は感染の発生した
ドイツの地名に由来する.

　感染は感染者の体液や血液への接触によって起こり，
空気感染は起こさない．感染した場合，3～10日間の
潜伏期間を経て突然発症する．発熱と嘔吐，消化器症
状にはじまり，最終的には出血症状を引き起こす．致
死率は20～80％と，適切な治療を受けられるかどう
か，感染源がヒトであるか他の動物であるかなどで大
きく異なる.

M. ブニヤウイルス科

　ブニヤウイルスは，3分節の一本鎖－鎖RNAを有す

るウイルスであり，ヒトや脊椎動物を宿主とする4属
のウイルスと植物に感染する1属のウイルスを含む.
ブニヤウイルスという名称は代表ウイルス種の
Bunyamwera virusに由来する．ブニヤムヴェラ
（Bunyamwera）はウイルスが見つかったアフリカの地
名である.

　ブニヤウイルスは直径80～120 nmの球形ウイルス
であり，内部には長さの異なる3分節のゲノムRNAを
有する．3本のRNAは，長さの短いものからS（small）
分節（1.0～2.9 kb），M（medium）分節（3.5～4.9
kb），L（large）分節（6.4～12.2 kb）とよばれる．エ
ンベロープを有し，2種のスパイクタンパク質である
GnとGcを有する.

1）腎症候性出血熱ウイルス（ハンタウイルス）

　ハンタウイルスは，げっ歯類を自然宿主とし，ヒト
に感染すると腎症候性出血熱を引き起こすウイルスで
ある．ハンタウイルスは属名であり，世界各地でそれ
ぞれ異なるげっ歯類を自然宿主とするウイルスが見つ
かっており，それらを含むのがハンタウイルス属で
ある.

　主に，感染したネズミの排泄物に接触，あるいは汚
染されたエアロゾルの吸入によりヒトに感染する．ヒ
トに感染した場合は，重篤な全身疾患，あるいは腎疾
患を生じる．潜伏期間は1～5週間程度で，通常ヒト
からヒトへの感染は起こらない．特異的な治療法はな
く，野生のネズミとの接触を避けることが最も重要で
ある.

国内では，1960年代に大阪梅田駅周辺で野生動物（ドブネズミ）が原因と考えられる都市型流行が発生した他，1970年代から1984年にかけて全国の大学や実験施設において実験用ラットを介した実験室型の流行が発生した．

2）クリミア・コンゴ出血熱ウイルス

クリミア・コンゴ出血熱ウイルスは，1944～1945年にクリミア地方で発生した急性熱性疾患と，1956年にコンゴで見つかったウイルスが同一のウイルスであったことから名づけられた名称である．家畜や野生動物にマダニを介して感染し，ヒトに感染した場合に出血熱を引き起こす．潜伏期間は2～9日間で発症率は20％程度と推定されている．発症は突発的で，発熱，頭痛，関節痛がみられ，重症化すると出血症状がみられる．致死率は15～40％である．クリミア・コンゴ出血熱は一類感染症である．

3）SFTSウイルス
（重症熱性血小板減少症候群ウイルス）

SFTS（severe fever with thrombocytopenia syndrome：**重症熱性血小板減少症候群**）**ウイルス**はSFTSの原因ウイルスであり，2011年に中国の研究者らによって新しいウイルスとして同定された．日本でも2012年以降にSFTSによる死亡例が報告され，国内でもウイルスが存在することが確認された．SFTSは**マダニ**（主にフタトゲチマダニ）**媒介性**の疾病であり，SFTSウイルスの自然宿主であるマダニに咬まれることでヒトに感染する．また，SFTSウイルスに感染した動物（猫）に咬まれたことで感染し，死亡した例がある．

潜伏期間は6日～2週間程度である．発熱，嘔吐，下痢，腹痛などの消化器症状などがみられる．高齢者では重症化しやすく，死に至る場合もある．ヒトからヒトへの感染は起こらないため，予防や感染対策としてはマダニに咬まれないようにすることが重要である．草むらや藪などに入る際には，長袖，長ズボンを着用することが予防につながる．これはダニ媒介性の他の疾病についても同様である．

N．アレナウイルス科

アレナウイルスは，ウイルス粒子内に宿主由来のリボソームとRNAを有するのが特徴のウイルスであり，電子顕微鏡観察下で取り込まれたリボソーム粒子が砂状に見えることから，砂を意味するアレーナ（arena）にちなんで名づけられた．

げっ歯類を自然宿主とするウイルスであり，代表的なウイルスにはヒトに感染して重篤な症状を引き起こす**ラッサウイルス**がある．ウイルス粒子は球形または不定形で直径も約50～300 nmと不揃いである．エンベロープを有し，ゲノムとしては2分節の一本鎖－鎖RNAをもつ．内部にはらせん対称のヌクレオカプシドをもつ．

ラッサウイルス（図18）

ラッサウイルスは一類感染症である**ラッサ熱**とよばれる出血熱を引き起こすウイルスである．マストミス（*Mastomys natalensis*）とよばれるげっ歯類が自然宿主である．1970年代にウイルスが分離され，ウイルスが見つかった村の名前にちなみ，ラッサウイルスと名づけられた．アフリカを中心に世界中で毎年20～30万人が感染し，致死率は1～2％程度と推定されている．

感染したマストミスの排泄物や唾液にウイルスが含まれ，接触感染によってヒトへと感染する．ヒトからヒトへの接触感染や飛沫感染も起こることがあるが，感染性は高くない．潜伏期間は7～18日間で，発熱，全身倦怠感を初期症状とする．病状は徐々に進行し，頭痛，咽頭痛や下痢，嘔吐，腹痛などがみられ，重篤化すると消化管出血などが引き起こされる．発症6日以内の抗ウイルス薬リバビリン（**本章§4-3参照**）を用いた療法が有効といわれている．

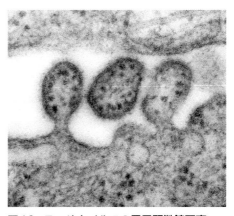

図18 ラッサウイルスの電子顕微鏡写真
左右のウイルスは，細胞からの出芽の途中である．
出典：アメリカ疾病予防管理センター
（https://phil.cdc.gov/Details.aspx?pid=8699）

2 DNAウイルス (表5)

A. ポックスウイルス科

ポックスウイルスは線状の二本鎖DNAをゲノムとしてもつDNAウイルスである. ポックスウイルスの名称は, **痘瘡ウイルス**の感染患者の皮膚にみられる特徴的な皮膚の発疹（痘症, pox）からきている. ポックスウイルスによる疾患としては**天然痘**が有名である.

ウイルス粒子はレンガ形あるいは卵形をしており, 短径は140〜260 nm, 長径は220〜450 nmでウイルスとしては巨大な部類であり, エンベロープを有する（図19）. 他のDNAウイルスと異なり, DNA合成に必要な酵素をウイルス粒子内にもち, 宿主細胞の核ではなく細胞質内で増殖するのが特徴である. ゲノムの長さは130〜375 kbで, 動物を宿主とするウイルスのなかでは最長である.

1）痘瘡ウイルス（天然痘ウイルス）（図20）

痘瘡ウイルスは一類感染症の**天然痘**（痘瘡, 疱瘡ともいわれる）の原因ウイルスである. 痘瘡ウイルスは人類が根絶に成功した初の病原体である. 現在, 自然界にはこのウイルスは存在せず, アメリカとロシアの研究所にのみ保管されている.

痘瘡ウイルスは, 同じポックスウイルス属である牛痘ウイルスやワクチニアウイルスなどが人獣共通感染症であるのに対し, ヒトのみに感染するウイルスである. 痘瘡ウイルスの感染力は非常に強く, 感染は主に飛沫感染である. 臨床的にはメジャータイプとマイナータイプの2つに分けられ, メジャーでは致死率が20〜50％と非常に高い. 治癒後には強力な免疫を獲得する.

天然痘は, 世界ではじめてワクチンが開発された感

表5 DNAウイルスの分類

ウイルス科名	粒子の形態	エンベロープ	核酸の性状		主なウイルス名
			一本鎖／二本鎖	直鎖／環状	
ポックスウイルス科	レンガ形	あり	二本鎖	直鎖	痘瘡ウイルス ワクチニアウイルス
ヘルペスウイルス科	球形	あり	二本鎖	直鎖	単純ヘルペスウイルス 水痘帯状疱疹ウイルス EBウイルス
アデノウイルス科	正二十面体	なし	二本鎖	直鎖	ヒトアデノウイルス
パピローマウイルス科	正二十面体	なし	二本鎖	環状	ヒト乳頭腫ウイルス （ヒトパピローマウイルス）
パルボウイルス科	正二十面体	なし	一本鎖	直鎖	ヒトパルボウイルスB19
ヘパドナウイルス科	球形	あり	二本鎖	環状	B型肝炎ウイルス

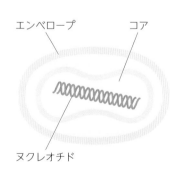

エンベロープ　　コア

ヌクレオチド

図19 ポックスウイルスの構造
コアは, ゲノム複製に必要な分子を内包する.

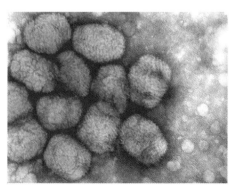

図20 痘瘡ウイルスの電子顕微鏡写真
出典：アメリカ疾病予防管理センター
(https://phil.cdc.gov/details.aspx?pid=2292)

染症である．1796年にジェンナーが開発した**種痘**は，痘瘡ウイルスに近い牛痘ウイルスを含む牛痘の膿を用いた免疫法である．その後，ワクチン株としてワクチニアウイルスが使用されるようになり，1980年に世界保健機関（WHO）が天然痘根絶の宣言を発して天然痘は根絶された．

2）エムポックス（サル痘）ウイルス

エムポックス（サル痘）は，1970年代にはじめてヒトへの感染が報告され，以後，中央アフリカから西アフリカで流行がみられていた．2022年に欧米を中心に流行地域への渡航歴のない感染者の報告が相次ぎ，世界的な流行の拡大が危惧されている．自然宿主はげっ歯類と考えられており，リス等のげっ歯類やサルとの直接的あるいは間接的な接触によりヒトへ感染していると考えられている．ヒトからヒトへの感染が疑われる事例もあり，ヒト‐ヒト間の感染においても接触感染が主な経路と考えられている．

症状としては，発熱，頭痛，リンパ節腫脹などが5日程度持続し，発熱後に発疹が出現する．多くの場合2〜4週間持続し自然軽快するものの，小児例や，あるいは曝露の程度，患者の健康状態，合併症などにより重症化することがある．サル痘では**手掌**（手のひら）や足底にも皮疹が出現することなどが，水痘との鑑別に有用とされる．感染予防としては，天然痘ワクチンにより約85％の発症予防効果があるとされており，流行地では感受性のある動物や感染者との接触を避けることが大切である．

B. ヘルペスウイルス科

ヘルペスウイルスの名称は，ギリシャ語で這うを意味するヘルペス（herpes）に由来し，ヘルペスウイルスによって引き起こされる発疹が連なってみられるため名づけられた．ヘルペスウイルスに共通の性質として，持続感染（潜伏感染）を引き起こすことがあり，代表的なウイルスとして**単純ヘルペスウイルス**や**水痘帯状疱疹ウイルス**，**EBウイルス**があげられる．

ウイルスはほぼ球形で120〜200 nm，正二十面体のカプシド構造を有し，スパイクタンパク質の突起を有するエンベロープ構造をもつ．細胞に核をもつほとんどすべての真核生物に存在する．宿主にはじめて感染した後，潜伏感染する．潜伏感染したウイルスは宿主が何らかの理由で免疫不全に陥ったときに再活性化し，病的状態を引き起こす．

1）単純ヘルペスウイルス（ヒトヘルペスウイルス1型，2型：図21）

ヒトヘルペスウイルスには8つのウイルスが存在し，そのうち1型と2型は単純ヘルペスウイルスとよばれる．1型は主に口唇ヘルペスを生じ，ヘルペス口内炎，ヘルペス角膜炎，単純ヘルペス脳炎を引き起こす．2型は主に性器ヘルペス，新生児ヘルペス，ヘルペス髄膜炎，ヘルペス脊髄炎の原因となる．

感染経路は1型と2型で異なる．1型は患者の唾液に含まれるウイルスが口腔粘膜などに感染し，2型は性交時に粘膜の直接感染によって感染する．一般に1週間程度の潜伏期間を経て，症状を示す．いったん初期感染の症状が治ると，ウイルスは体内に持続的に潜伏感染する．その後，免疫が低下すると症状が再発する．

2）水痘帯状疱疹ウイルス（ヒトヘルペスウイルス3型）

ヒトヘルペスウイルス3型は，通称，水痘帯状疱疹ウイルス，または水痘・帯状ヘルペスウイルスとよばれる．小児の流行性疾患である**水痘**（水ぼうそう）の原因ウイルスである．水痘は全身の皮膚に水疱性発疹を生じる疾病である．水痘帯状疱疹ウイルスはきわめて感染力の強いウイルスである．

感染経路は空気感染および接触感染であり，ヒトに対して水痘と**帯状疱疹**を引き起こす．初感染時に引き起こされるのが水痘であり，ウイルスは治癒後に神経

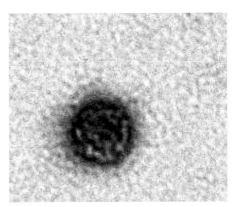

図21　ヘルペスウイルスの電子顕微鏡写真
提供：静岡県環境衛生科学研究所

に持続的に感染を引き起こし，免疫機能が低下した場合にウイルスが体内で増殖し再発した病態が帯状疱疹である．水痘は顔や手足，口の中など全身に水疱ができる．帯状疱疹は神経に沿って帯状に疱疹（赤い斑点を伴う水ぶくれ）がみられる．

現在国内では，弱毒生ワクチンが用いられており，1〜3歳までの間に2回の接種を受けられる．1回の接種で重症化をほぼ100％防ぎ，発症も1回で80％程度，2回で90％以上の発症を防ぐことができる．1歳までにすでに発症している場合はワクチンを接種する必要はない．非常に感染力が強く，特に免疫をもたない乳幼児期は集団感染のリスクがあり，注意が必要である．

3）EBウイルス（ヒトヘルペスウイルス4型)

ヒトヘルペスウイルス4型は，別名EBウイルスともよばれる．EBウイルスの名称は発見者の名前であるエプスタイン（Epstein）とバール（Barr）の頭文字からとられている．唾液を介した経口感染により感染し，乳幼児，小児期に感染した場合はほとんどが無症状だが，思春期以降に感染した場合は**伝染性単核球症**を発症する場合がある．

一度感染すると，生涯にわたってBリンパ球に潜伏感染し，免疫抑制時に再活性化することで進行性リンパ増殖症や悪性リンパ腫などを引き起こす．EBウイルスはヒトヘルペスウイルスのなかで唯一，がんとの関連が報告されているウイルスであり，**バーキットリンパ腫**やホジキンリンパ腫，鼻咽頭がんなどの発症に関与すると考えられている．

C. アデノウイルス科

アデノウイルスは，咽頭結膜炎や流行性角結膜炎などを引き起こすウイルスであり，呼吸器感染症（風邪）の原因の1割程度を占めると推定される．アデノウイルスの名称は，ヒトのアデノイド（咽頭部の肥大した扁桃腺）から見つかったことに由来する．

アデノウイルスは直径70〜90nmで，エンベロープをもたない，二本鎖DNAをゲノムとして有するウイルスである．ウイルス粒子は252のサブユニットからなる正二十面体構造をもつ（図22).

アデノウイルスは遺伝子ベクターとして利用されるウイルスの1つであり，さまざまな細胞に高効率に遺伝子導入が可能である．同じく遺伝子ベクターとして利用されるレトロウイルスとの違いとして，レトロウイルスベクターが核染色体内に遺伝子を組込むのに対して，アデノウイルスベクターによる遺伝子導入は，染色体に組込まれず一過性である．また，遺伝子導入は非分裂性の静止期の細胞にも可能である点も特徴的である．

ヒトアデノウイルス（図23)

ヒトアデノウイルスには現在，57種類の血清型が存在し，6つの亜属に分類される．血清型により臨床症状はさまざまであり，呼吸器疾患や眼疾患，消化器疾患などを示す（表6).

毎年夏季に小児の間で流行する**咽頭結膜炎**は，主に3型によって引き起こされる．咽頭結膜炎はプールの

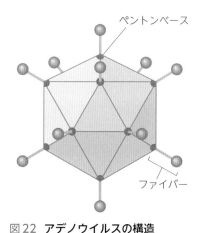

図22 アデノウイルスの構造
アデノウイルスは正二十面体構造を示し，12個の頂点にはペントンベースが配置され，外側に向かってファイバーをつき出す構造をもつ．

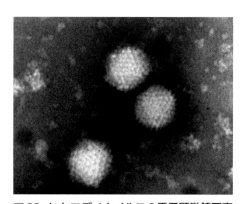

図23 ヒトアデノウイルスの電子顕微鏡写真
提供：静岡県環境衛生科学研究所

表6 ヒトアデノウイルスが引き起こす主な疾患

疾患	主な原因血清型	主な臨床症状
咽頭結膜炎	3, 4, 7型	発熱, 咽頭痛, 結膜充血
咽頭炎・扁桃炎	1, 2, 5型	発熱, 扁桃白苔
肺炎・気管支炎	2, 3, 7型	発熱, 咳嗽, 呼吸困難
流行性角結膜炎	8, 19, 37型	結膜充血, 眼脂, 眼痛, 偽膜
胃腸炎	40, 41型	嘔吐, 下痢, 腹痛
出血性膀胱炎	11型	肉眼的血尿, 排尿時痛

表7 ヒトパピローマウイルスが引き起こす主な疾患

組織親和性	腫瘍原性	疾患	主な原因型
皮膚型	低リスク型	良性のいぼ	1, 2, 4型
	高リスク型	非メラノーマ型皮膚がん	5, 8型
粘膜型	低リスク型	尖圭コンジローマ	6, 11型
	高リスク型	子宮頸がん・性器がん	16, 18型

水を介して感染することがあるため**プール熱**ともよばれる. 39〜40℃の高熱が数日〜1週間程度続く. 発熱, 咽頭痛に加え, 目の充血や痛み, 涙が止まらなくなるなどの眼症状がみられる.

成人に多い**流行性角結膜炎**は主に8型のアデノウイルス感染による. 咽頭結膜炎と異なり, 発熱や咽頭炎症状はあまりみられず, 両目に充血や眼脂（目やに）, まぶたの腫れなど眼症状が強くみられる. 非常に感染力が強く, 主にヒトの手を介した接触感染であり, 無意識に目をこすった手や顔を拭いたタオルなどを介して集団感染を起こしやすい. 目をこすらないこと, 個人用タオルを使用することが, 感染を広げないために重要である.

D. パピローマウイルス科

パピローマウイルスは, 感染すると皮膚や粘膜に**乳頭腫**を形成するウイルスである. パピローマは乳頭腫を意味する. パピローマウイルス属として, 以前はポリオーマウイルス属とともにパポーバウイルス科に分類されていたが, 現在はそれぞれのウイルス科に分科し, パピローマウイルス科が分類された.

ヒトをはじめとする哺乳類, 鳥類, 爬虫類, 両生類など多くの動物からウイルスが分離されている. ヒトに感染するヒトパピローマウイルスは, 感染すると子宮頸がんや性器がん, 皮膚がんを引き起こす.

パピローマウイルスは72個のカプソメアからなる正二十面体対称のカプシドをもち, 粒子の直径は50〜55nmで, 内部には環状の二本鎖DNAをもつ. エンベロープはもたない.

ヒト乳頭腫ウイルス（ヒトパピローマウイルス）

ヒト乳頭腫ウイルスは, 接触感染により皮膚や粘膜の微小な傷から侵入し, 扁平上皮の細胞に感染する. 皮膚に生じる**疣贅（いぼ）**と性器粘膜の**尖圭コンジローマ**[※6]が, ウイルスに感染した際の主な疾患である.

ヒトパピローマウイルスには100種類以上の型があり, 病態は型によって異なる. このうち約60の型は皮膚上皮に感染し, 手足などの皮膚にいぼを引き起こす. 残りの約40の型は, 粘膜上皮に感染するウイルスである. 粘膜上皮に感染するウイルスについては, 非発がん性あるいは発がん性が低い「低リスク型」と, 発がん性のある「高リスク型」に分類される. 高リスク型に分類される16型や18型のウイルスは子宮頸がんの主要な原因であり, 原因の約65％を占める. 低リスク型に分類される6型や11型のウイルスは尖圭コンジローマを引き起こすことが知られている（表7）.

特に子宮頸がんの予防を目的として, 国内でもヒトパピローマウイルスに対するワクチン（HPVワクチン）の接種が行われている. 国内では現在, 2価, 4価, 9価の3種類のワクチンが使用されている. 2価は子宮頸がんの原因として最も多い16型と18型, 4価はこれに加え尖圭コンジローマの原因となる6型と11型にも有効なワクチンであり, 9価は前述の4種に加え子宮頸がんの原因となる31型, 33型, 45型, 52型, 58型に対しても予防効果を示すワクチンである. 国内では公費により小学6年〜高校1年相当の女児を対象に定期接種が行われている.

E. パルボウイルス科

パルボウイルスは一本鎖のDNAゲノムをもつウイルスであり, 自然界に存在するウイルスのなかで最も小さい部類に入る. パルボウイルスの名称は小さいを

※6 **尖圭コンジローマ**：外陰部や肛門, 子宮頸部, 子宮口などにおいて, 粘膜や皮膚の傷口からヒトパピローマウイルスが感染することで起こり, 特徴的な"イボ"がみられる. かゆみや痛みはなく, イボ以外の症状もないことから発見が遅れることも多い.

意味するパルヴス（parvus）に由来する.

　パルボウイルスは，エンベロープをもたず，60個の
カプソメアからなる正二十面体のカプシドをもつ直径
20〜26 nmのウイルスである. 直鎖状の一本鎖DNA
をもつ.

ヒトパルボウイルスB19

　ヒトパルボウイルスB19は，小児でよくみられる両
頬の紅斑を特徴とする**伝染性紅斑（リンゴ病）**の原因
ウイルスである. 飛沫感染または接触感染により伝播
し，潜伏期間は4〜15日間である. 両頬に紅い発疹，
体や手足に網目状の発疹がみられ，1週間で消失する.
発疹が出現する1週間ほど前に風邪の症状がみられ，
この時期が他者への感染を起こしやすい. 成人では不
顕性の場合が多いが，発症した場合は関節炎を引き起
こす. 妊婦に感染した場合，特に妊娠初期では，胎児
水腫を引き起こして胎児を死亡させたり流産を引き起
こす可能性がある.

F. ヘパドナウイルス科

　ヘパドナウイルスは肝臓の細胞を標的として感染す
るDNAウイルスであり，肝臓を意味するヘパ（hepa）
とDNAを組合わせてヘパドナ（hepadna）と名づけ
られた.

　ウイルス粒子は主に直径約42〜50 nmの球形であ
り，内部にはゲノムDNAを有する. ヘパドナウイル
ス科のウイルスは宿主特異性が高く，また肝臓に対す
る臓器特異性も高い. ただし肝臓に高い感染性を示す
一方で，ウイルス抗原（タンパク質）は白血球などか

らも検出される. 感染は一過性または持続性であり，
持続感染が起きた場合には一般に生涯を通じて感染状
態が続くこととなる. ヒトでは乳幼児や免疫能が低下
した場合において持続感染のリスクが増加する. ヘパ
ドナウイルスの持続感染は肝細胞のがん化をもたらす
ことがある.

B型肝炎ウイルス

　詳細は次項に述べる.

3 肝炎ウイルス

　肝炎ウイルスは，その名の通り感染して肝炎を引き
起こすウイルスであり，A型〜E型まで5種類のウイ
ルスが名づけられているが，ウイルスの種類としては
それぞれ異なるウイルスである. 肝炎ウイルスの分類
を表8に示す.

A. A型肝炎ウイルス

特　徴

　A型肝炎ウイルスはA型肝炎の原因となるウイルス
であり，ピコルナウイルス科ヘパトウイルス属に分類
される. A型肝炎は，一過性の急性肝炎症状を示し，
治癒後には強い免疫が獲得される. 主に水，食物を介
する糞口感染により伝播する. 特に，岩ガキなどの二
枚貝の生食は注意が必要である. A型肝炎ウイルスは
発展途上国で広く蔓延がみられ，上下水道の整備され
た先進国では感染者は激減する. しかし一方で，A型

表8　肝炎ウイルスの分類

ウイルス	A型肝炎ウイルス	B型肝炎ウイルス	C型肝炎ウイルス	D型肝炎ウイルス	E型肝炎ウイルス
分類	ピコルナウイルス科	ヘパドナウイルス科	フラビウイルス科	未分類	ヘペウイルス科
感染経路	糞口感染	血液感染，性行為，母子感染			糞口感染
感染様式	一過性感染	一過性感染と持続感染			一過性感染
エンベロープ	なし	あり	あり	あり	なし
ゲノム	＋鎖RNA	二本鎖DNA	＋鎖RNA	−鎖RNA	＋鎖RNA
持続感染	なし	あり	あり	あり	なし
ワクチン	あり	あり	なし	なし	なし
肝硬変・肝がんとの関連	なし	あり	あり	B型との重感染で悪化・頻度増加	なし
治療薬	特異的薬剤なし	インターフェロン逆転写酵素阻害薬	インターフェロンリバビリン抗ウイルス薬	インターフェロン	特異的薬剤なし

肝炎ウイルスは小児よりも成人で発症しやすいため，衛生環境がある程度よく，出生率が低い地域で流行性肝炎の発生が起こる場合もある．衛生環境がさらによくなってくると感染や発生はほとんどみられなくなる．日本では，A型肝炎の流行はほぼ終息しており，50歳以下のA型肝炎ウイルスの抗体陽性者はきわめて少ない．国内での感染は少ないが，海外で感染する事例や輸入食品による感染事例が多い．

病　状

口から侵入したウイルスは，エンベロープをもたないため，胃酸では不活化されず消化管を通って血流に乗り，肝臓へと到達する．肝臓でウイルスは増殖するが，ウイルス自体の肝細胞への毒性は低く，肝炎症状はウイルス感染に対する宿主の免疫反応によって引き起こされる．潜伏期間は2～6週間であり，発熱，倦怠感に加え，食欲不振，嘔吐などの消化器症状も引き起こす．他の肝炎ウイルス症状と比べて，A型肝炎では発熱，頭痛，筋肉痛，腹痛などの肝炎症状が強い．臨床症状や肝障害の回復は早く，1～2カ月後には症状は軽快に向かう．

予防法・感染対策

エンベロープがないためアルコール消毒は無効で，手洗いなどの一般的な衛生対策が重要である．日本で感染することは少ないが，海外渡航時には事前にワクチンを接種し，A型肝炎に限らず一般的な感染症対策として，水道水，生の食品は避けたほうがよい．

B. B型肝炎ウイルス

特　徴

B型肝炎ウイルスはヘパドナウイルス科オルソヘパドナウイルス属に属するDNAウイルスである．感染はウイルスキャリア（保有者）の血液，性器分泌液，唾液，母乳などに含まれるウイルスが体内に侵入することで起こる．母子感染（垂直感染）と性行為感染が主な伝播経路である．

日本におけるB型肝炎ウイルス感染者の多くは垂直感染によるものと考えられる．しかし現在では，妊娠時にB型肝炎ウイルスの検査，そして母子感染の可能性がある場合には出生児に対するワクチンの投与を行うようになったことで，垂直感染の可能性はほとんどなくなった．その他に血液を介した感染があり，以前は注射器の使いまわしや針刺し事故，輸血による感染があると考えられていたが，現在は医療機関による感染症対策が徹底され，こうした可能性はほぼなくなった．現在，感染源として考えられるのは性行為感染であり，その他に違法薬物などの使用に伴う注射器の使いまわしなどもあげられる．

病　状

B型肝炎ウイルスは，乳幼児期の感染では免疫機能が未発達なため肝炎症状を起こさないが，体内からのウイルスの除去もされないため，**無症候性キャリア**となる．成人がB型肝炎ウイルスに感染した場合は，半数以上は無症状のまま治癒するが，20～30％の患者が急性肝炎を発症し，一部はキャリア化する．キャリア化した場合，一部の患者では慢性的な肝炎症状が発症し，B型慢性肝炎になる．B型慢性肝炎では自覚症状はほとんどみられないが，放っておくと肝硬変や肝がんに進行するリスクがある．

治療法

B型肝炎の治療は症状によって異なる．成人期の感染で起こりやすい急性肝炎（一過性感染）の場合には，安静と食事療法によって対処し，積極的治療は行われない．一方，垂直感染など乳幼児期の感染でみられやすい慢性肝炎（持続感染）では，体内からウイルスを排除するためのインターフェロン[7]治療法，逆転写酵素阻害薬を用いた治療，肝臓を庇護するための薬剤投与などが行われる．ワクチンは国内においては母子感染予防対策事業による出生時の接種が行われてきたが，2016年からは生後1年以内の乳幼児に対する定期接種が行われている．その他，医療従事者に対する接種も行われている．

C. C型肝炎ウイルス

特　徴

C型肝炎ウイルスは，フラビウイルス科ヘパシウイルス属に属する一本鎖RNAウイルスである．C型肝炎ウイルスは血液を介して感染し，約70％が持続感染者となり，慢性肝障害や肝硬変，肝がんへと進行する場合がある．母子感染，性行為によって感染することも

※7　**インターフェロン**：動物体内でつくられるウイルス増殖抑制作用などを示すタンパク質．インターフェロン療法では人工的に合成したインターフェロンを使用する．

あるが感染率は低いため，日常生活のなかで感染するリスクはほとんどない．感染リスクのある行為として，違法薬物使用の際の注射器の使いまわしや，消毒不十分な器具を使ってピアスの穴を開ける行為などがあげられる．

病　状

C型肝炎ウイルスは2〜14週間の潜伏期間を経て急性肝炎を起こすことがあるが，発症は稀である．初期感染症状は全身倦怠感，食欲不振など比較的軽いが，感染者の約70％は慢性化し，慢性肝炎を引き起こす．C型肝炎ウイルスによる慢性肝炎が適切に治療されないと徐々に肝硬変に移行し，さらに肝がんの発症に進展することがある．ウイルス性肝臓がんの約80％はC型肝炎ウイルスによるものである．

治療法

C型肝炎の治療は，C型肝炎ウイルスを体内から排除するための薬物治療である．インターフェロン単独またはリバビリンとの併用療法が行われる．日本人に多いジェノタイプである1型はインターフェロン単独による治療は効きが悪く，2型は効きがよいことがわかっている．最近では，インターフェロンを使わずにウイルスに直接作用する抗ウイルス薬を用いる「インターフェロンフリー治療」が登場した．

D. D型肝炎ウイルス

特　徴

D型肝炎ウイルスは，エンベロープをもったRNAウイルスの一種である．D型肝炎ウイルスは単体では宿主の体内で増殖することができない．B型肝炎ウイルスが共在することで増殖が可能であり，ヒトにD型肝炎（デルタ肝炎，δ肝炎ともよばれる）を引き起こす．D型肝炎ウイルスは，ウイルスの分類のなかで定義されていないウイルスである．

D型肝炎ウイルスの粒子は直径35〜37 nmの球形でエンベロープを有する．エンベロープ表面にはB型肝炎ウイルスに由来するHBs抗原をもち，内部にはRNAのゲノムとδ抗原を含む．D型肝炎ウイルスのウイルスゲノムの複製にはB型肝炎ウイルスの存在は必要ではなく，ウイルス粒子の形成においてB型肝炎ウイルスのHBs抗原が供給される．

病　状

D型肝炎ウイルスの感染経路は，B型肝炎ウイルスと同様であり，性行為，血液感染，針刺し事故などが感染原因となる．D型肝炎ウイルスに感染したことによって発症するD型肝炎は，B型肝炎ウイルスと重複感染するときのみみられる．つまりD型肝炎は，①D型肝炎ウイルスとB型肝炎ウイルスの同時感染や，②B型肝炎ウイルスが感染した状態の患者にD型肝炎ウイルスが感染することで発症する．

B型肝炎ウイルスとD型肝炎ウイルスが同時に感染した場合には，B型肝炎ウイルス感染時と同様の急性肝炎を発症するが，D型肝炎はB型肝炎より発症が早く，急性肝炎が2度にわたって発症する場合がある．さらに同時感染の場合，急性肝炎が劇症化[8]しやすいことも知られている．

B型肝炎ウイルスの持続感染者がD型肝炎ウイルスに感染した場合，急性肝炎を起こした後に70％以上がB型とD型の持続感染の状態となる．D型の持続感染が重なることでB型による慢性肝炎の症状が悪化したり，肝硬変や肝がんの進行が早まったりすることがわかっている．

予防法

現在，D型肝炎に対する抗ウイルス療法や特異的なワクチンはない．D型肝炎ウイルスはB型肝炎ウイルスとの同時感染でしか増えることはできないため，B型肝炎ワクチンの接種がD型肝炎に対する予防法となる．

E. E型肝炎ウイルス

特　徴

E型肝炎ウイルスは，かつてはカリシウイルス科に分類されていたが，ゲノムの構造に違いがあり，現在はヘペウイルス科として独立して分類されている．エンベロープをもたない小型球形のウイルスで，粒子の直径は38 nm程度である．ウイルスの遺伝子型はG1〜G4まで4つのタイプがあり，ウイルスの型により症状は異なる．感染経路は糞口感染が主であり，ウイルスに汚染された水との接触や，汚染された肉の加熱不十分な状態や生での喫食によって発症する．

※8　**劇症化（劇症肝炎）**：短期間で急速かつ広範囲な肝臓組織の破壊が進み，肝不全状態に陥ること．死に至ることもある．

病状

潜伏期間は15〜50日間でA型肝炎よりもやや長い．悪心，食欲不振，腹痛などの消化器症状を伴う急性肝炎を呈する．通常は発症から1カ月を経て軽快する．A型肝炎に比べて重症化しやすく，致死率は約1〜2％である．妊婦では劇症肝炎に移行する割合が高く，劇症肝炎の場合は致死率が20％にも達する．

予防法

日本ではこれまでほとんど発生はないと考えられていたが，近年ではブタやイノシシ，シカなどの加熱不十分な肉を食べることで感染する事例がみられる．特に多いのはブタの肝臓（レバー）の生食である．さらに近年では検査診断法が確立されたことで，診断数が増えると考えられている．E型肝炎ウイルスにはワクチンが存在しないため，予防法としては，生肉や加熱不十分な肉に注意することが重要である．

4 プリオン

プリオンはタンパク質性の感染性因子である．**プリオン病**は，正常プリオンタンパク質が何らかの理由で伝播性を有する異常プリオンタンパク質に変化し，中枢神経内に蓄積することにより神経細胞変性を引き起こす疾患である（表9）．

異常プリオンはタンパク質そのものが自己複製するのではなく，タンパク質が誤って折りたたまれた異常プリオンが正常プリオンに作用して，自身と同じ異常プリオンに変換することで蓄積していく（第1章 図27

参照）．脳内で異常プリオンが蓄積することで脳組織がスポンジ状に変化し，脳神経異常を引き起こして，いわゆるプリオン病を発症する．

プリオン病は発症のしかたにより，**感染性（獲得性）プリオン病，孤発性プリオン病，遺伝性（家族性）プリオン病**の3つに分けられ，日本では孤発性の患者が最も多い．いずれの場合も，発症後に感染性をもつ．感染性をもつ異常プリオンは非常に安定な構造を有し，これが脳内で蓄積する原因であると同時に，熱やタンパク質分解酵素に耐性を示すため感染性因子となる要因にもなっている．

A. 感染性プリオン病（獲得性プリオン病）

感染性プリオン病は，近年では獲得性プリオン病ともいわれる．ヒトに関連するものとしては，主に**クールー**，**変異型CJD**（クロイツフェルト・ヤコブ病，Creutzfeldt-Jacob disease），**医原性CJD**の3つに分かれ，クールーと変異型CJDは経口感染，医原性CJDは医療行為による感染が原因となる．動物に関連する感染性プリオン病としては，**牛海綿状脳症（BSE，狂牛病**ともよばれる）やヒツジのスクレイピーがよく知られている．

プリオン病の感染を示す例としてBSEがあげられる．BSEは前述のようにウシのプリオン病だが，その起源はスクレイピーを発症したヒツジの肉骨粉を含む飼料であると考えられている．さらにBSEを発症したウシの脳や骨髄には異常プリオンが存在しており，異常プリオンを含む食品を摂取することが，ヒトでの変異型CJD発症につながることも報告されている．

1）クールー

クールーはパプアニューギニア原住民の間で流行したプリオン病で，儀式的な人肉食により伝播したことが知られる．

2）変異型CJD

変異型CJDはBSEが関連するといわれている．ウシの脳や脊髄に蓄積した異常プリオンタンパク質が，食品を介してヒト体内に入りプリオン病に感染すると考えられている．食品中のタンパク質は大部分が消化器官で分解されるが，異常プリオンは非常に安定な構造であるためすべてが分解されず，構造を維持したまま吸収されたプリオンが脳に到達することで発症を引き

表9 主なプリオン病

宿主	疾患	分類
ヒト	クールー	感染性
	クロイツフェルト・ヤコブ病（CJD）	感染性・孤発性・遺伝性
	ゲルストマン・ストロイスラー・シャインカー症候群（GSS）	遺伝性
	致死性家族性不眠症（FFI）	遺伝性
ウシ	牛海綿状脳症（BSE，狂牛病）	感染性
ヒツジ	スクレイピー	感染性
ミンク	伝染性ミンク脳症（TME）	感染性
ネコ	ネコ海綿状脳症（FSE）	感染性

起こすと考えられている.

3) 医原性CJD

医原性CJDは医療行為による感染であり, 硬膜や角膜の移植, 輸血, ホルモン製剤などを介した感染が知られる.

B. 孤発性プリオン病

孤発性プリオン病はヒトにおいて最も多いプリオン病であり, 有効な治療法のない致死性疾患である. 年間100万人に1人程度が発症し, 発症に地域性はみられず世界的に一定している. 多くは50歳以上で発症し, 特に60代での発症が多い.

孤発性CJD

孤発性CJDでは, 発症に遺伝性はみられず, プリオン病の原因となるプリオン遺伝子に変異もない. 孤発性CJDは急速に進行する認知症症状, ふらつき, ミオクローヌスとよばれる不規則な震えなどが特徴である. ほとんどの症例では, 比較的急性に発症する.

発症から急速に進行し, 3～4カ月で無動性無言の状態になる. 一方で, 比較的ゆっくりとした進行を示す非典型例も存在する. 孤発性CJDには有効な治療法はなく, 対症療法が行われる. 多くの場合は急速に進行し, 発症から数カ月で寝たきりの状態になる. その後, 全身衰弱, 呼吸麻痺, 肺炎などを引き起こして死亡する.

C. 遺伝性プリオン病 (家族性プリオン病)

遺伝性プリオン病は家族性プリオン病ともよばれ, プリオン遺伝子である*PRNP*遺伝子に変異が認められる. *PRNP*遺伝子は, 遺伝性プリオン病と関連する唯一の遺伝子である. 遺伝性プリオン病は, **家族性CJD, ゲルストマン・ストロイスラー・シャインカー**

症候群, 致死性家族性不眠症を含む. それぞれの疾患の違いは臨床症状によるものであるが, 原因となる遺伝子変異部位の違いによるものとも考えられている.

遺伝性プリオン病の遺伝形式は常染色体優性遺伝であり, 常染色体優性遺伝では, 変異のある遺伝子をもつ親から子には50％の確率で変異した*PRNP*遺伝子が遺伝する. ただし, 変異遺伝子をもっていたとしても必ず発症するとは限らず, 発症率は正確には把握されていない.

臨床症状は, *PRNP*遺伝子上の変異部位によって異なる. 診断のために遺伝子検査が実施されるが発症率が不明であるため, 変異があっても必ずこの病気であるかどうかはわからない.

1) 家族性CJD

家族性CJDでは, 行動異常, 性格変化, 認知症, 視覚異常, 歩行障害などが急速に進行し, ミオクローヌス (筋肉のピクつき) を生じる場合もある. 多くの場合は症状が急速に進行し, 発症から数カ月以内で寝たきりとなり, その後死亡する.

2) ゲルストマン・ストロイスラー・シャインカー症候群

ゲルストマン・ストロイスラー・シャインカー症候群では, 主に2タイプの症状がみられる. 進行性の小脳失調に伴い, 歩行障害や手足の障害がみられる場合と, 両足の突っ張るような歩行障害がみられる場合がある. いずれの場合も認知症が徐々に出現し, 寝たきりとなる.

3) 致死性家族性不眠症

致死性家族性不眠症では, 視床に変性がみられ, 進行性の不眠, 夜間の興奮状態, 幻覚などが起こり, 認知症を起こす. 発症から1年前後で意識がなくなり, 多くは2年以内に死亡する.

原虫と蠕虫は真核生物で運動性を有するものが多い．いずれも**寄生虫**に含まれる．これらの寄生虫は，他の動物の体の内部に寄生して，栄養を奪って生活する．寄生虫のなかには，体表に寄生したり，感染を媒介するノミ，シラミ，ダニなどの節足動物（**衛生動物**）も含まれる（図1）．体表に寄生するものを外部寄生虫といい，体内に寄生するものを内部寄生虫といって，区別される．原虫は単細胞からなり，蠕虫は多細胞からなるという違いがある．蠕虫は，肉眼で見える大きさではあるが，その虫卵が顕微鏡的大きさであることから，微生物として扱われる．真菌も真核生物であるが，原虫・蠕虫とは異なり，厚く硬い細胞壁があり，運動性はない．本項では，寄生虫のなかで，感染症に関連する内部寄生虫の原虫と蠕虫，および病原性を示す真菌について勉強する．

1 原虫と感染症

原虫は単細胞の真核生物であり，特に重要な原虫感染は，運動器官や摂食器官をもたず寄生する**胞子虫類**，鞭毛で運動する**鞭毛虫類**，仮足（一時的な突起）を出して運動するアメーバの仲間である**根足虫類**によるものである．原虫には，**シスト**（嚢子）という休眠状態のサナギのような形態や**オーシスト**（接合子嚢）という卵のような形態でヒトの体内に入り，栄養型に変化して活動を開始するものがいる．

A. 胞子虫類

1）マラリア原虫（図2）

特　徴

マラリアは，熱帯・亜熱帯で流行しており，年間約2～3億人の患者発生がみられ，死亡者も多い．ヒトに感染するマラリア原虫は，**熱帯熱マラリア原虫**（*Plasmodium falciparum*），**三日熱マラリア原虫**（*P. vivax*），**四日熱マラリア原虫**（*P. malariae*），**卵形マラリア原虫**（*P. ovale*）である．特に，熱帯熱マラリア原虫による感染は重篤で，悪性マラリアともよばれる．ヒトは，マラリア原虫を保有する蚊（ハマダラカ）に刺されて感染する．図3に示すように，マラリア原虫は，蚊の中のオーシストから生まれたスポロゾイト（種虫）の状態でヒトの体内に入り，肝細胞に移行してメロゾイト（娘虫体）となり無性増殖する．増殖したメロゾイトは肝臓から血管内に入り，赤血球に感染して輪状体となり，アメーバ体へと分化しながら増殖し，赤血球を破壊する．血液中に放出されたメロゾイトの一部は雌雄生殖母体となり，吸血によってハマダラカに移行する．雌雄生殖母体は移行した蚊の体内で受精し，オーシストを形成する．その後，オーシストからスポロゾイトが生まれ，ヒトへの感染をくり返す．

病状・治療法

症状は赤血球の破壊による極度の貧血，高熱，脾腫，脳塞栓による昏睡などである．抗マラリア薬として，国内ではキニーネやメフロキンなどが販売されているが，国外ではクロロキンやアーテミシニンなどが利用されている．国内外のガイドラインに即した治療の選

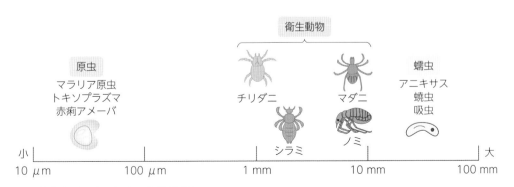

図1 **寄生虫（原虫，蠕虫，衛生動物）**

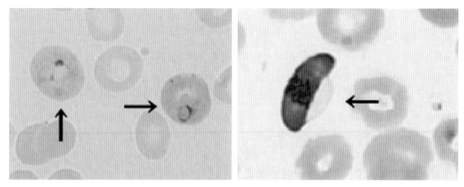

図2 マラリア原虫
ピンク色の丸い形のものが赤血球，矢印で示した輪状（左図）または鎌状（右図）のものが赤血球に感染したマラリア原虫（当科症例）.
提供：東京大学医科学研究所附属病院 感染免疫内科

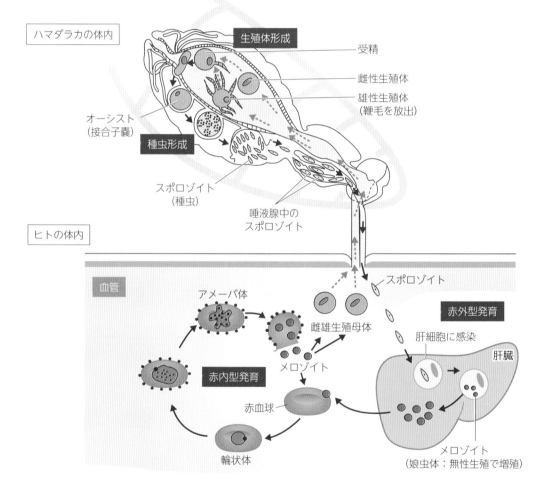

図3 熱帯熱マラリア原虫の感染
ヒト体内に侵入したマラリア原虫は，赤血球以外での赤外型発育と，赤血球内での赤内型発育によって成長する.
「シンプル微生物学 改訂第4版」（東 匡伸，小熊惠二／編），南江堂，2006を参考に作成.

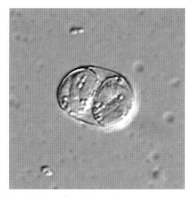

**図4 トキソプラズマのオーシスト
（微分干渉法）**
出典：アメリカ疾病予防管理センター（https://
commons.wikimedia.org/wiki/File:T._gondii_
sporulated_oocyst,_differential_interference_
contrast_(DIC),_100%C3%97..jpg)

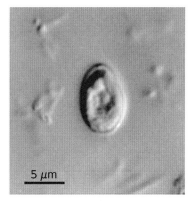

図5 クリプトスポリジウム
出典：アメリカ疾病予防管理センター
（https://commons.wikimedia.org/wiki/
File:Cryptosporidium_muris.jpg)

択は難しい．

2）トキソプラズマ（*Toxoplasma gondii*）

特徴

トキソプラズマ（図4）は，世界中の哺乳類に広く分布しており，ネコの排泄物に含まれるオーシストやブタ・ウシの筋肉に存在するシストをヒトが経口的に取り込んで感染する．

病状・治療法

妊婦が感染すると胎盤を通過して垂直感染し，新生児の水頭症，脳内石灰化，知能障害などを引き起こす（**先天性トキソプラズマ症**）．健常者では不顕性感染が多いが，免疫不全の患者では脳炎や肺炎などの重篤な症状を引き起こす（**後天性トキソプラズマ症**）．垂直感染の予防のため，妊娠中期まではネコとの接触は避けた方がよい．治療薬は，ピリメタシンやスルファジアジンなどが用いられる．

3）クリプトスポリジウム

特徴

クリプトスポリジウム（*Cryptosporidium hominis*および*C. parvum*，図5）は，世界中に分布しており，その感染による疾患は感染症法の五類感染症に含まれる（第1章 表10参照）．ヒトはオーシストに汚染された水や食品の飲食，また動物と接触した手指から経口的に感染する．感染力は非常に強い．小腸に寄生し，無性生殖と有性生殖をくり返して増殖する．

病状・予防法・感染対策・治療法

症状は，5〜10日程度の潜伏期の後，激しい水様性下痢を発症する．また，腹痛，悪心，嘔吐，発熱（37〜38℃）を伴うことがあるが，発熱は高熱になることは少ない．免疫力が正常であれば1〜2週間で自然治癒するが，免疫不全患者では重症化し，死亡することもある．オーシストは塩素消毒でも不活化されないため，上水道による集団感染の報告もある．しかし，オーシストは短時間の煮沸で容易に死滅し，71.1℃，15秒で99.9％が不活化されるので，加熱処理による予防は有効である．また，下痢が治まっても2週間ほどオーシストが排泄されるので，感染者はその期間トイレ後の手洗い，風呂は最後に入浴，プール利用は避ける，などの注意が必要である．治療薬は，下痢が続く人にニタゾキサニドが使われる．

4）サイクロスポーラ
（*Cyclospora cayetanensis*）

特徴

サイクロスポーラ（図6）は，世界中に分布しており，ヒトはオーシストに汚染された水や食品などの飲食により，経口的に感染する．患者の腸管上皮細胞で無性生殖と有性生殖を行い，糞便中にオーシストが排出される．

病状・予防法・感染対策・治療法

症状は，クリプトスポリジウム感染と酷似する．水様性の下痢や軟便がくり返され，1〜2週間ほどで治癒

するが，免疫不全患者では慢性化する場合がある．予防・感染対策としては，手洗いと食品の加熱処理（70℃以上）が有効である．各種消毒薬に抵抗性を示すので，これらによる予防は期待できない．治療薬には，トリメトプリムとスルファメトキサゾールが用いられる．

5) クドア（粘液胞子虫）

特　徴

近年，国内において，鮮魚介類，特にヒラメの刺身を食した数時間後に，一過性の嘔吐や下痢を起こし，軽症で終わる原因不明の食中毒が発生した．その後，ヒラメに寄生する**クドア・セプテンプンクタータ**（*Kudoa septempunctata*，図7）がヒトに下痢症状などを起こすことが判明した．筋肉1g当たり1.0×10^7以上のクドア胞子が寄生したヒラメを生食すると症状があらわれる．2011年からはクドアによる症例は食中毒として扱われ，毎年，十数〜数十件発生し，患者数も数十〜数百人におよんでいる．2022年は，発生数が11件で，患者数は91名であった．

病状・予防法・感染対策

一過性の嘔吐や下痢を起こし，軽症で終わる．予防・感染対策としては，−20℃で4時間以上の冷凍，または中心温度75℃で5分以上の加熱が有効である．

6) サルコシスティス（住肉胞子虫）

特徴・病状

サルコシスティス・フェアリー（*Sarcocystis fayeri*，図8）は**ウマ**に寄生し，馬肉の生食によりヒトが多量のシストを摂取すると，数時間後に一過性の軽度な下痢，嘔吐，腹痛などの症状があらわれる．イヌが終宿主[※1]で，ウマが中間宿主となる．

予防法・感染対策・治療法

予防・感染対策としては，馬肉を−20℃（中心温度）で48時間以上，冷凍処理することである．また，十分な加熱処理も有効である．治療薬には，メトロニダゾールが用いられる．

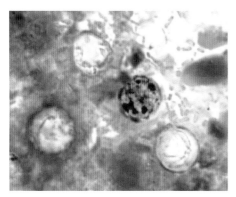

図6　サイクロスポーラのオーシスト
出典：アメリカ疾病予防管理センター（https://phil.cdc.gov/details.aspx?pid=7827）

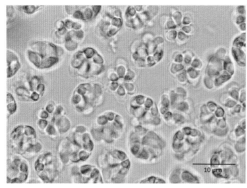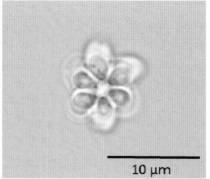

図7　クドア・セプテンプンクタータ
出典：厚生労働省ホームページ（https://www.mhlw.go.jp/stf/seisakunitsuite/bunya/0000133250.html）

※1　**終宿主**：有性生殖を行う成虫が寄生する宿主．これに対し，中間宿主には幼虫が寄生して無性生殖などにより発育する．前述のマラリア原虫の場合，ヒトは中間宿主であり蚊が終宿主となる．

B. 鞭毛虫類

1）ジアルジア（ランブル鞭毛虫）

特 徴

ジアルジア（*Giardia lamblia*, 図9）は，寄生虫形態のシストを保有するヒトの糞便が感染源となり，汚染された食品や食器をはじめ，汚染飲料水からも感染する．シストは塩素消毒で死滅しない．

病状・予防法・感染対策・治療法

潜伏期は1〜3週間で，症状は下痢や腹痛，悪心，衰弱感，体重減少などである．発熱はみられず，不顕性感染の場合もある．予防・感染対策としては，衛生管理が劣る地域では，十分に加熱処理された食品以外の摂取は避けるようにすること，また飲料水も注意する必要がある．治療薬としてメトロニダゾール，チニダ

ゾールがある．

2）トリパノソーマ

トリパノソーマ（図10）には，**アフリカ睡眠病を引き起こすトリパノソーマ・ガンビエンス**（*Trypanosoma gambiense*）とトリパノソーマ・ローデシエンス（*T. rhodesiense*），および**シャーガス病**を引き起こすトリパノソーマ・クルジイ（*T. cruzi*）が知られている．アフリカ睡眠病はツェツェバエにより媒介され，シャーガス病は中南米に生息するサシガメ（カメムシの一種）により媒介される．

病状・治療法

アフリカ睡眠病の症状は，初期は発熱，頭痛，関節痛で，その後，意識障害があらわれ，昏睡状態になり死亡する．シャーガス病の症状は，発熱，頭痛，リン

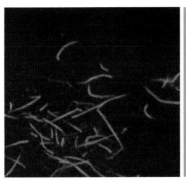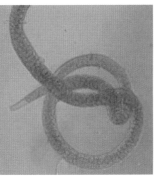

図8 サルコシスティス・フェアリー
出典：厚生労働省ホームページ（https://www.mhlw.go.jp/stf/shingi/2r9852000001ahy8-att/2r9852000001aib5.pdf）

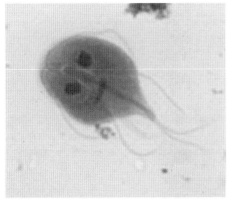

図9 ジアルジアの栄養型虫体（ギムザ染色像）
提供：国立感染症研究所寄生動物部（https://www.niid.go.jp/niid/ja/kansennohanashi/410-giardia.html）

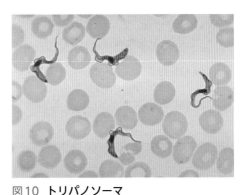

図10 トリパノソーマ
丸い血球細胞の間にみられるトリパノソーマ（紫）．
出典：アメリカ疾病予防管理センター（https://phil.cdc.gov/Details.aspx?pid=613）

パ節腫，筋肉痛などがみられ，慢性化すると心疾患や消化器症状があらわれる．治療には，ペンタミジン，スラミン，メラルソプロールなどが用いられる．

3) トリコモナス（*Trichomonas vaginalis*）

トリコモナス（図11）は**性感染症**として古くから知られている．女性では膣炎，外陰部掻痒，尿道炎などが起こり，男性では尿道炎や前立腺炎が起こる．治療薬には，メトロニダゾール，チニダゾール，トリコマイシンが用いられる．

C. 根足虫類

1) 赤痢アメーバ（*Entamoeba histolytica*）

特　徴

赤痢アメーバ（図12）は，熱帯地域を中心に全世界に分布している．その疾患のアメーバ赤痢は感染症法の五類感染症である．ヒトは汚染された飲食物を摂取することにより，経口的に感染する．なお，**第4章−§1**の細菌性赤痢（感染症法の三類感染症）とは異なる．

病状・治療法

ヒトの腸内では感染部に潰瘍が形成され出血が起こり，腹痛を伴った赤痢様の下痢や粘血便が排出される（**腸アメーバ症**）．また，虫体が他臓器（肝臓，肺，脳など）に移行し膿瘍を起こす場合がある．特に，肝膿瘍が多い．治療薬は，メトロニダゾールなどが用いら

2) アカントアメーバ（*Acanthamoeba*）

特　徴

アカントアメーバ（図13）は，土壌原生生物で，広く分布しており，細菌を捕食して増殖する．一部の種が感染性をもち，ヒトに角膜炎や脳炎を引き起こす．特に近年，コンタクトレンズ使用者で，**アカントアメーバ角膜炎**が増加している．アカントアメーバは，塩素消毒されている水道水では栄養源である細菌が存在しないため，増殖できない．しかし，水道水を容器に入れて時間が経つと，塩素が抜けて細菌が増え，その細菌を捕食してアカントアメーバが増える．以前，水道水で溶かして使用するコンタクトレンズ保存液が販売されていたが，アカントアメーバ角膜炎が多発したため販売中止となった．

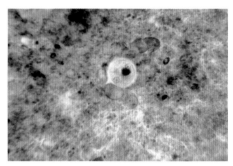

図12　赤痢アメーバ
出典：アメリカ疾病予防管理センター（https://commons.wikimedia.org/wiki/File:Entamoeba_histolytica_01.jpg）

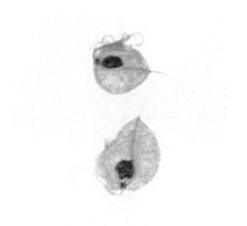

図11　トリコモナス
出典：アメリカ疾病予防管理センター（https://commons.wikimedia.org/wiki/File:Trichomonas_Giemsa_DPDx.JPG）

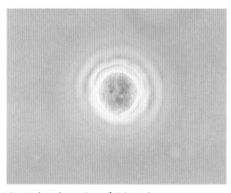

図13　アカントアメーバのシスト
出典：アメリカ疾病予防管理センター（https://commons.wikimedia.org/wiki/File:Acanthamoeba_polyphaga_cyst.jpg）

病状・予防法・感染対策

　角膜炎や脳炎を引き起こす．現在，良好な治療薬がないため，適切なコンタクトレンズのケアが予防として重要となる．

2 蠕虫と感染症

　蠕虫は多細胞の真核生物で，体が細長くミミズより単純な構造をもつ**線虫類**，吸盤をもつ**吸虫類**，扁平でテープや紐のような形をした**条虫類**などに分類される．ここでは特に，ヒトに感染する重要な蠕虫について勉強する．

A. 線虫類

1）アニサキス（*Anisakis*）

特　徴

　アニサキス（図14）は，その幼虫が寄生した**魚介類**（サバ，イワシ，カツオ，サケ，イカ，サンマ，アジ，タラなど）をヒトが生食することにより，胃壁や腸壁に幼虫が穿入し，激しい腹痛を引き起こす．幼虫の体長は2〜3 cm，体幅は0.5〜1 mmである．2013年1月にアニサキスは食中毒の原因として追加された．

　アニサキスの虫卵は，クジラやイルカなどの海洋哺乳動物（終宿主）の糞便とともに海洋に排出され，卵

殻内で第1期幼虫となり，第2期幼虫にまで発育した幼虫が海中に放出される．これをオキアミなどの甲殻類（第1中間宿主）が捕食し，その体内で第3期幼虫となり，さらにそのオキアミを魚介類（第2中間宿主）が摂取し，第3期幼虫のまま維持される．最終的に，そのオキアミや魚介類をクジラやイルカなどの終宿主が捕食し，成虫となり，また糞便から虫卵が排出される．ヒトは，第3期幼虫が寄生した魚介類を生食することで症状があらわれる（図15）．アニサキスの第3期幼虫は，魚介類の内臓に生息するが，水揚げされ，宿主が死亡すると，魚の筋肉部分に移行する．つまり，ヒトの胃壁や腸壁に穿入するのは，この性質のためである．

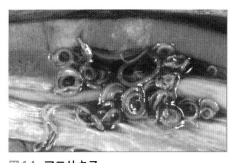

図14　アニサキス
出典：Anilocra（https://commons.wikimedia.org/wiki/File:Anisakids.jpg）

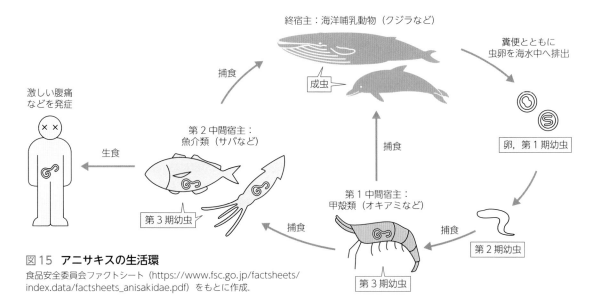

図15　アニサキスの生活環
食品安全委員会ファクトシート（https://www.fsc.go.jp/factsheets/index.data/factsheets_anisakidae.pdf）をもとに作成．

アニサキス属は，太平洋側と日本海側で生息している種が異なっており，太平洋側のアニサキス・シンプレックス（*Anisakis simplex sensu stricto*）は日本海側のアニサキス・ペグレッフィ（*A. pegreffii*）よりも死亡した魚介類で筋肉部分に移行しやすい性質をもつ．そのため，太平洋側での発生事例が多い．また，世界的にはアザラシやトドなどを終宿主とするアニサキス亜科のシュードテラノバ属（*Psudoterranova*）の存在も知られており，アニサキス属と同様の症状を引き起こす．

病状・予防法・感染対策・治療法

激しい腹痛を引き起こすが，適切な治療薬がないため，胃壁に穿入したアニサキスは内視鏡用生検鉗子により摘出する．しかし，腸壁に穿入したものは除去できないため，鎮痛薬などの対症療法がなされる．アニサキスの幼虫は，ヒトの体内では成虫にまで発育できないため，1週間程度で死滅し自然に排泄される．予防・感染対策としては，虫体が寄生している可能性のある魚介類などは−20℃以下で24時間以上冷凍し，その後解凍すること（凍結融解処理）が有効である．また，60℃で1分の加熱処理，あるいは70℃以上ではさらに短時間の処理でも虫体は死滅する．

2）ヒト回虫（*Ascaris lumbricoides*）

特　徴

ヒト回虫（図16）は，患者の糞便とともに虫卵が排

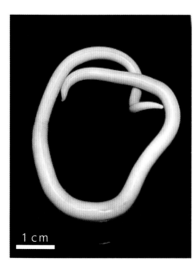

図16　ヒト回虫（雌の成虫）
出典：アメリカ疾病予防管理センター（https://commons.
wikimedia.org/wiki/File:Ascaris_lumbricoides.jpeg）

出され，その虫卵に汚染された食物を他のヒトが摂取して，感染が拡散される．虫卵は十二指腸内で孵化し，幼虫が小腸から血管に入り，肝臓を経て，肺や心臓へと移行する．その後，気管支に入り，口へと移行し，再び飲み込まれて小腸で成虫となる．大きさは，14〜30 cmである．

病　状

症状は，肺への移行による咳嗽ではじまり，続いて成虫が腸管の内腔を閉塞することで腹痛が生じる．衛生環境の整備が劣る熱帯・亜熱帯地域で多発しているが，少数の虫体の寄生では無症状のことがある．

予防法・感染対策・治療法

予防・感染対策としては，人糞を肥料として使用する地域では，未加熱の野菜などの摂取は避けることである．治療には，駆虫薬のアルベンダゾール，メベンダゾール，またはイベルメクチンが使用されている．

3）犬回虫（*Toxocara canis*）

特　徴

犬回虫は，その幼虫が成犬の筋肉内に生息しており，雌イヌの胎盤か乳汁を介して仔犬に垂直伝播する．幼虫は，生後5カ月以内の仔犬の腸内で成虫となり，糞便とともに虫卵を排出する．成犬の体内で成虫になることはなく，成犬は無症状であるが，仔犬は死亡する場合がある．ヒトは，仔犬から排出された虫卵が環境中で成熟した幼虫形成卵を経口摂取することにより感染する．公園の砂場などは虫卵に汚染されている場合があるので，砂遊びなどは危険因子となる．成虫の大きさは，18 cm以下である．

病　状

ヒトが幼虫形成卵を摂取すると，孵化した幼虫はヒト体内で成虫に発育できないため，体内を移動しはじめ，重篤な症状を引き起こす．その病態を**トキソカラ症**という．トキソカラ症には，眼幼虫移行症と内臓幼虫移行症が知られている．眼幼虫移行症は，体内に取り込まれた幼虫が眼に迷入した際に発生し，網膜の炎症などを引き起こし，視力障害を呈することをいう．最悪の場合は失明することがある．また，内臓幼虫移行症は，幼虫が稀に内臓や中枢神経系に迷入することにより起こり，障害を受ける臓器によって発熱，咳，喘息，肝脾腫，肺炎などを発症する．

予防法・感染対策

現在，ヒト体内の組織に寄生した幼虫に対しては確実な治療法が存在しないため，予防が重要となる．予防・感染対策としては，成犬にピランテルなどの駆虫薬を投与し仔犬への垂直伝播を防ぐこと，砂遊び・泥遊び，あるいは仔犬と遊んだ後には必ず手指を洗うことなどがあげられる．さらに，幼虫が寄生した牛肉や肝臓を生あるいは加熱不十分で食すると感染する場合もあるので，レバーなどの生肉の喫食は避け，十分な加熱処理を行うことも重要である．

4) 蟯虫（*Enterobius vermicularis*）

特　徴

蟯虫（図17）は，ヒトが虫卵を経口摂取することにより感染する．虫卵はヒト小腸で孵化し，大腸で2〜6週間かけて成虫となり，雌雄交配した雌成虫が直腸に移動して，肛門の周辺にゼラチン状の付着物質を分泌し，その中に虫卵を産みつける．虫卵は，指，衣類，寝具，おもちゃ，食べものなどを介してヒトの口へと運ばれる．そのため，指しゃぶりは危険な行為となる．成虫の大きさは約1 cmである．

病状・治療法

症状は，就眠時に蟯虫が活動することから，睡眠が妨げられ，寝不足となり，日中は不機嫌になって情緒不安定になることがある．また，肛門が刺激され痒みを生じ，掻き傷から細菌感染症を発症する場合もある．肛門の炎症のみならず，尿道炎や膣炎になることも知られている．衛生環境が整っていなかった戦前・戦後のしばらくの間は，蟯虫が蔓延していた．近年では，衛生環境が改善されたため蟯虫感染は激減し，学校健診において必須項目であった蟯虫検査は2015年に義務

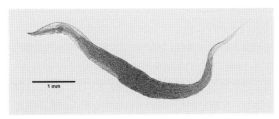

図17　蟯虫

項目から外された．しかし，国内でも検出率が高い地域もあり，アメリカでは小児が感染する線虫症で最もよくみられている．治療には，駆虫薬のアルベンダゾールまたはメベンダゾールが用いられる．

5) 旋尾線虫（*Spirurida*）

特　徴

旋尾線虫は，*Spirurida*目に属し，その幼虫がホタルイカ，ハタハタ，タラ，スルメイカなどの中間宿主の内臓に寄生し，ヒトがそれらの魚介類を生食することにより感染する．特に，**ホタルイカ**は内臓も生のまま食するので感染事例が多い．旋尾線虫の幼虫の種類は多く，ホタルイカから検出される幼虫はタイプXで，その寄生率は2〜7％である．幼虫は，体長が約10 mm，体幅約0.1 mmの糸くずのような細長いもので，肉眼では認めにくい．終宿主は不明で，海洋哺乳動物か鳥類が疑われている．また成虫の実態も不明で，学名も未決定である．

病　状

症状は，幼虫がヒトの体内を移行するため，約1〜3日のうちに腹部皮膚にミミズばれができる皮膚爬行疹型と，腹痛，嘔吐が起こる腸閉塞型が知られている．

予防法・感染対策・治療法

予防・感染対策としては，−30℃で4日間以上，−35℃（中心温度）で15時間以上，−40℃で40分以上の冷凍処理が有効となる．また，沸騰水に投入し30秒以上，中心温度60℃以上の加熱処理により死滅する．治療は，皮膚爬行疹型の場合，爬行疹の進行先端部の皮膚を切除し虫体をとり除く処置が行われる．また，腸閉塞型では入院し数日の絶食や対症療法で軽快することが多いが，重症の場合には手術が必要となる．

6) 鞭虫（*Trichuris trichiura*）

特　徴

鞭虫（図18）は，ヒトが虫卵を経口摂取することにより感染する．摂取された虫卵は小腸で孵化して成虫となり，その成虫が盲腸および上行結腸に移行し，そこで産卵し，虫卵が糞便とともに排泄される．人糞が肥料として使用されているか，ヒトが土壌に排便する習慣のある熱帯・亜熱帯の開発途上地域での発生が多い．糞口感染で，成虫の大きさは4〜11 cmほどである．

病状・予防法・感染対策・治療法

症状は腹痛と下痢で，多数寄生ではさらに貧血や低

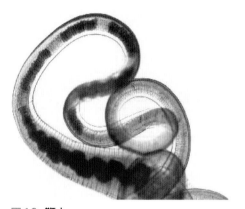

図18 鞭虫
提供：千葉県臨床検査技師会

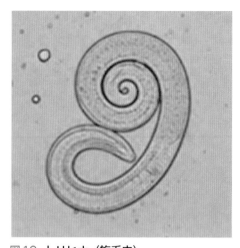

図19 トリヒナ（旋毛虫）
出典：アメリカ疾病予防管理センター（https://en.wiki pedia.org/wiki/File:Trichinella_larv1_DPDx.JPG）

栄養などもあらわれるが，少数寄生ではほとんど無症状である．予防・感染対策としては，発生地域では生水・生野菜の飲食は避け，必ず加熱処理することである．治療にはメベンダゾール，アルベンダゾール，またはイベルメクチンなどの駆虫薬が用いられる．

7）トリヒナ（旋毛虫）

特 徴

トリヒナ（*Trichinella spiralis* または近縁種，図19）は，幼虫が寄生しているクマやブタなどの筋肉を生食または加熱不十分のまま食することによって感染する．成虫は，それらの動物の小腸に生息している．幼虫は，寄生している食肉を介してヒトに感染し，筋肉内への移行を開始する．成虫の大きさは，1.2～2.2mmである．

病 状

症状は，筋肉痛，発熱，発疹，眼瞼浮腫などで，末梢血液中での好酸球増加が認められる．最近では，2016年に茨城県で，北海道産のヒグマの肉の喫食による感染事例が発生した．豚肉による発生事例もあるが，国内生産の食用家畜の豚肉からトリヒナが検出された報告はなく，輸入豚肉の不十分な加熱処理によるものと推察されている．現在，国内では，ツキノワグマ，ヒグマ，キツネ，タヌキ，アライグマからトリヒナが検出されているが，イノシシやシカの肉からの検出例はない．しかし，欧米では，イノシシやシカの肉が原因となった発生事例もあるので，十分な注意が必要である．

予防法・感染対策・治療法

予防・感染対策としては，クマやブタなどの肉の生食は避け，十分な加熱処理を行うことである．筋肉内に寄生している幼虫はかなりの低温でも長期間の生存が可能で，－30℃で4カ月間保存したクマ肉を食したことにより発生した感染事例もある．治療には，駆虫薬のアルベンダゾールやメベンダゾールを用いるが，筋肉内のシストに対しては効果が弱く，筋肉痛には鎮痛剤を使用し緩和する処置が行われる．重症な場合は，プレドニゾロンなどのステロイド系抗炎症剤の投与も実施される．患者のほとんどは，完全に治癒する．

8）顎口虫（*Gnathostoma*）

特 徴

顎口虫（図20）は，イヌ，ネコ，ブタ，イタチなどの胃壁や食道壁に寄生し，虫卵がこれらの宿主から糞便とともに排泄される．その後，風雨などにより水中へ移行した虫卵はケンミジンコなどの第1中間宿主により捕食され，続いてドジョウやライギョなどの第2中間宿主の淡水魚類に食されて，それらの魚内で孵化する．孵化した幼虫は魚の筋肉に移行し，その魚肉を食したヒトが感染する．ヒトの体内では，幼虫は胃壁を破り，肝臓に達し，その後は体内を自由に動き回る．多くの場合は痒み程度ですむが，極度の痛みを伴う移動性限局性の皮膚腫脹や皮膚爬行症を発症する場合がある．また，体内を自由に動き回ることから，眼内へ

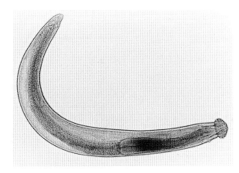

図20　日本顎口虫の幼虫
出典：青森県庁ホームページ（https://www.pref.aomori.
lg.jp/soshiki/kenko/hoken/gnathostoma.html）
提供：北里大学獣医学部獣医寄生虫学研究室

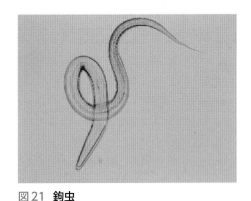

図21　鉤虫
提供：千葉県臨床検査技師会

の迷入による失明，咽頭への侵入による呼吸困難，頭蓋腔への到達による脳障害をきたした事例もある．顎口虫には，**有棘顎口虫**（*Gnathostoma spinigerum*，幼虫の体長は3〜4mm），**剛棘顎口虫**（*G. hispidum*，体長約0.6mm），**ドロレス顎口虫**（*G. doloresi*，体長3mm以上），**日本顎口虫**（*G. nipponicum*，体長約2mm）が存在する．有棘顎口虫の幼虫はライギョやナマズを，剛棘顎口虫の幼虫は輸入ドジョウを，ドロレス顎口虫の幼虫はヤマメなどの渓流魚やマムシを，さらに日本顎口虫の幼虫は在来種ドジョウを第2中間宿主として寄生する．

病状・予防法・感染対策・治療法

　2002年，秋田市で，外来種のブラックバスを生食した女性が日本顎口虫に感染した事例が発生した．皮膚病変（ミミズばれ）などの症状があらわれたが，駆虫薬治療により，2カ月後に治癒したという．おそらく，在来種のドジョウを捕食した外来種のブラックバスに日本顎口虫の幼虫が移行したものと推察される．予防・感染対策としては，ドジョウやヤマメなどの淡水魚の生食を避けること，また治療には，アルベンダゾールやイベルメクチンなどの駆虫薬が使用されている．

9）鉤虫

特　徴

　鉤虫（図21）は，患者の糞便とともに虫卵が排泄され，適切な条件下で，土壌中で孵化し，その幼虫が皮膚から侵入して感染する．皮膚から侵入した幼虫は，肺，気管支，咽頭を経て，小腸粘膜で成虫となり，産卵する．幼虫の大きさは2cm以下である．

　鉤虫感染症においては，**アメリカ鉤虫**（*Necator americanus*）と**ズビニ鉤虫**（*Ancylostoma duodenale*）が重要となる．アメリカ鉤虫は，主にアメリカ大陸とオーストラリアに，またズビニ鉤虫は中東，北アフリカ，南欧に生息している．

病　状

　鉤虫の感染による症状は，幼虫が侵入した部分の皮膚の痒みと発疹があらわれ，その後に発熱，咳嗽，喘鳴，あるいは腹痛，食欲減退，下痢が起こる．また，幼虫に汚染された生野菜や浅漬けから経口的に感染する場合もあり，悪心，喉の痒み，咳嗽が続く．小腸粘膜に寄生した成虫は，頭部の鋭い歯で噛みつき，1日に0.1〜0.4mLの血液を吸血する．これにより，鉄欠乏症や貧血が起こり，貧血による疲労感もあらわれる．小児が重度の貧血になった場合は正常な成長が妨げられることがある．さらに，重度の貧血は心不全の原因となり，広範囲の組織の腫れを引き起こす．戦前までは日本中で多数の症例がみられたが，近年ではきわめて少なくなっている．

予防法・感染対策・治療法

　予防・感染対策としては，鉤虫感染症が発生している地域では，皮膚が直接土に触れないようにする（例えば，必ず靴を履き裸足にならない，地面にシートなどを敷く）．また，野菜は加熱処理を行った後に喫食することを心がける．治療には，**アルベンダゾール**や**メベンダゾール**といった駆虫薬が有効であり，貧血があらわれた患者には鉄サプリメントが投与される．

B. 吸虫類

1）肺吸虫

特 徴

　肺吸虫は，主に，**ウェステルマン肺吸虫**（*Paragonimus westermani*，図22）と**宮崎肺吸虫**（*P. miyazakii*）が感染症の起因種として重要となる．喀痰や糞便とともに排出された虫卵は，河川などで孵化してミラシジウム（第1期幼虫）となり，淡水性の巻貝（第1中間宿主）に取り込まれる．やがて，発育してセルカリア幼虫（自由遊泳性の幼虫）となり，淡水性の甲殻類（カニやザリガニ：第2中間宿主）に侵入し，感染型のメタセルカリア幼虫へと発育する（図23）．ヒトは，生，酢漬け，加熱不十分な**サワガニ**や**モクズガニ**の摂食により，メタセルカリアに感染する．特に，都市部でも食されるサワガニには宮崎肺吸虫が寄生しており，散発的な感染事例がみられる．一方で，モクズガニにはウェステルマン肺吸虫が寄生しており，感染事例に地域性がある（西日本や九州）．また，稀にイノシシの肉からの感染もみられている．

　メタセルカリアは，ヒト体内に取り込まれると腸管から腹腔内に抜け，さらに横隔膜を経て胸腔内に侵入し，肺に達する．ウェステルマン肺吸虫はヒトの肺で成虫となり産卵し，虫卵は喀痰とともにそのまま吐き出されるか，嚥下されて糞便を介して体外に排出される．宮崎肺吸虫の場合は，ヒトで成虫となることは少なく，一般に，イタチやタヌキなどの肺に寄生している成虫から虫卵が糞便などとともに体外に排出される．ウェステルマン肺吸虫の大きさは成虫で体長7〜16 mm，体幅4〜8 mm，宮崎肺吸虫の成虫は体長7〜8 mm，体幅3〜4 mmである．

病状・予防法・感染対策・治療法

　症状は，慢性咳嗽，胸痛，呼吸困難，喀血などがある．稀に，脳や脊髄に侵入する場合があり，けいれん，失語，視覚障害などの中枢神経障害が起こる．予防・感染対策としては，淡水甲殻類などの食材は十分に加熱処理を行うこと，および使用後の調理器具は十分に洗浄することである．治療には，プラジカンテルが駆虫薬の第1選択として用いられる．

2）肝吸虫（*Clonorchis sinensis*）

特 徴

　肝吸虫（図24）は，成虫がヒトの肝臓の胆管内に寄生し，その虫卵が便中に排出される．虫卵は，河川に生息する淡水巻貝（マメタニシなど：第1中間宿主）に取り込まれ，その淡水巻貝からセルカリア幼虫が放出される．遊泳するセルカリアは，コイ科のコイ，ハヤ，ワカサギ，ホンモロコ，モツゴなどの淡水魚類

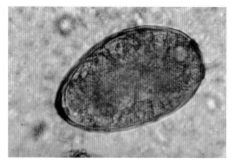

図22　ウェステルマン肺吸虫
出典：アメリカ疾病予防管理センター（https://phil.cdc.gov/Details.aspx?pid=4844）

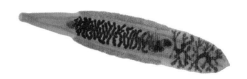

図24　肝吸虫
©Flukeman，クリエイティブ・コモンズ・ライセンス：CCBY-SA 4.0（https://commons.wikimedia.org/wiki/File:Clonorchis_sinensis.jpg）

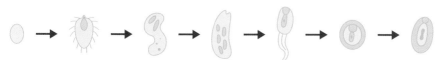

虫卵　　ミラシジウム　　スポロシスト　　レジア　　セルカリア　メタセルカリア　　成虫　　**図23　吸虫の成長過程**

（第2中間宿主）の鱗から侵入し筋肉内で感染型のメタセルカリア幼虫となる．ヒトは，加熱不十分，乾燥，塩漬け，または酢漬けなどの**淡水魚類**を摂食することにより，メタセルカリアに感染する．ヒトに取り込まれたメタセルカリアは十二指腸から肝内胆管へ移行し，そこで成虫となる．成虫は20年以上生息することがあり，最大で体長約10〜25mm，体幅3〜5mmまで成長し，薄いヤナギの葉形の形状となる．

病状・予防法・感染対策・治療法

少数の寄生では無症状である．感染量が多いと，発熱，悪寒，心窩部痛（みぞおちあたりの痛み），圧痛を伴う肝腫大，下痢，軽度の黄疸などの症状があらわれる．予防・感染対策としては，淡水魚類などの食材は十分に加熱処理を行うことである．治療には，プラジカンテルまたはアルベンダゾールを用いる．

3) 横川吸虫（*Metagonimus yokogawai*）

特徴

横川吸虫（図25）は，成虫がヒトの小腸粘膜に寄生する．虫卵は河川などに生息する巻貝の一種であるカワニナ（第1中間宿主）に取り込まれ，孵化したスポロシスト幼虫がレジア幼虫に変態し，さらに遊泳できるセルカリア幼虫となって水中に遊出する．セルカリアは，アユ，シラウオ，ウグイ，フナ，コイなどの淡水魚（第2中間宿主）に体表から侵入し，鱗の下（アユなど）や筋肉内（シラウオなど）で，感染型幼虫のメタセルカリアとなる．ヒトは，加熱不十分な第2中

間宿主の**淡水魚類**を摂食することにより，メタセルカリアに感染する．ヒトに取り込まれたメタセルカリアは小腸内において1週間ほどで成虫となる．終宿主は，ヒトをはじめイヌ，ネコ，ブタなど魚食性あるいは淡水魚を食する哺乳類や鳥類で，これらの糞便とともに虫卵が排泄される．成虫は洋梨形で体長1〜2mmであり，幼虫のメタセルカリアは肉眼では見えない．

病状・予防法・感染対策・治療法

少数の寄生では無症状である．多数感染の場合は，腹痛や下痢の症状があらわれ，慢性カタル性腸炎[※2]の原因になるといわれる．予防・感染対策としては，淡水魚類などの食材は十分に加熱処理を行うことである．治療には，プラジカンテルが用いられる．

4) 肝蛭（*Fasciola hepatica*）

特徴

肝蛭（図26）は，ヒトの肝臓・胆管に寄生する．終宿主は，ウシ，ヒツジ，ヤギ，ウマ，ブタ，ヒトなどの哺乳類で，それらの糞便とともに虫卵が排出される．虫卵は，水中で孵化してミラシジウム幼虫となり，中間宿主のヒメモノアラガイ（北海道ではコシダカモノアラガイ）に侵入してスポロシスト幼虫からレジア幼虫に発育する．レジア幼虫は，さらに発育してセルカリア幼虫（自由遊泳性の幼虫）となり，中間宿主から遊出して，水草などに付着する．そこで，感染型のメタセルカリア幼虫へと発育する．メタセルカリア幼虫は，ウシやヒツジなどの終宿主に経口的に取り込まれ，小腸から腹腔を経て肝臓に達し，さらに胆管へと移行

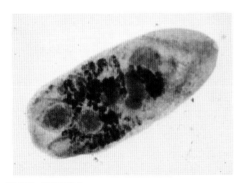

図25 横川吸虫
出典：アメリカ疾病予防管理センター（https://commons.wikimedia.org/wiki/File:Metag_yokog_A.jpg）

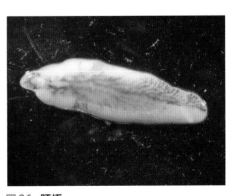

図26 肝蛭
© Flukeman，クリエイティブ・コモンズ・ライセンス：CC BY-SA 3.0（https://commons.wikimedia.org/wiki/File:Fasciola_hepatica.JPG）

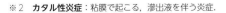

※2 **カタル性炎症**：粘膜で起こる，滲出液を伴う炎症．

し産卵する．感染は，メタセルカリア幼虫が付着した水辺に生えるセリやクレソンの摂食，また感染した牛レバーの生食などで起こる．その他，小規模畜産農家や牛糞を肥料として利用する家庭での感染事例もある．成虫の体長は2～3 cm，体幅1 cmである．

病状・予防法・感染対策・治療法

急性感染では腹痛，肝腫大，好酸球増多が起こり，慢性感染では胆管炎や閉塞性黄疸などの症状があらわれる．また，肺，腸壁，あるいはその他の臓器に異所性病変が生じることもある．予防・感染対策としては，牛レバーは加熱調理を行うこと，セリやクレソンは十分に洗浄することである．また，牛糞などを肥料として使用する際は，手袋を着用するなどの注意を払う．治療は，トリクラベンダゾールまたはニタゾキサニドが用いられる．プラジカンテルによる治療は失敗例が多いとのことである．

C. 条虫類

1）日本海裂頭条虫・広節裂頭条虫（サカナ条虫）

特　徴

国内では，日本海裂頭条虫（*Diphyllobothrium nihonkaiense*，図27）による感染事例が多い．感染型の幼虫（プレロセルコイド）は，サケ，マス類（中間宿主）の筋肉内に寄生しており，これを生食することによってヒトに感染する．特に，サクラマスの寄生率が高い．終宿主は，ヒト，イヌ，ネコ，キツネ，クマなどの哺乳類であり，幼虫は体長2～3 cmであるが，終宿主の腸管内で体長5～10 m，体幅1.5～2 cmの成虫になる．成虫の形態が真田紐に似ていることから別名**サナダムシ**ともよばれる一種である．

広節裂頭条虫（*D. latum*）もよく知られているが，日本には分布しない．欧州や北米では淡水魚のパーチ，南米ではニジマスやギンザケなどが主な感染源となる．

病状・予防法・感染対策・治療法

日本海裂頭条虫による感染の症状は，下痢や腹部膨満感などで，排便時に虫体が肛門から下垂する（垂れ下がる）ことで感染に気づくことが多い．広節裂頭条虫による感染の症状では，軽度の消化器症状，およびビタミンB$_{12}$欠乏性貧血がときにみられる．予防・感染対策としては，サケ，マス類の生食は避け，加熱調理あるいは−20℃で24時間以上の冷凍処理を行うことである．治療には，プラジカンテルが用いられる．

2）無鉤条虫（ウシ条虫）

特　徴

無鉤条虫（*Taenia saginata*，図28）の成虫は，ヒトの小腸に寄生する，いわゆるサナダムシの一種であり，ヒトが終宿主で，ウシが中間宿主となる．ヒトの糞便とともに排出された虫卵はウシに摂取され，十二指腸で孵化し，幼虫は筋肉に移行する．この幼虫はウシ嚢虫（*Cysticercus bovis*）とよばれ，ウシの肺や肝臓に寄生することもある．ヒトが生または加熱不十分な牛肉を食することにより幼虫（嚢虫）が感染する．成虫は体長4～12 mで，嚢虫は5～8 mmである．

病状・予防法・感染対策・治療法

症状は，無症状の場合が多いが，多数寄生では腹痛，悪心，食欲不振などがあらわれる．予防・感染対策と

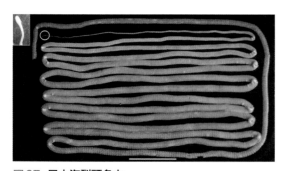

図27　日本海裂頭条虫
スケールバー：10 cm．丸は頭節を示す（挿入図で拡大）．
Ikuno H, et al ： Epidemiology of Diphyllobothrium nihonkaiense Diphyllobothriasis, Japan, 2001-2016. Emerg Infect Dis, 24：1428-1434, 2018より引用．

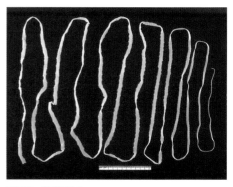

図28　無鉤条虫
出典：アメリカ疾病予防管理センター（https://phil.cdc.gov/Details.aspx?pid=5260）

しては，牛肉の十分な加熱処理，または−10℃で10日間以上の冷凍処理が有効である．治療には，プラジカンテルが用いられる．

3) 有鉤条虫（ブタ条虫）

特　徴

有鉤条虫（*Taenia solium*）の成虫も，ヒトの小腸に寄生する，いわゆるサナダムシの一種である．ヒトが終宿主で，ブタやイノシシが中間宿主となる．ヒトの糞便から排出された虫卵はブタに取り込まれ孵化し，その幼虫の有鉤嚢虫（*Cysticercus cellulosae*）が筋肉に移行する．ヒトが生または加熱不十分な豚肉を食することにより幼虫が感染する．成虫の大きさは体長2〜3mで，嚢虫は体長8mmである．

病状・予防法・感染対策

症状は，無症状のこともあれば，軽度の消化管症状を呈することもある．しかし，ヒトがヒトの排泄物に由来する（ブタなどの中間宿主を介さない）有鉤条虫卵を摂取すると，幼虫の中間宿主となることがあり，孵化した幼虫がヒトの皮下組織，筋肉，内臓および中枢神経系へ移行し，重篤な症状があらわれる（幼虫移行症）．予防・感染対策としては，豚肉は生食せず，十分に加熱することである．また，−5℃で4日間，−15℃で3日間，−24℃では1日冷凍処理することも有効である．

4) アジア条虫（*Taenia asiatica*）

特　徴

アジア条虫は，成虫の形態や引き起こす感染症の臨床像が無鉤条虫（ウシ条虫）と類似するが，感染源は牛肉ではなく，豚肉である．ヒトが終宿主で，ブタが中間宿主となる．日本国内では，豚レバーの生食による感染事例が多い．成虫は，ヒトの小腸内に寄生し虫卵を糞便とともに排出し，豚が虫卵を摂食して，孵化した幼虫（嚢虫）が筋肉へと移行する．ヒトは，生または加熱不十分な豚レバーや豚肉を摂取することにより，幼虫に感染し，ヒトの小腸内で成虫にまで成熟する．

病状・予防法・感染対策・治療法

成虫に寄生されたヒトは無症状の場合もあれば，軽度の消化管症状がみられることもある．予防・感染対策としては，豚レバーなどの生食は避け，加熱処理を心がけることである．治療は，プラジカンテルが用い

られる．

5) マンソン孤虫

特　徴

マンソン孤虫は，マンソン裂頭条虫（*Spirometra erinaceieuropaei*）の幼虫（プレロセルコイド）を示し，かつて成虫が不明であったために孤虫の名が与えられた．成虫が判明してからも通称としてマンソン孤虫とよばれている．成虫は，イヌ，ネコ，キツネ，タヌキなどを終宿主とし，小腸に寄生している．虫卵は糞便とともに排出され，水中で孵化し幼虫（コラシジウム）が放出され，第1中間宿主のケンミジンコに取り込まれる．そこで，感染型幼虫のプレロセルコイドに発育する．そのケンミジンコをカエル，ヘビ，ブタ，ニワトリなどの第2中間宿主や待機宿主[※3]が捕食すると，プレロセルコイドはそれら宿主の皮下や筋肉に移行する．ヒトはこれらの第2中間宿主や待機宿主を生または加熱不十分で食することによって，プレロセルコイドに感染する．特に，ニワトリのささみの刺身から感染する事例が多い．また，カエルやヘビの血液を皮膚の傷口に貼る民間療法で感染する場合や，井戸水などに含まれるプレロセルコイドを有するケンミジンコを飲み込んで感染することもある．ヒトに感染したプレロセルコイドは，体内で成虫になることもあるが，多くはそのままの幼虫で幼虫移行症を引き起こす．成虫の大きさは0.6〜1mくらいで，幼虫は10〜20cmである．

病状・予防法・感染対策・治療法

症状は，全身倦怠感と発熱で無痛性の移動性腫瘤ができるが，症状が出ない場合も多い．眼瞼（まぶた），脳，肺，心膜などの臓器に侵入した場合は，各種臓器障害を起こし重篤となる．予防・感染対策としては，カエル，ヘビ，ニワトリなどの肉類は生食をしないこと，カエルやヘビの血液を傷口に貼る民間療法は行わないこと，ケンミジンコがいる可能性のある水は飲まないことである．治療は，小腸内の成虫にはプラジカンテルなどの駆虫薬を用いる．組織内に寄生したプレロセルコイドには有効な駆虫薬はないため，外科的に

※3　**待機宿主**：中間宿主と終宿主の間を介在する宿主．待機宿主は寄生虫の発育に必須ではなく，体内で発育しない．プレロセルコイドは，寄生したカエルがヘビに捕食されると，ヘビの皮下や筋肉に移行するが，そこで発育せずにそのまま寄生する．

A) 単包条虫の原頭節*

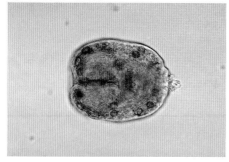

B) 多包条虫の成虫

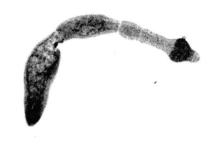

図29 エキノコックス
A) 出典：アメリカ疾病予防管理センター（https://commons.wikimedia.org/wiki/File:Echinococcus_granulosus_scolex.jpg）
　＊原頭節：増殖し肥大化した包虫（幼虫）の中で，多数作られる親虫のもととなるもの.
B) 出典：アメリカ疾病予防管理センター（https://commons.wikimedia.org/wiki/File:Echinococcus_multilocularis.jpg）

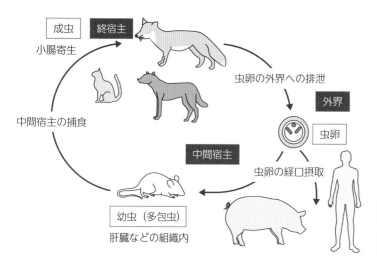

図30 エキノコックスの生活環
神谷正男：エキノコックス症の危機管理へ向けて－現状と対策－．日本獣医師会雑誌，57：605-611，2004より引用.

摘出する.

6) エキノコックス (単包条虫・多包条虫)

特 徴

　エキノコックスは，**単包条虫**（*Echinococcus granulosus*，図29A）および**多包条虫**（*E. multiocularis*，図29B）による感染症が重要であり，国内では特に多包条虫によるエキノコックス症の発生リスクが高い．成虫の体長は，単包条虫では2～7 mm，多包条虫では1.2～4.5 mmで，いずれも条虫としては非常に小さい．単包条虫と多包条虫の終宿主はイヌ科の動物（キツネやイヌなど）である．それらの小腸に成虫が寄生しており，糞便とともに虫卵が排泄される．虫卵の中には6つの小さな鉤をもつ六鉤幼虫が含まれ，厚い幼虫被

殻で覆われている.

　多包条虫の中間宿主は，主に野ネズミ（ヤチネズミ類）で，摂食された虫卵は野ネズミの腸管内で孵化し六鉤幼虫（幼虫被殻に覆われた未熟型）を放出する．六鉤幼虫は，野ネズミの腸壁から内臓に移行し，そこで包虫（幼虫）が形成される．その野ネズミを終宿主のキツネが捕食すると，包虫はキツネの小腸で成虫となる（図30）．成虫が卵を産み，キツネの糞便とともに排出され，山菜，野菜，河川水，井戸水などを汚染し，ヒトがそれらを経口摂取し感染する．ヒトも中間宿主で，体内で成虫になることはない.

　ヒトが摂取した虫卵は腸管内で孵化し，六鉤幼虫が腸壁から侵入して血行性に移行し，各種臓器（主に肝

臓，肺，頻度は低いが脳）に達し，そこで包虫を形成する．包虫は，無性生殖で増殖し，微小な嚢胞の集塊をつくる．これを**多包虫**とよぶ．ヒトでは，包虫の発育がきわめて遅く5〜20年かけて，集塊状の多包虫が徐々に大きくなる．多包虫による感染は**多包性エキノコックス症（多包虫症）**とよばれ，発生は北半球に限られており，日本の他，中国やロシア，ヨーロッパ大陸と北アメリカ大陸の国々でみられる．国内では，キタキツネが生息している北海道において感染事例が多いことが知られている．しかし，北海道にはもともと多包虫症は存在していなかった．20世紀になってからヒトと物の交流を背景に，キタキツネとともに多包条虫が北方諸国からもち込まれたものと考えられている．

一方で単包条虫は，北半球，南半球を問わず，世界中の主に牧畜地域に分布している．終宿主はイヌとオオカミで，中間宿主はヒツジ，ウシ，ブタ，ラクダ，ウマ，ヒトなどである．単包条虫の幼虫は，寄生した中間宿主の臓器に単純な嚢胞（単包虫）をつくり，内部で無性増殖をくり返す．嚢胞は徐々に成長し，大きいものでは数kgに達する．単包条虫による感染症は，**単包性**または**嚢胞性エキノコックス症（単包虫症）**とよばれる．日本国内の発生はほとんどなく，わずかな感染事例は国外で感染し帰国後発症した輸入感染症である．

病　状

多包性エキノコックス症は，その腫瘍類似の病変が臓器に重大な障害を与える．特に，肝臓に寄生する場合が多く，その症状は，肝腫大，腹痛，発熱，肝機能障害，黄疸であり，さらに進行すると腹水や下肢の浮腫が出現し重篤となる．脳への寄生では，意識障害やけいれん発作などの神経症状があらわれる．

予防法・感染対策・治療法

包虫症の予防・感染対策としては，発生地域では虫卵に汚染された可能性のある水や野菜は飲食しないようにし，入念に手指を洗うことである．治療は，外科的手術による病巣切除を行い，その後にアルベンダゾールによる駆虫が行われる．

③ 真菌と感染症

真菌（*fungi*）は，従属栄養型の真核細胞で，栄養型細胞では分岐性の菌糸を形成する**糸状菌**（カビ，キノコ類）と単細胞で卵形の**酵母**などが含まれる．有性あるいは無性的な胞子を産生する．本項では，深在性真菌症，深部皮膚真菌症，表在性真菌症[4]を引き起こす真菌について勉強する．特に，**カンジダ症，アスペルギルス症，クリプトコッカス症**は国内の3大疾患である．

A. カンジダ属（*Candida*）

特徴・症状

カンジダ属による感染は，**カンジダ症**とよばれ，ヒトに病原性を示す代表的なものは**カンジダ・アルビカンス**（*Candida albicans*，図31）である．本菌は，健常者の口腔，消化管，膣などに常在しており，主に宿主の免疫低下，特に好中球減少，細胞性免疫不全に伴って日和見感染や菌交代症などを引き起こす．口腔，膣，皮膚，爪，消化管，呼吸器などをおかし，粘膜に白苔[5]をつくる．乳児に多い口腔内の鵞口瘡[6]やおむつかぶれは，これによって起こる．全身性感染症を発症した場合は重篤で，多くは皮膚カンジダが留置カテーテルから侵入し感染することで起こる．カンジダ血症を引き起こし，肺，腎臓など各種臓器に障害を与え，予後も不良で死亡率も約40％と高い．本症は，一般に

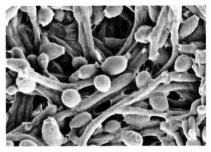

図31　カンジダ・アルビカンス

※4　真菌の感染が皮膚表面にとどまっているものを表在性真菌症，皮下組織や爪に達しているものを深部皮膚真菌症，内臓にまでおよぶものを深在性真菌症とよぶ．

※5　**白苔**：ポツポツと白い斑点状の膿栓（膿がつまったもの）．
※6　**鵞口瘡**：白色のミルクのかすのように隆起する粘膜斑，口内炎の一種．

深在性真菌症に位置づけられるが，口腔や皮膚などで発症した場合は，表在性カンジダ症とよばれる．

予防法・感染対策・治療法

乳児の鵞口瘡の場合，不潔な哺乳瓶（母乳の場合は乳首）などを介して感染するため，これらの消毒を心がけることが予防となる．通常，治療は不要である．成人では，アムホテリシンB，アゾール系抗真菌薬，ミカファンギンなどの多くの抗真菌薬が用いられる．

B. アスペルギルス属 （*Aspergillus*）

特徴・症状

アスペルギルス属による感染は，**アスペルギルス症**とよばれ，国内では深在性真菌症患者数の第1位を占める．環境中に生息するアスペルギルスが経気道的に生体内に侵入し，肺に病巣をつくる．肺で増殖し，アスペルギローマ（アスペルギルス腫：真菌塊）を形成する．原因の真菌としては，**アスペルギルス・フミガーツス**（*Aspergillus fumigatus*, 図32），**アスペルギルス・フラバス**（*A. flavus*），**アスペルギルス・ニガー**（*A. niger*）などで，アスペルギルス症では特にアスペルギルス・フミガーツスの検出率が高い．ゴミ焼却場などで，耐高温性（45℃以上でも生息）をもつ本菌が繁殖して感染源となる．免疫が低下している場合，発症しやすい．

治療法

治療薬には，ミカファンギン，アムホテリシンB，イトラコナゾールが使用されるが，肺の病巣を外科的切除することもある．

C. クリプトコッカス属 （*Cryptococcus*）

特徴・症状

クリプトコッカス属による感染は，**クリプトコッカス症**とよばれ，ハトの糞が感染源である．原因の真菌は，**クリプトコッカス・ネオフォルマンス**（*Cryptococcus neoformans*, 図33）で，細胞壁の外側に厚い莢膜をもち，食細胞からの貪食に抵抗性を示す．健常者の感染例は少なく，エイズや結核などによる免疫低下の状態が感染を引き起こす要因である．ヒトからヒトの感染はみられない．病巣は，皮膚または肺が多いが，全身感染もみられ，脳をはじめ他の臓器もおかす．発症は，壮年・高齢者層に多い．病巣部位により，肺クリプトコッカス症，皮膚粘膜クリプトコッカス症，クリプトコッカス性髄膜炎などとよばれる．本症は，深在性真菌症に位置づけられる．

治療法

治療には，アムホテリシンBやアゾール系抗真菌薬が有効であるが，ミカファンギンは無効である．

D. ニューモシスチス属 （*Pneumocystis*）

特徴・症状

ニューモシスチス属のなかでは，**ニューモシスチス・イロベチイ**（*Pneumocystis jirovecii*, 図34）が重要で，免疫低下状態のヒトに重篤な肺炎を引き起こす．この肺炎は，**ニューモシスチス肺炎**とよばれる．以前はカリニ肺炎とよばれており，**ニューモシスチス・カリニ**（*Pneumocystis carinii*）による肺炎と思われていた．しかしその後，ラットから見つかったニューモシスチス・

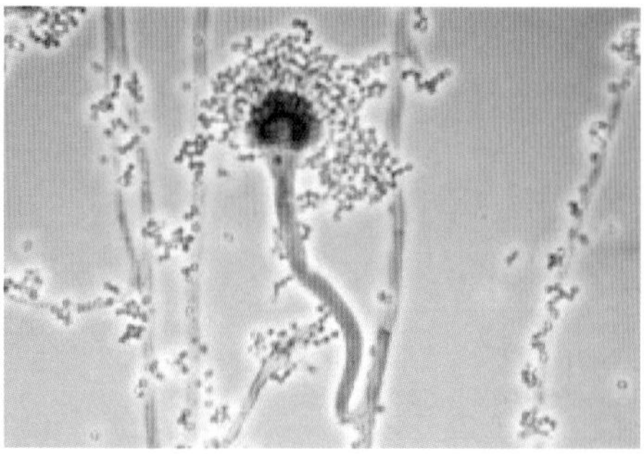

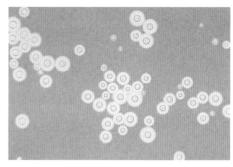

図32　アスペルギルス・フミガーツス
出典：アメリカ疾病予防管理センター（https://commons.wikimedia.org/wiki/File:Aspergillus.jpg）

図33　クリプトコッカス・ネオフォルマンス
出典：アメリカ疾病予防管理センター（https://phil.cdc.gov/details.aspx?pid=3771）

カリニとヒトで肺炎を起こすニューモシスチスは種が異なることが判明し，ニューモシスチス・イロベチイの学名が付された．それに伴って，肺炎の名称も"ニューモシスチス肺炎"に変更された．ニューモシスチス属は，発見当初，原虫に分類されていた．その後の遺伝子解析により，真菌の一種であることが判明し，現在は真菌に分類されている．ニューモシスチス肺炎は，免疫不全宿主での日和見感染で起こり，特にエイズ患者で好発する．エイズの場合，HIV感染が確認できずに，この肺炎がきっかけではじめてエイズと指摘されることがある（「いきなりエイズ」とよばれる）．伝播様式は飛沫感染（上気道感染）で，症状は呼吸器関連の乾性咳嗽，発熱，呼吸困難の三主徴である．本症は，深在性真菌症に位置づけられる．

治療法

ニューモシスチスは真菌ではあるが，細胞膜にエルゴステロールを含まないなど，他の真菌とは異なるため，通常の抗菌薬は効果がない．ペンタミジンやST合剤（スルファメトキサゾール，トリメトプリム）が用いられる．

E. スポロトリックス属（*Sporothrix*）

特徴・症状

スポロトリックス属による感染は，スポロトリックス症とよばれ，土壌中のスポロトリックス・シェンキイ（*Sporothrix schenckii*，図35）と接触することにより感染する（創傷感染）．本菌は，外傷から侵入し局部に膿瘍などを形成する．主に顔面や上肢に発症するこ

とが多く，慢性化しやすい．本菌は二形性で，組織内では酵母形であるが，20〜25℃の培地上では菌糸形となる．本症は，深部皮膚真菌症に位置づけられる．

治療法

治療には，アゾール系抗真菌薬のイトラコナゾールやテルビナフィンが有効である．また，皮膚の病変には温熱療法も用いられる．これは，本菌が37℃以上では増殖できないことを利用したものである．

F. 輸入感染症を起こす真菌

ヒストプラズマ属（*Histoplasma*），コクシジオイデス属（*Coccidioides*）

特徴・症状

日本には存在せず，海外旅行などで感染し発症する疾患を輸入感染症という．その起因真菌として，ヒストプラズマ・カプスラーツム（*Histoplasma capsulatum*）とコクシジオイデス・イミティス（*Coccidioides immitis*）が知られている．北米，南米，東南アジアなどが流行地域である．いずれも肺に疾患を引き起こし，肺ヒストプラズマ症または肺コクシジオイデス症とよばれている．特に，肺ヒストプラズマ症は，南米の洞窟で，日本のテレビ取材人がコウモリの糞から感染し発症した事例がある．

治療法

治療には，アムホテリシンBやケトコナゾールが用いられる．

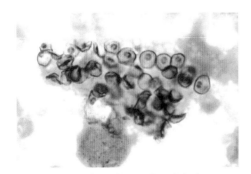

図34 ニューモシスチス・イロベチイ
出典：アメリカ疾病予防管理センター（https://phil.cdc.gov/Details.aspx?pid=554）

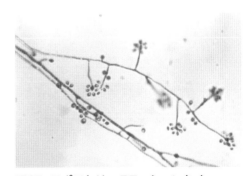

図35 スポロトリックス・シェンキイ
出典：アメリカ疾病予防管理センター（https://phil.cdc.gov/Details.aspx?pid=21831）

G. 皮膚真菌症を起こす真菌

1) トリコフィトン属（*Trichophyton*），ミクロスポルム属（*Microsporum*），エピデルモフィトン属（*Epidermophyton*）

特徴・症状

ヒトの皮膚・爪・毛髪に感染する真菌は，総称して**皮膚糸状菌**とよばれる．これによる真菌症は表在性真菌症に分類される．皮膚糸状菌は，皮膚の角質層に含まれるケラチンを分解するケラチナーゼをもち，ケラチンを栄養源としている．一般に，シラクモ，ミズムシ，タムシなどとよばれている．病名としては，白癬となる．感染源としては，特に患者から脱落した角質化細胞の破片で，その中に胞子があり，それがタオルや履きものなどを介して伝播する．原因となる主な真菌種は，**トリコフィトン・ルブルム**（*Trichophyton rubrum*, 図36）と**トリコフィトン・メンタグロフィティス**（*T. mentagrophytes*）であるが，近年，柔道やレスリングの選手を中心にトリコフィトン・トンズランス（*T. tonsurans*）が原因の体部・頭部白癬が流行している．また，ミクロスポルム・カニス（*Microsporum canis*）は動物好性菌でネコやイヌから感染し，ミクロスポルム・ギプセウム（*M. gypseum*）は土壌好性菌で，いずれも体部・頭部白癬を起こす．エピデルモフィトン・フロッコサム（*Epidermophyton floccosum*）も稀に患者から分離される．

治療

治療には，外用にはイミダゾール系抗真菌薬が用いられる．内服としては，グリセオフルビンが使われて

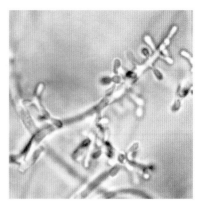

図36 トリコフィトン・ルブルム
© Medmyco, クリエイティブ・コモンズ・ライセンス：CC0 1.0 (https://en.wikipedia.org/wiki/File:Trichophyton_rubrum_microconidia.jpg)

おり，この薬剤は角質化した皮膚に蓄積するという特徴があるので有効である．

2) マラセチア属（*Malassezia*）

特徴

マラセチア属は，ヒトの皮膚の常在真菌であるが，皮脂分泌が多くなると脂腺の多い部分で増殖し皮膚症状を示す．原因の真菌種は，油脂好性酵母の**マラセチア・グロボーサ**（*Malassezia globosa*）や**マラセチア・フルフール**（*M. furfur*）で，自覚症状のない褐色斑や膿疱・紅色丘疹を多発するマラセチア毛包炎を起こすほか，アトピー性皮膚炎の増悪因子として知られる．

治療

治療には，アゾール系抗真菌薬が用いられる．

文献・URL

1）「系統看護学講座 微生物学」（南嶋洋一，他／著），医学書院，2014
2）「微生物学 改訂第7版」（今井康之，増澤俊幸／編），南江堂，2016
3）「栄養科学イラストレイテッド　食品衛生学 改訂第2版」（田﨑達明／編），羊土社，2019
4）「シンプル微生物学 改訂第6版」（小熊惠二，他／編）南江堂，2018
5）「エキスパート管理栄養士養成シリーズ6 微生物学 第3版」（小林秀光，白石　淳／編），化学同人，2012
6）MDSマニュアル（https://www.msdmanuals.com/ja-jp/）
7）東京都健康安全研究センター：食品衛生の窓（http://www.fukushihoken.metro.tokyo.jp/shokuhin/index.html）
8）時事メディカル（https://medical.jiji.com/）
9）国立感染症研究所：病原微生物検出情報（IASR）（https://www.niid.go.jp/niid/ja/iasr.html）
10）エランコジャパン株式会社：Life with Pet（https://mypetandi.elanco.com/jp）
11）愛知県衛生研究所（https://www.pref.aichi.jp/eiseiken/）
12）「シンプル微生物学 改訂第4版」（東　匡伸，小熊惠二／編），南江堂，2006
13）食品安全委員会ファクトシート（https://www.fsc.go.jp/factsheets/index.data/factsheets_anisakidae.pdf）
14）時事通信社：家庭の医学「蟯虫症」（http://119ch.rgr.jp/igaku/contents/encyclopedia/46-kiseichu/1053-73.html）
15）Ikuno H, et al：Epidemiology of Diphyllobothrium nihonkaiense Diphyllobothriasis, Japan, 2001-2016. Emerg Infect Dis, 24：1428-1434, 2018
16）神谷正男：エキノコックス症の危機管理へ向けて—現状と対策—. 日本獣医師会雑誌, 57：605-611, 2004

1 感染症の種類 (表1)

A. 微生物性食中毒

微生物による食中毒は，起因微生物により**細菌性食中毒**，**ウイルス性食中毒**，**原虫・蠕虫食中毒**，さらにはカビが産生する**カビ毒（マイコトキシン）による食中毒**などに分けられる．1年間に届出された食中毒の事件数は1,000件ほど，患者数は12,500人程度で以前よりは減少した（図1，2）．しかし，届出のない軽症例はこれよりはるかに多いと推測される．微生物による食中毒としては，件数では寄生虫によるもの，特にアニサキスが原因であるものが最も多い．ウイルスによる食中毒では，ノロウイルスによる感染性胃腸炎がほとんどである．細菌では以前は腸炎ビブリオ，黄色ブドウ球菌などによるものが多かったが，近年はカンピロバクターやウェルシュ菌を原因とする食中毒が多い．

一般的には，細菌性食中毒は気温の高い夏に多発し，ウイルス性食中毒は冬に多い傾向にある（図3）．細菌性食中毒は，**毒素型食中毒**と**感染型食中毒**に分けることができる．また，感染源としては，食材がもともと病原体の汚染を受けている場合（腸炎菌による鶏卵汚染，牛肉の腸管出血性大腸菌汚染，海産性魚類の腸炎ビブリオ汚染など）と，調理の過程で調理者の手指や腸管に感染している病原体で食品が汚染されて中毒を起こす場合（手指に由来する黄色ブドウ球菌，感染者由来の腸管出血性大腸菌など）がある．ノロウイルスや腸管出血性大腸菌などは，食材と感染者の両方が感染源となる．

詳細は後述の表2，図4もご参照いただきたい．

1）毒素型食中毒

起因微生物が食品中で増殖し，外毒素[※1]を産生し，これをヒトが摂取することにより発症する．毒素型食中毒では，食品中で毒素を産生した細菌が死滅しても，毒素が残存していれば中毒が起こる．食品中の毒素が作用を発現するので，潜伏期間が数分〜数時間と短く，発熱などの症状が少ないのが特徴である．嘔吐や下痢を引き起こす黄色ブドウ球菌の耐熱性腸管毒素**エンテロトキシン**（100℃，10分耐熱性）や，運動神経の弛緩性麻痺を起こすボツリヌス菌の**ボツリヌス毒素**（易熱性）などがある．

2）感染型食中毒

起因微生物で汚染された食品を経口摂取すると，起因微生物が腸管に定着し感染が成立する．その後腸管内で増殖し，さらには毒素を産生したり（感染毒素型），腸管粘膜を破壊するなどして（感染侵入型），下痢，発熱などの症状を引き起こす．チフス菌は，まず腸管で増殖するが，その後腸管粘膜から血液中に移行して，全身感染を起こす点が特徴的である．感染型食中毒では，腸管に定着した起因菌が，腸管内で増殖して発症に至るため，増殖のための時間が必要である．そのため潜伏期間は通常12〜24時間，長いものでは数日〜1週間におよぶことがある．起因菌が体内で増殖するので，発熱を伴うことが多い．悪心，嘔吐などの上部消化管症状と下痢などの下部消化管症状がみられる．軽症のものから，脱水を伴い命にかかわるものまで，多様である．原因微生物としては，腸管出血性大腸菌，腸炎ビブリオ，コレラ菌，サルモネラ属菌（腸炎菌，ネズミチフス菌，チフス菌，パラチフスA菌），カンピロバクター，ノロウイルスなどがある．

3）アレルギー様食中毒

一般に食物アレルギーは，食品中の成分に対する免疫応答が過剰であることによって起こる．一方，食品中の微生物が食品を変質させ，アレルギー反応にかかわる化学伝達物質が産生されることがある．その例として，**モルガン菌**（*Morganella morganii*）による**ヒスタミン食中毒**をあげることができる．モルガン菌は，サバ，サンマなどのヒスチジン含量の多い魚類中で増殖すると，ヒスチジンを分解しヒスタミンを生成する．ヒスタミンは，I型アレルギーにかかわる化学伝達物質であり，これを摂取すると数分で，血管拡張作用による顔面紅斑，蕁麻疹，頭痛，発熱などが起こる．ひとたび食品中に産生されたヒスタミンは加熱しても分解しないため，調理による不活化はできないので注意が必要である．

[※1] **外毒素**：菌体の外に放出される毒素．一方「内毒素」はグラム陰性菌の外膜に存在するLPSを指す（第1章 図13,15参照）．

表1 主な感染症の起因病原体

A. 微生物性食中毒

分類	病原体	
毒素型食中毒	黄色ブドウ球菌 ボツリヌス菌	セレウス菌
感染型食中毒	腸管出血性大腸菌 腸炎ビブリオ コレラ菌 サルモネラ属菌 カンピロバクター・ジェジュニ/コリ ウェルシュ菌 セレウス菌 エルシニア・エンテロコリチカ 赤痢菌	サルモネラ属（腸炎菌，ネズミチフス菌，チフス菌，パラチフスA菌） ノロウイルス クドア サルコシスティス クリプトスポリジウム 赤痢アメーバ ランブル鞭毛虫 トキソプラズマ アニサキス
アレルギー性食中毒	モルガン菌	

B. その他の消化管感染症

胃潰瘍	ヘリコバクター・ピロリ
偽膜性大腸炎	クロストリディオイデス・ディフィシル

C. 呼吸器系感染症

分類	病原体	
上気道感染症	化膿レンサ球菌 百日咳菌 肺炎マイコプラズマ ジフテリア菌 肺炎クラミジア ライノウイルス	インフルエンザウイルス パラインフルエンザウイルス コロナウイルス RSウイルス
下気道感染症	肺炎球菌 黄色ブドウ球菌 緑膿菌 結核菌 肺炎クラミジア インフルエンザ菌 レジオネラ菌 肺炎桿菌	肺炎マイコプラズマ インフルエンザウイルス パラインフルエンザウイルス アデノウイルス RSウイルス
異型肺炎	肺炎マイコプラズマ レジオネラ菌 オウム病クラミジア 肺炎クラミジア RSウイルス	パラインフルエンザウイルス インフルエンザウイルス アデノウイルス 水痘帯状疱疹ウイルス

D. 中枢神経系感染症

分類	病原体	
脳炎・脳障害	日本脳炎ウイルス 梅毒トレポネーマ サイトメガロウイルス 麻疹ウイルス 狂犬病ウイルス	単純ヘルペスウイルス 風疹ウイルス ムンプスウイルス トキソプラズマ プリオン
髄膜炎	髄膜炎菌 リステリア菌 B群レンサ球菌 大腸菌 肺炎球菌	インフルエンザ菌 黄色ブドウ球菌 緑膿菌 単純ヘルペスウイルス エンテロウイルス

E. 泌尿器系・生殖器系感染症

分類	病原体	
泌尿器系感染症	大腸菌 ブドウ球菌 エンテロバクター シトロバクター サルモネラ属菌	緑膿菌 肺炎桿菌 プロテウス菌 セラチア菌 カンジダ菌
生殖器系感染症	クラミジア・トラコマティス 梅毒トレポネーマ 淋菌 軟性下疳菌 カンジダ菌 単純ヘルペスウイルス2型	ヒトサイトメガロウイルス 腟トリコモナス ヒトパピローマウイルス ヒト免疫不全ウイルス

F. 皮膚・軟部組織感染症

	病原体	
皮膚・軟部組織感染症	黄色ブドウ球菌 化膿レンサ球菌	白癬菌（皮膚糸状菌）

G. 新興・再興感染症

分類	病原体	
新興感染症	レジオネラ菌 ライム病ボレリア 腸管出血性大腸菌O157 ヘリコバクター・ピロリ ビブリオ・コレラO139 エボラウイルス	ヒト免疫不全ウイルス 高病原性鳥インフルエンザウイルス SARSコロナウイルス SFTSウイルス MERSコロナウイルス 牛海綿状脳症プリオン 新型コロナウイルス
再興感染症	結核菌 マラリア原虫 麻疹ウイルス	風疹ウイルス ジカウイルス

H. 人獣共通感染症（動物由来感染症）

	病原体	
人獣共通感染症（括弧内は保有動物，または媒介動物）	腸管出血性大腸菌（ウシ） カンピロバクター（ニワトリ，ブタなど） レプトスピラ（ネズミ） サルモネラ属菌（ニワトリ，ネズミなど） ペスト菌（ノミ） バルトネラ・ヘンセレ（ネコ）	狂犬病ウイルス（イヌ，コウモリ） 重症熱性血小板減少症候群ウイルス（ダニ） エボラウイルス（コウモリ） インフルエンザウイルス（トリ，ブタなど） マラリア原虫（蚊）

B. その他の消化器感染症

　悪心，嘔吐などの上部消化管症状と下痢などの下部消化管症状がみられる．軽症のものから，脱水を伴い命にかかわるものまで，多様である．感染源としては，病原体を含む水や患者・保菌者などがある．水道水を介して感染するものとしては，クリプトスポリジウム（原虫）があげられる．ヒトを感染源とする腸管感染症起因病原体は，糞便中に排泄され，食品や水を介して，あるいは患者の手指を介して伝搬する．

　胃潰瘍の原因であり，胃がんのリスク因子であるヘリコバクター・ピロリ（*Helicobacter pylori*）は，保菌者の親から子どもに家族内感染するといわれている．一方，クロストリディオイデス・ディフィシル（*Clostridioides difficile*）は腸内の常在菌であるが，抗菌薬の

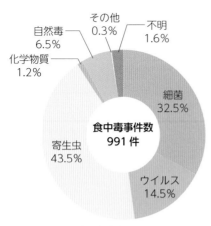

図1 病因物質別の食中毒事件数
（平成30年〜令和4年の5カ年平均）
厚生労働省：食中毒統計資料（https://www.mhlw.
go.jp/stf/seisakunitsuite/bunya/kenkou_iryou/
shokuhin/syokuchu/04.html）をもとに作成.

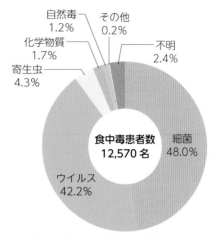

図2 病因物質別の食中毒患者数
（平成30年〜令和4年の5カ年平均）
厚生労働省：食中毒統計資料（https://www.mhlw.
go.jp/stf/seisakunitsuite/bunya/kenkou_iryou/
shokuhin/syokuchu/04.html）をもとに作成.

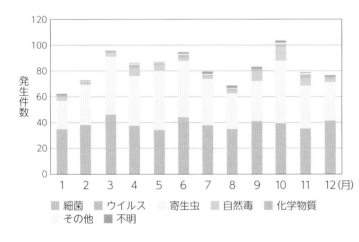

図3 病因物質別月別食中毒発生件数
（平成30〜令和4年の5カ年平均）
出典：農林水産省ホームページ（https://www.
maff.go.jp/j/syouan/seisaku/foodpoisoning/
statistics.html

長期使用で菌交代症※2として偽膜性大腸炎を起こす.

C. 呼吸器系感染症

　口腔から咽頭蓋までの気道を上気道という. 上気道感染症（かぜ症候群）は最も多い感染症の1つである. 原因微生物としてはウイルスが80〜90％を占める.

　気管支, 肺実質を下気道という. 肺炎, 肺化膿症, 肺結核は肺実質組織での感染症で, 発熱, 喀痰, 呼吸

困難などを主徴とする. 肺炎は悪寒, 戦慄（せんりつ）, 膿性痰（黄色や緑色の痰）を特徴とし, 身体症状に肺の胸部X線異常所見の他, 頭痛, 食欲不振, 下痢, 嘔吐などがみられる. 異型性肺炎はマイコプラズマ, クラミジア感染症などでみられ, 定型肺炎と異なり, 症状がゆっくり進行する.

D. 中枢神経系感染症

　髄膜炎, 脳膿瘍（のうのうよう）, 脳炎などきわめて重篤な感染症が多い. 中枢神経系感染症の1つで最も頻度が高いものは, 髄膜炎である. 脳および髄膜の周辺を包む, くも

※2 **菌交代症**：抗菌薬の長期投与により, 使用した抗菌薬に感受性の腸内常在細菌が死滅する. もともとは少数であった耐性菌が増殖し, 病気を引き起こす. これを菌交代症とよぶ.

膜下腔を形成する2層の膜組織に起こる炎症である．ウイルスによって起こるものを無菌性髄膜炎という．

E. 泌尿器系・生殖器系感染症

膀胱炎，腎盂腎炎などの泌尿器系感染症の原因の多くは，腸管あるいは皮膚の常在菌によることが多い．排尿痛，頻尿，尿意切迫感，下腹部痛，血尿などの症状がみられる．膀胱炎では一般に発熱を伴わない．腎盂腎炎では，悪寒，戦慄，高熱などの漸進的（徐々に悪化する）症状を呈する．

性行為を機会として感染する疾病を性感染症という．性感染症のほとんどは生殖器から生殖器に直接接触伝染する．不顕性感染の例も多く，必ずしも病変が生殖器に限るわけではないことや，複数の性感染症病原体が同時感染することも稀ではないなどの特徴がある．

F. 皮膚・軟部組織感染症

表皮の常在菌である黄色ブドウ球菌が，皮膚表層の微細な傷や毛穴などから感染し，膿痂疹（とびひ）を起こす．毛根を含む毛嚢部で感染が起こった場合，毛嚢炎（毛包炎）とよぶ．化膿レンサ球菌では，表皮から真皮に感染が広がると丹毒を起こす．さらに皮下組織まで菌が侵入すると蜂窩織炎を起こす．

最もよくみられる皮膚感染症は，白癬菌（皮膚糸状菌）による水虫，爪水虫，いんきんなどである．患部は浅く，皮膚の表層（表皮，角質層）や口腔粘膜，爪，毛髪などの表層に限定される．

G. 新興・再興感染症

この数十年間の感染症の動向のなかで，新たな感染症が見つかりはじめている．例えば，最近の事例では新型コロナウイルス感染症（COVID-19）はまさにその典型である．このように新たな感染症が出現した場合，これを**新興感染症**（emerging infectious disease）という．また，これまでの医療の発達によって人類が制御できると考えられていた感染症が，再び流行しはじめた事例がある．例えば，薬剤耐性を獲得した結核などはその例である．このような感染症を**再興感染症**（re-emerging infectious disease）とよぶ．

H. 人獣共通感染症（動物由来感染症）

動物にもヒトにも共通して感染する，あるいは動物に媒介される病原微生物による感染症の総称である．感染源となる動物には，ネズミなどの野生動物だけでなく，ウシ，ブタ，ニワトリなどの家畜，イヌ，ネコ，インコなどのペット（コンパニオンアニマル），蚊やハエ，ノミなどの昆虫，シラミ，ダニなどの節足動物などがいる．多くの感染症が，人獣共通感染症である．

2 食品衛生学上重要な感染症と原因微生物

食品や水・飲料水を介して経口的に感染症を引き起こす原因微生物が食品衛生上重要となる．特に，食中毒を引き起こす微生物を，細菌性，ウイルス性，原虫・蠕虫性などに分け，表2にまとめた．また前述のように，細菌性食中毒は，さらに**生体外毒素型**，**生体内感染毒素型**，**生体内感染侵入型**に分けて整理すると勉強しやすい（図4）．ウイルス性食中毒は，そのほとんどが原因ウイルスの腸管感染で起こるが，ロタウイルスのみウイルスでは珍しくエンテロトキシンを産生する．原虫・蠕虫性の食中毒は，生水や肉類・魚介類・甲殻類などの生食によって起こるものが多いので注意が必要である．

3 感染症の化学療法

感染症の治療では，症状を和らげるための**対症療法**と，感染症の原因となる病原微生物を排除する**原因療法**を組合わせて行う．例えばマイコプラズマによる呼吸器感染では，鼻水や喉の痛み，発熱などの症状を和らげるための鎮痛剤や解熱剤を用いた対症療法と，マイコプラズマを排除するための抗菌薬を用いた原因療法が行われる．抗菌薬などの抗微生物薬を用いた原因療法を**化学療法**という．

化学療法とは，化学物質を用いて細菌やウイルスなどによる感染症の治療を行うことである．対象となる病原体により**抗菌薬**，**抗ウイルス薬**，**抗真菌薬**，**抗原虫薬**などを使い分ける．本書では，抗菌薬と抗ウイルス薬について詳しく説明する．

表2 経口的に感染する感染症

性質	原因微生物	食中毒の分類	主な症状	主な原因食材（感染源）	備考
細菌性	黄色ブドウ球菌	生体外毒素型（食品中で増殖）	嘔吐	素手で握ったおにぎりなど	エンテロトキシン産生
	セレウス菌		嘔吐，下痢	ピラフ，スパゲッティなど	セレウリド，溶血性BL，非溶血性エンテロトキシン産生
	ボツリヌス菌		運動神経麻痺	汚染された食品（缶詰やびん詰）乳幼児では，蜂蜜	ボツリヌス毒素産生
	ウェルシュ菌	生体内感染毒素型	下痢，軽い腹痛	カレー，シチュー	エンテロトキシン産生，給食病
	腸管毒素原性大腸菌		下痢	汚染された水，食物	エンテロトキシン（易熱性，耐熱性）産生
	腸管出血性大腸菌		下痢（重症化：出血性下痢，出血性大腸炎）	汚染された水，食物（牛肉など）	ベロ毒素1型，2型産生．O157：H7，O111による集団食中毒の報告がある．三類感染症
	腸炎エルシニア		腸炎，回腸末端炎，腸間膜リンパ節炎，下痢	汚染された食物（豚肉）	エンテロトキシン（耐熱性）産生
	コレラ菌		下痢	汚染された水，食物（汽水域の甲殻類）	コレラ毒素産生．三類感染症
	ナグビブリオ		下痢	汚染された食物（魚介類）	非コレラ型毒素産生
	腸炎ビブリオ		嘔吐，下痢，腹痛	魚介類	耐熱性溶血毒素産生
	カンピロバクター・ジェジュニ／コリ		腹痛，下痢，発熱，全身倦怠感	鶏肉	細菌性食中毒の発生件数第1位
	リステリア菌	生体内感染侵入型	死産・早産，髄膜炎，敗血症	乳製品，畜産物，野菜	リステリオリジンO産生
	赤痢菌		下痢，腹痛，発熱	汚染された水（水系伝染）	志賀毒素産生．細胞侵入性．三類感染症
	腸管侵入性大腸菌		下痢，腹痛，発熱	汚染された水，食物	赤痢菌の細胞侵入性を獲得
	サルモネラ菌		発熱，頭痛，腹痛，嘔吐，下痢	食肉類，卵，牛乳，イヌなどのペット，ハエ，ゴキブリ，ネズミなどによって汚染された食物	食中毒は，腸炎菌とネズミチフス菌が原因細菌の場合が多い．腸チフスとパラチフスは，高熱，バラ疹，脾腫が起こる三類感染症である
	ブルセラ属菌		発熱，頭痛，筋肉痛	肉，乳製品	羊肉を多く食する国で発生が多い
	ヘリコバクター・ピロリ	生体内感染型	慢性活動性胃炎，胃・十二指腸潰瘍，胃がん	汚染された水（乳幼児時期の井戸水生活）	ウレアーゼ産生．病原因子はVacA，CagA
	プレジオモナス	不明	下痢，胃腸炎	魚介類，爬虫類，両生類	国内下痢症患者からの分離頻度は低いが，海外渡航者の下痢便からしばしば分離される．東南アジアで多く分離される食中毒原因菌
ウイルス性	ノーウォークウイルス（ノロウイルス）	生体内感染型	悪心，嘔吐，下痢	糞便，二枚貝（カキ）	ヒトに感染するのはGⅠ，GⅡ，GⅣ．国内のウイルス性食中毒の第1位
	サッポロウイルス（サポウイルス）		悪心，嘔吐，下痢	糞便，二枚貝（カキ）	札幌で発見
	ヒトアストロウイルス		下痢，嘔吐，発熱	糞便	主に小児に感染
	ポリオウイルス		発熱，頭痛，咽頭痛，悪心，嘔吐，急性灰白髄炎	汚染された水，食物	二類感染症
	コクサッキーウイルス		発熱，口内炎，水疱，手足口病	糞便	
	アイチウイルス		腹痛，悪心，嘔吐，下痢，発熱	糞便，二枚貝（カキ）	愛知県で発見
	ヒトアデノウイルス		発熱，咽頭痛，目の充血や痛み，涙が止まらなくなる	汚染された水	血清型3型がプール熱，40，41型が小児の胃腸炎を発症
	A型肝炎ウイルス		発熱，頭痛，筋肉痛，腹痛	糞便，二枚貝（カキ）	
	E型肝炎ウイルス		悪心，食欲不振，腹痛などの消化器症状を伴う急性肝炎	糞便，ブタやイノシシ・シカなどの加熱不十分な肉	イノシシの生肉・レバーの摂取は禁忌（致死的）
	ロタウイルス	生体内感染型および生体内毒素型	発熱，腹痛，嘔吐，下痢	糞便	感染するのは主に乳幼児．エンテロトキシン産生

（次頁へ続く）

表2 経口的に感染する感染症（続き）

性質	原因微生物	食中毒の分類	主な症状	主な原因食材（感染源）	備考
原虫性	トキソプラズマ	生体内感染型	脳炎，肺炎	ネコの排泄物	
	クリプトスポリジウム		水様性下痢，腹痛，悪心，嘔吐，発熱	汚染された水，食物	水を介した集団発生
	サイクロスポーラ		下痢，軟便，腹痛，悪心，嘔吐	汚染された水，食物	
	クドア		下痢，嘔吐	鮮魚介類（特にヒラメ）	
	サルコシスティス		下痢，嘔吐，腹痛	馬肉	
	ジアルジア		下痢，腹痛，悪心，衰弱感，体重減少	汚染された水，食物	
	赤痢アメーバ		下痢，粘血便	汚染された水，食物	
蠕虫性	アニサキス	生体内感染型	腹痛	サバ，イワシ，カツオ，サケ，イカ，サンマ，アジ，タラなど	蠕虫性食中毒の第1位
	ヒト回虫		咳嗽，腹痛	虫卵に汚染された食物	
	犬回虫		発熱，咳，喘息，肺炎	虫卵に汚染された食物	
	蟯虫		寝不足，肛門の炎症，尿道炎や膣炎	虫卵に汚染された食物	
	旋尾線虫		ミミズばれ，腹痛，嘔吐	ホタルイカ，ハタハタ，タラ，スルメイカ	
	鞭虫		腹痛，下痢	虫卵に汚染された食物	
	トリヒナ		筋肉痛，発熱，発疹，眼瞼浮腫	クマ，ブタ	
	顎口虫		ミミズばれ	淡水魚類（ドジョウ，ヤマメ）	
	肺吸虫		慢性咳嗽，胸痛，呼吸困難，喀血	サワガニ，モクズガニ	
	肝吸虫		少数の寄生では無症状	淡水魚類（コイ，ハヤ，ワカサギ）	
	横川吸虫		少数の寄生では無症状	淡水魚類（アユ，シラウオ）	
	肝蛭		腹痛，肝腫大，好酸球増多，胆管炎，閉塞性黄疸	セリ，クレソン，牛レバー	
	日本海裂頭条虫		下痢，腹部膨満感	サケ，マス	
	無鉤条虫		少数の寄生では無症状	牛肉	
	有鉤条虫		軽度の消化管症状	豚肉	
	アジア条虫		軽度の消化管症状	豚肉	
	マンソン孤虫		全身倦怠感，発熱	カエル，ヘビ，ニワトリ	
	エキノコックス		肝腫大，腹痛，発熱，肝機能障害，黄疸	キツネの糞に汚染された水，山菜，野菜	
真菌性	カンジダ	生体内感染型	口内炎（鵞口瘡）	哺乳瓶（母乳の場合は乳首）	
プリオン	クールー	生体内感染型	プリオン病	人肉食	感染性タンパク質
	変異型CJD		プリオン病	牛の脳や脊髄	感染性タンパク質

A. 抗菌薬の種類と治療法

1）抗菌薬

　細菌に有効な化学療法薬を**抗菌薬**とよぶ．抗菌薬は，人が化学合成反応でつくり出した**合成抗菌薬**と，放線菌をはじめとする微生物が産生し，他の微生物の増殖を阻害する化合物（**抗生物質**）の2つに大別される．抗菌薬は細菌に対して選択的に毒性を示すが，ヒトや動物の細胞にはほとんど毒性を示さないことが求められる（**選択毒性**）．

　ある抗菌薬について，それが抗菌作用を示す微生物の種類や範囲のことを**抗菌スペクトル**とよぶ（表3）．セフェム系，テトラサイクリン系，キノロン系などは多くの種類の細菌に有効であり，このような性質を広域抗菌スペクトルとよぶ．しかし，1つの抗菌薬があ

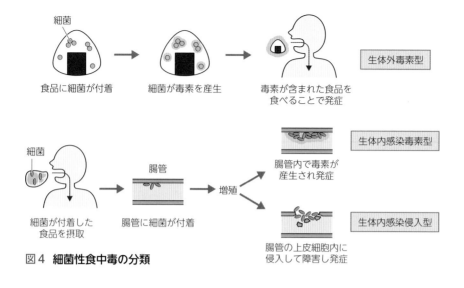

食品に細菌が付着 → 細菌が毒素を産生 → 毒素が含まれた食品を食べることで発症　**生体外毒素型**

細菌が付着した食品を摂取 → 腸管に細菌が付着 → 増殖 → 腸管内で毒素が産生され発症　**生体内感染毒素型** / 腸管の上皮細胞内に侵入して障害し発症　**生体内感染侵入型**

図4　細菌性食中毒の分類

表3　代表的な抗菌薬の抗菌スペクトル

抗菌薬の分類	抗菌薬	グラム陽性菌				グラム陰性菌				バクテロイデス	リケッチア	クラミジア	マイコプラズマ	結核菌
		ブドウ球菌	レンサ球菌	肺炎球菌	腸球菌	淋菌	インフルエンザ菌	大腸菌	緑膿菌					
ペニシリン系	アンピシリン													
セフェム系	セフカペンピボキシル													
グリコペプチド系	バンコマイシン		△		△									
アミノグリコシド系	ゲンタマイシン		△	△		△	△							△
テトラサイクリン系	ミノサイクリン							△		△				
マクロライド系	アジスロマイシン			△	△			△		△				
キノロン系	レボフロキサシン									△			△	
クロラムフェニコール系	クロラムフェニコール													

耐性菌である場合は除く. △：未承認だが有効. 青のカラム：適応承認
クロラムフェニコールはグラム陽性，陰性にかかわらず，多くの微生物に対して有効であるが，再生不良性貧血を含む骨髄の損傷など人体に重大な副作用が起こる可能性があるため，先進国においては腸チフスなど重大で生命の危機がある感染症，もしくは多剤耐性のため本剤以外に選択肢がない場合にのみ用いられる.

らゆる細菌に有効ということはないので，抗菌薬の選択を誤ると全く治療効果がみられないことになる.

　治療抗菌薬の選択に際しては，**最小発育阻止濃度**（minimum inhibitory concentration：**MIC**）などの測定が行われる．MICはある細菌の増殖を阻止するのに必要な抗菌薬の最小濃度を指す．この値が小さいほどその抗菌薬は低濃度で対象となる細菌に対して抗菌活性を発揮する．一方，この値が非常に大きければ，その抗菌薬は対象となる細菌に対して有効ではないと判断できる．患者由来の細菌に対して各種の抗菌薬の

MICを調べ比較することで，治療に最も有効な抗菌薬を選択できる.

2）作用機序

　抗菌薬は，細菌に特徴的でヒトや動物の細胞構造とは異なる部分に作用することで，選択毒性を発揮する．抗菌薬は作用機序に基づいて次のように分類できる（図5）.

①細胞壁合成阻害薬

　細胞壁は，植物や真菌，細菌にみられる細胞膜の外側に存在する強固な膜構造である．細菌の細胞壁の主

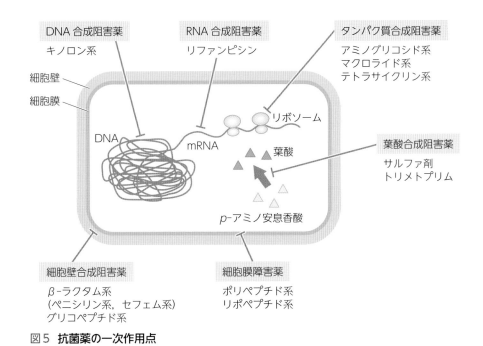

DNA合成阻害薬
キノロン系

RNA合成阻害薬
リファンピシン

タンパク質合成阻害薬
アミノグリコシド系
マクロライド系
テトラサイクリン系

細胞壁
細胞膜

DNA

mRNA

リボソーム

葉酸

p-アミノ安息香酸

葉酸合成阻害薬
サルファ剤
トリメトプリム

細胞壁合成阻害薬
β-ラクタム系
(ペニシリン系, セフェム系)
グリコペプチド系

細胞膜障害薬
ポリペプチド系
リポペプチド系

図5 抗菌薬の一次作用点

要構成成分は**ペプチドグリカン**である. この生合成を阻害する抗菌薬はきわめて選択毒性が高く, 生体に対する安全性も高い. β-ラクタム系抗菌薬(ペニシリン系とセフェム系), グリコペプチド系(バンコマイシンなど)等がある.

②タンパク質合成阻害薬

タンパク質の合成を担うリボソームを阻害する. 原核生物である細菌のリボソームの大きさは70S(30Sと50Sサブユニット)である. 一方, ヒトや動物, 植物などは真核生物であり, リボソームは80S(40Sと60Sサブユニット)である. 70Sリボソームに選択的に作用する化学物質を選べば, 選択毒性を発揮させることができる. アミノグリコシド系(ストレプトマイシン, ゲンタマイシンなど), マクロライド系(エリスロマイシン, アジスロマイシンなど), テトラサイクリン系(ミノサイクリンなど), クロラムフェニコール等がある.

③核酸合成阻害薬

DNA合成やRNA合成に関与する酵素を阻害する. キノロン系(レボフロキサシンなど)は, DNA合成の際にDNAのスーパーコイル[3]を解きほぐすDNAジャイレースを阻害することで, 細菌の増殖を抑制する.

結核の治療薬として用いられるリファンピシンは, 細菌のRNA合成酵素を阻害する.

④葉酸合成阻害薬

ヒトや動物は, DNA合成やアミノ酸合成の補酵素となる葉酸を, 野菜などを摂食することでとっている. 一方, 細菌は自らp-アミノ安息香酸から葉酸合成を行っている. したがって, 葉酸合成を阻害する薬剤は選択毒性が高い. サルファ剤(スルファメトキサゾールなど), トリメトプリムなどがある.

⑤細胞膜障害薬

動物細胞でも細菌でも, 細胞膜は脂質二重層からなるため, これに作用する抗菌薬の選択毒性はあまり高くない. ポリペプチド系(ポリミキシンB)やリポペプチド系がある.

3) 薬剤耐性

抗菌薬の開発により, 多くの細菌感染症は治療できるようになった. その最もよい例は結核である. 1950年代以前の日本では国民病ともよばれ, 年間で500人に1人以上が死亡していた. イソニアジド, ストレプ

※3 **スーパーコイル**:DNA超らせん構造ともいう. 本来は非常に長い二重らせん構造のDNA鎖が, さらにねじれて超らせん構造をとることで, コンパクトになり細胞内に収められている.

トマイシンなどの抗結核薬が開発され，治療可能となり，患者は激減した．一方，当初よく効いた抗菌薬に対しても，しばらくすると薬が効きにくい耐性菌が出現するようになった．これら**薬剤耐性菌**は，①抗菌薬を分解する酵素を獲得したり，②作用点の構造を変化させたり，③細胞内に抗菌薬を入りにくくしたり，④細胞内に入ってきた抗菌薬を細胞外にくみ出したりなどの方法で耐性化した．このような耐性にかかわる遺伝子は，耐性菌から感受性菌に接合（薬剤耐性プラスミドであるR因子の伝達）や形質転換などの方法により伝達されるため，耐性菌の増加を引き起こす（第1章-6参照）．これまでは，耐性菌が出現すると，新たな抗菌薬を開発することで対処してきた．しかし，新しい抗菌薬の開発は容易ではないため，耐性菌が出現しにくい抗菌薬の使用が医療の現場に求められている．

4）抗菌薬による感染症の治療

感染の初期には，原因となる微生物が細菌かウイルスかなどが明らかではないことが多い．細菌感染症であったとしても，原因となる細菌は多種にわたる．一方，抗菌薬も抗菌スペクトルからわかるように，すべての細菌に有効なものはないので，おのずと感染初期には患者の症状や臨床検査結果などを参考に，起因細菌を推定して有効と思われる抗菌薬，あるいは広域抗菌スペクトルを示す抗菌薬を患者に投与する．これを**エンペリック治療**（経験的治療）とよぶ．その後，患者の臨床検体などから起因病原体が培養され，起因菌が確定したのちは，最も効果的な抗菌薬に切り替えて治療が行われる．これを**最適治療**といい，経験的治療から切り替えることを**ディ・エスカレーション**という．

5）抗菌薬と食品の相互作用

薬は食べ物や飲み物，嗜好品などの影響を受け，作用が増強されたり弱くなったりすることが知られている（表4）．テトラサイクリン系薬やキノロン系薬は，食品などに含まれるカルシウム，マグネシウム，鉄などの2価金属イオンと難溶性キレートを形成すると，腸管から全く吸収されなくなる．その結果，抗菌薬の効果が発揮できなくなる．さらには，カルシウムと結合することで骨形成も阻害するため，妊婦や子どもには処方してはならない．一方，セフメタゾールから生じる代謝産物は，アルコール代謝を阻害するため，わずかなアルコール摂取でも顔面紅潮や悪心，頭痛を起

表4 抗菌薬と食品の相互作用

抗菌薬	食品	影響
テトラサイクリン系薬 キノロン系薬	牛乳	牛乳中のカルシウムと薬が結合し，吸収が阻害され，効果が減弱する
セフメタゾールなど	酒	アルコール代謝が阻害され，悪酔いする（顔面紅潮や悪心，頭痛）
イソニアジド	マグロ，イワシなど	ヒスタミン代謝が阻害され中毒（頭痛，嘔吐，顔面紅潮など）
	チーズ，ワインなど	チラミン代謝が阻害され中毒（動悸，頭痛，顔面紅潮など）

こすことがある．薬によっては，食品中の成分であるヒスタミンなどの代謝を阻害して，中毒を起こすこともある．

B. 抗ウイルス薬の種類と治療法

1）抗ウイルス薬

ウイルス感染症の治療薬を抗ウイルス薬とよぶ．抗ウイルス薬は，ウイルスの複製機構を阻害することで効果を発揮する．すなわち，抗ウイルス薬は，①ウイルスの標的細胞への吸着と侵入，②ウイルスゲノムの複製，転写と翻訳，③ウイルス粒子の形成と遊離の過程で働くウイルスタンパク質の機能，を阻害することで抗ウイルス作用を発揮する．

2）抗インフルエンザウイルス薬

インフルエンザの治療薬は，薬剤の作用機構により**M2イオンチャネル阻害剤，ノイラミニダーゼ阻害剤，ウイルスRNAポリメラーゼ阻害剤**に分類される．A型インフルエンザウイルスの複製機構と抗インフルエンザウイルス薬の作用部位を図6に示す．

①M2イオンチャネル阻害剤

M2イオンチャネル（脱殻）阻害剤は，プロトンイオンチャネル活性を有するA型インフルエンザウイルスの**M2イオンチャネル**に結合することで，ウイルス膜の融合と脱殻を阻害する．B型およびC型インフルエンザウイルスには無効である．アマンタジンとリマンタジンがあり，日本では経口剤としてアマンタジンが承認されているが，アマンタジンに耐性を示すウイルスが世界的に拡大しており，近年はほとんど使用されていない．

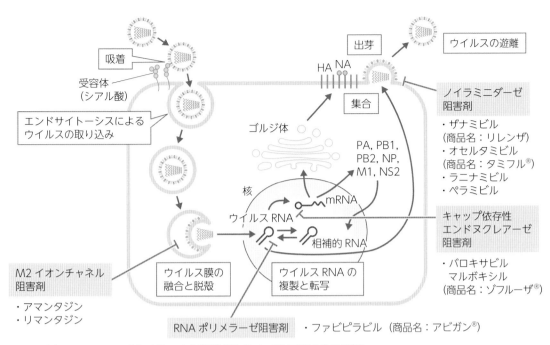

図6　A型インフルエンザウイルスの複製機構と抗ウイルス薬の作用部位
ウイルスは細胞内に侵入後，ウイルスRNAの複製とタンパク質合成により複製され，細胞膜に集合して遊離する．PA, PB1, PB2はウイルスRNAポリメラーゼの各サブユニット，NPはヌクレオプロテイン，M1はマトリクスプロテイン1，NS2は非構造タンパク質2，HAはヘマグルチニン，NAはノイラミニダーゼをあらわす．

②ノイラミニダーゼ阻害剤

　ノイラミニダーゼ（NA）阻害剤は，A型およびB型インフルエンザウイルスのNAに結合することで，シアリダーゼ活性（シアル酸の分解）を阻害してウイルスの遊離（出芽）を抑制する．NA阻害剤としては，ザナミビル（吸入剤），オセルタミビル（経口剤），ラニナミビル（吸入剤），ペラミビル（点滴静注）が使用されている．NAをもたないC型インフルエンザウイルスには無効である．

③RNAポリメラーゼ阻害剤

　RNAポリメラーゼ阻害剤は，インフルエンザウイルスのRNAポリメラーゼを選択的に阻害することでウイルス増殖を抑制する．ヌクレオシド類似体の経口剤であるファビピラビルが認可されている．ただし，動物実験の段階で催奇形性（胎児に奇形を誘発する性質）が確認されたことから，本剤はNA阻害剤が十分な効果を示さない新型または再興型インフルエンザウイルスが発生した場合のみの使用に限られている．

④キャップ依存性エンドヌクレアーゼ阻害剤

　A型およびB型インフルエンザウイルスのキャップ依存性エンドヌクレアーゼの働きを阻害することで，ウイルスのmRNAの合成を阻止する．キャップ依存性エンドヌクレアーゼとしては，バロキサビルマルボキシルが使用されている．

3）抗HIV薬

　ヒト免疫不全ウイルス（HIV）の治療薬は，**核酸系逆転写酵素阻害剤，非核酸系逆転写酵素阻害剤，プロテアーゼ阻害剤，インテグラーゼ阻害剤，侵入阻害剤**に分類される．すべて経口剤であり，十分なHIV抑制効果を得るために2剤以上の併用が必要である．HIVの複製機構と抗HIV薬の作用部位を図7に示す．

①核酸系逆転写酵素阻害剤

　核酸系逆転写酵素阻害剤は，ヌクレオシド類似体構造をもち，HIVの**逆転写酵素**を阻害し，DNA鎖の伸長を停止させてウイルスの増殖を抑制する．核酸系逆転写酵素阻害剤としては，ジドブジン，ラミブジン，アバカビル，テノホビルなどがある．

②非核酸系逆転写酵素阻害剤

　非核酸系逆転写酵素阻害剤は，逆転写酵素の活性中心部近くに結合することでその作用を阻害する．非核

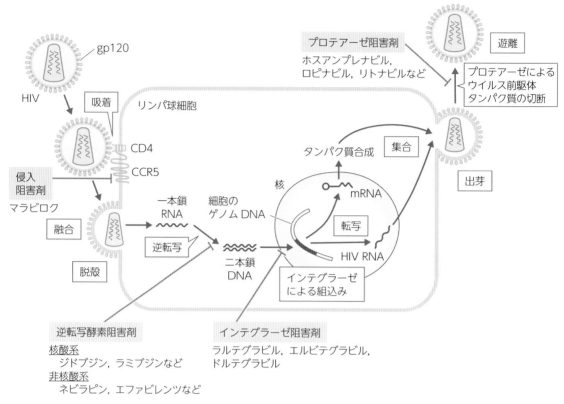

図7　HIVの複製機構と抗ウイルス薬の作用部位

酸系逆転写酵素阻害剤にはネビラピン，エファビレンツ，エトラビリン，リルピビリンがある．

③プロテアーゼ阻害剤

　プロテアーゼ阻害剤は，HIVのプロテアーゼ活性を阻害することで，前駆体タンパク質の切断による逆転写酵素や**インテグラーゼ**などのタンパク質の生成を抑制する．プロテアーゼ活性部位に結合して拮抗阻害作用を示す薬剤には，アタザナビル，ホスアンプレナビル，ロピナビル，リトナビルがある．HIVプロテアーゼのホモ二量体形成を阻害する薬剤にはダルナビルがある．

④インテグラーゼ阻害剤

　インテグラーゼ阻害剤は，HIVのRNAから逆転写酵素によって生成した二本鎖DNAを宿主細胞のDNAに組込む作用をもつインテグラーゼの働きを阻害する．インテグラーゼ阻害剤には，ラルテグラビル，エルビテグラビル，ドルテグラビルがある．

⑤侵入阻害剤

　HIVがリンパ球細胞に侵入するためには，HIVの**gp120がCD4受容体**と結合するだけでなく，**ケモカイン受容体のCCR5**とも結合する必要がある．侵入阻害剤として承認されているマラビロクは，CCR5と結合することで，gp120とCCR5との結合を阻害して，HIVの細胞侵入を抑制する．

4）抗肝炎ウイルス薬
①インターフェロン製剤

　インターフェロンは，ウイルス感染などにより細胞からつくられるサイトカインの一種で，ウイルス増殖を抑制する働きがある．インターフェロン製剤としては，天然型または遺伝子組換え型のインターフェロン α やインターフェロン β と，インターフェロンを分岐鎖のポリエチレングリコール（ペグ）で修飾したペグインターフェロン α-2aおよびペグインターフェロン α-2bがある．また，ウイルスの複製に必要なRNA合成を妨害し，RNA鎖へのGTP（グアノシン三リン酸）

遺伝子構造・コードしているタンパク質

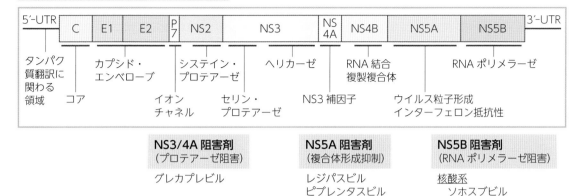

図8　C型肝炎ウイルスの遺伝子構造（産生タンパク質）および治療薬

の取り込みを抑制するヌクレオシド類似体のリバビリンがインターフェロンと併用されている.

②抗B型肝炎ウイルス剤

B型肝炎ウイルス（HBV）のDNA鎖の複製には，HBVのDNAポリメラーゼだけでなく，RNAからマイナス鎖DNAを合成する逆転写酵素も働く. HBVのDNAポリメラーゼや逆転写酵素を阻害し，DNAの伸長反応を抑制するヌクレオシド類似体の抗HBV剤には，ラミブジン，エンテカビル，テノホビルがある.

③抗C型肝炎ウイルス剤

C型肝炎ウイルス（HCV）の治療薬は，薬剤の作用機構により，**NS3/4A阻害剤**，**NS5A阻害剤**，**NS5B阻害剤**に分類される. C型肝炎ウイルスの遺伝子構造と産生タンパク質および抗ウイルス薬を図8に示す.

〈NS3/4A阻害剤〉

NS3/4Aセリンプロテアーゼを阻害し，ウイルスタンパク質のプロセッシング（翻訳後修飾）を抑制する. NS3/4A阻害剤にはグレカプレビルなどがある.

〈NS5A阻害剤〉

NS5Aによるウイルス粒子複合体形成を抑制する. NS5A阻害剤には，レジパスビル，ピブレンタスビル，ベルパタスビルなどがある.

〈NS5B阻害剤〉

HCVのRNAポリメラーゼを阻害することで，ウイルスゲノムの複製を抑制する. NS5B阻害剤には，核

酸系ポリメラーゼ阻害剤としてソホスブビルがある.

〈治療薬としての利用法〉

わが国では，C型肝炎に対してNS5A阻害剤レジパスビルとNS5B阻害剤ソホスブビル，あるいはNS5A阻害剤ピブレンタスビルとNS3/4A阻害剤グレカプレビルの2剤配合剤が用いられる. また，NS5A阻害剤ベルパタスビルとNS5B核酸系阻害剤ソホスブビルの2剤配合剤も同様にC型肝炎の治療に用いられる.

HCVのジェノタイプは1a，1b，2a，2b型などに分類され，日本で最も多いのは1b型である. NS3/4A阻害剤とNS5A阻害剤はジェノタイプ1型（特に1b型）に効果が高い. 一方，NS5B阻害剤はジェノタイプ2型に効果が高い. なお，肝機能を改善して肝炎の悪化を防ぐ目的で，対症療法剤としてグリチルリチン配合剤（注射），ウルソデオキシコール酸（内服）が用いられる.

5）抗ヘルペスウイルス薬

単純ヘルペスウイルスや水痘帯状疱疹ウイルスなどの治療には，アシクロビル，バラシクロビル，ペンシクロビル，ファムシクロビルなどが用いられる. サイトメガロウイルスの治療には，ガンシクロビル，バルガンシクロビルなどが用いられる. アシクロビル，バラシクロビル，ファムシクロビルはウイルス由来のチミジンキナーゼによって，またガンシクロビル，バルガンシクロビルはサイトメガロウイルスのUL97プロテインキナーゼによって，ウイルス感染細胞内で活性

化され，ウイルスDNAに取り込まれるあるいはウイルスDNAポリメラーゼを競合的に阻害することで，ウイルスDNA鎖の伸長を停止して，複製を阻害する．バラシクロビルはアシクロビルのプロドラッグ[※4]であり，バリンとの結合によって経口アシクロビルより体内への吸収率を高めている．ファムシクロビルはペンシクロビルのプロドラッグである．

6) 新型コロナウイルス（SARS-Coronavirus-2）感染症（COVID-19）の治療薬

COVID-19の治療薬は，薬剤の作用機構によりウイルス遺伝子の複製（RNA依存性RNAポリメラーゼ：別名RNAレプリカーゼ）阻害剤，3CLプロテアーゼ阻害剤，中和抗体薬，抗炎症剤に分類される．

新型コロナウイルスの複製機構とCOVID-19治療薬の作用部位を図9に示す．

①ウイルス遺伝子の複製（RNA依存性RNAポリメラーゼ：別名RNAレプリカーゼ）阻害剤

ウイルス遺伝子の複製阻害剤は，ヌクレオシド類似体構造をもち，SARS-CoV-2のRNA依存性RNAポリメラーゼを阻害し，RNA鎖の伸長を停止させてウイルスの増殖を抑制する．RNA依存性RNAポリメラーゼ阻害剤としては，レムデシビル，モルヌピラビルがある．レムデシビルは，当初エボラ出血熱およびマールブルグウイルス感染症の治療薬として開発されたもので，MERSおよびSARSウイルスを含むコロナウイルスに対して抗ウイルス活性を示すことが見出されている．

②3CLプロテアーゼ阻害剤

SARS-CoV-2の3CLプロテアーゼは，ウイルスのRNAから転写，翻訳される非構造タンパク質の1つで，

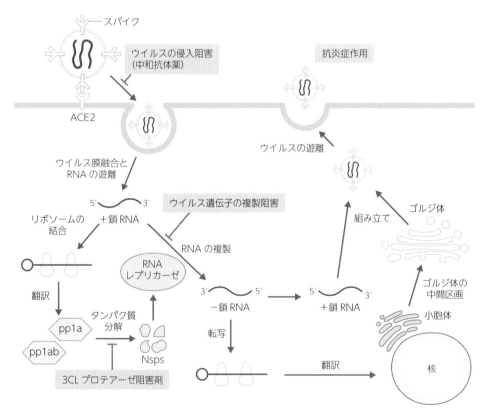

図9 新型コロナウイルスの複製機構とCOVID-19治療薬の作用部位
Yan W, et al：Structural biology of SARS-CoV-2: open the door for novel therapies. Signal Transduct Target Ther, 7：26, 2022をもとに作成.

※4 **プロドラッグ**：体内で代謝されてから作用をおよぼすタイプの薬.

nsp5（nonstructural protein 5）ともよばれており，別の非構造タンパク質であるRNAレプリカーゼポリタンパク質のプロセシングに関与する．3CLプロテアーゼは，図10に示したようにコロナウイルスRNAから転写，翻訳されたRNAレプリカーゼポリタンパク質を11個の保存部位で切断するために不可欠なタンパク質分解酵素である．

3CLプロテアーゼ阻害剤は，前駆体タンパク質の切断を阻害することで，ウイルスのRNAレプリカーゼ生成を抑制し，ウイルスの複製を阻害する．3CLプロテアーゼ阻害剤としては，ニルマトレルビル・リトナビル，エンシトレルビルがある．

ニルマトレルビル・リトナビルは，2つの有効成分からなり，ニルマトレルビルは3CLプロテアーゼを阻害する．リトナビルは前述の通りエイズの治療に利用されており，肝臓の薬物代謝酵素（CYP3A）を阻害することで，ニルマトレルビルの代謝を減少させて，有効血漿中濃度を増加させる．

③中和抗体薬

中和抗体はウイルス表面の三量体スパイク糖タンパク質（S-protein）に結合し，ウイルスの細胞内侵入を防ぐことで，ウイルス感染を抑制する．中和抗体の多くはS-proteinの受容体結合部位（receptor binding domain：RBD）を認識する．

中和抗体薬としては，2023年までに，カシリビマブ・イムデビマブ，ソトロビマブ，チキサゲビマブ・シルガビマブが承認されている．チキサゲビマブ・シルガビマブは，SARS-CoV-2に感染し回復した患者により提供されたB細胞に由来する2種類のヒトモノクローナル抗体をもとに，この抗体遺伝子から遺伝子組換え技術により作製されたものである．

これらの中和抗体はデルタ系統の変異株には感染抑制効果を示すが，ウイルスゲノムの変異により，S-proteinに多くのアミノ酸置換や欠失がみられるオミクロン系統の変異株に対しては感染抑制効果が減弱することが報告されている．

④抗炎症剤

COVID-19で生じる肺炎に対する治療薬として承認されたもので，免疫の過剰な働きを抑える副腎皮質ステロイド薬，関節リウマチの治療薬として使用されているヤヌスキナーゼ（JAK）阻害剤のバリシチニブと抗ヒトIL-6受容体モノクローナル抗体のトシリズマブがある．副腎皮質ステロイド薬としては，デキサメタゾン，メチルプレドニゾロン，プレドニゾロンがある．バリシチニブは錠剤で，国内ではレムデシビルと併用して使用する．トシリズマブは抗体医薬であり，中等症2以上の患者に対しステロイド薬と併用して使用する．

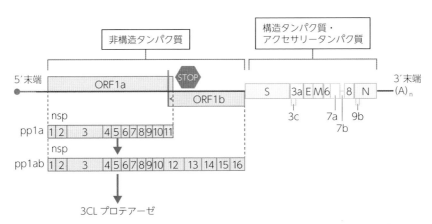

図10 コロナウイルス遺伝子の翻訳とnsp5から翻訳される3CLプロテアーゼ
S：スパイク，E：エンベロープ，M：メンブレン，N：ヌクレオカプシド．
Malone B, et al：Structures and functions of coronavirus replication-transcription complexes and their relevance for SARS-CoV-2 drug design. Nat Rev Mol Cell Biol, 23：21-39, 2022をもとに作成．

HACCP（ハサップ）

　食品がグローバル化した現在，原材料，製品などが国際的規模で流通し，食品をとりまく衛生環境がこれまで以上に危惧されるなか，従来行ってきた最終食品を抜き取り検査する方式では，人体への危害を十分に防止することは困難になってきている．食品の安全性を確保するためには，当該食品の加工，流通，消費に至るすべての工程で，衛生的に扱うことが必要となる．このような観点から，食品製造工程において危害につながる可能性のある重要な管理点を洗い出し，リアルタイムで監視，また記録していくのが，「HACCP（hazard analysis and critical control point）」システムである．

　HACCPは，国際連合食糧農業機関（FAO）と世界保健機関（WHO）の合同食品規格委員会（Codex委員会）から発表され，国際的にその採用を推奨している．もともとHACCPは，アメリカ航空宇宙局（NASA）が1960年代に進めていたアポロ計画において，宇宙飛行士が食べる宇宙食に高度な安全性を確保するために，食品企業，軍などの機関と共同で構想されたものである．現在，アメリカ，カナダでは，食肉・食肉加工品，水産食品を中心とした一部の食品について，また，EUにおいても，一次生産を除くすべての食品の生産・加工・流通事業者について，HACCPによる衛生管理を義務づけている．東南アジア諸国においても，輸入国の規制と意向に合わせる形で，輸出する食品を中心にHACCP認証が一般的になってきている．

　食品製造におけるHACCPによる衛生管理では，工程ごとにあらかじめ危害要因（ハザード）を分析し，特に重要な工程を重点的に管理し，最終製品が安全であることを証明していく．例えば，カレーの製造工程を例にすると，潜在的な危害要因として，次のような事項が考えられる．①具材として用いる豚肉やじゃがいも，にんじん，玉ねぎなどの野菜に関する，原材料由来のサルモネラ属菌，病原性大腸菌，ウェルシュ菌などの病原微生物による汚染，②カレー粉などの香辛料に関する，セレウス菌のような芽胞形成菌による汚染，③原材料の保管・製造工程における，加熱，あるいは冷却段階での不適切な温度管理による微生物の増殖，④製品の梱包における異物混入のリスク，などである．これらの考えられるおのおのの危害に対して防止対策を設けるが，製品の安全上，特に重要なポイントは，「加熱」および「急速冷却」の工程である．加熱は，おいしいカレーをつくるとともに病原菌の殺菌を行ううえで，また，急速冷却は，一部の残存する芽胞形成菌の発芽を防止することにより増菌を抑制するために，重要な工程である．これら2つは，食品衛生上重要な微生物のコントロールを行う工程であり，もし食中毒の原因菌が存在してもこの段階で死滅または低減できる．このように，HACCPとは，各工程における最善の管理方法の検討・設定を行い，特に重要な管理点を連続的に監視することで，より安全な製品をつくるという管理方式である．

　わが国においても，2018年6月13日に公布された「食品衛生法等の一部を改正する法律」において，原則としてすべての食品等事業者に，HACCPに沿った衛生管理を求めることが盛り込まれた．

(三宅正紀)

文献

1）Yan W, et al：Structural biology of SARS-CoV-2: open the door for novel therapies. Signal Transduct Target Ther, 7：26, 2022

2）Malone B, et al：Structures and functions of coronavirus replication-transcription complexes and their relevance for SARS-CoV-2 drug design. Nat Rev Mol Cell Biol, 23：21-39, 2022

チェック問題

問 題

☐ ☐ **Q1** 細菌・ウイルス・寄生虫の3つの食中毒の原因のうち，近年，事件数が最も多いものはどれか，答えよ．また，患者数が最も多いものはどれか，答えよ．

☐ ☐ **Q2** 細菌性食中毒の中で，最も発生件数の多い起因細菌は何か，答えよ．

☐ ☐ **Q3** ウイルス性食中毒の中で，最も発生件数の多い起因ウイルスは何か，答えよ．

☐ ☐ **Q4** 原虫性食中毒の中で，水を介して集団発生する事例が多い起因原虫は何か，答えよ．

☐ ☐ **Q5** 蠕虫性食中毒の中で，最も発生件数の多い起因蠕虫は何か，答えよ．

☐ ☐ **Q6** 代表的な衛生指標菌を4つあげよ．

☐ ☐ **Q7** 抗菌薬について，作用メカニズムに基づき分類したものを5つあげよ．

解答&解説

A1 事件数は寄生虫，患者数は細菌（§4-図1，2参照）．

A2 カンピロバクター・ジェジェニ，カンピロバクター・コリ（§4-表2参照）．

A3 ノーウォークウイルス（ノロウイルス，§4-表2参照）．

A4 クリプトスポリジウム（§4-表2参照）．

A5 アニサキス（§4-表2参照）．

A6 大腸菌，大腸菌群（サイトロバクター属菌，クレブシエラ属菌など），腸内細菌科菌群（サルモネラ属菌，赤痢菌など），腸球菌（§1-5参照）．

A7 細胞壁合成阻害薬，タンパク質合成阻害薬，核酸合成阻害薬，葉酸合成阻害薬，細胞膜障害薬（§4-図5参照）．

第5章 免疫とアレルギー

Point

1 免疫の基礎を学び，微生物に対する生体防御機構について理解する

2 アレルギーを中心とした免疫について理解する

3 ワクチンを用いた予防接種について理解する

4 栄養と免疫および運動と免疫のかかわりについて理解する

概略図 **異物（抗原）に対する生体反応**

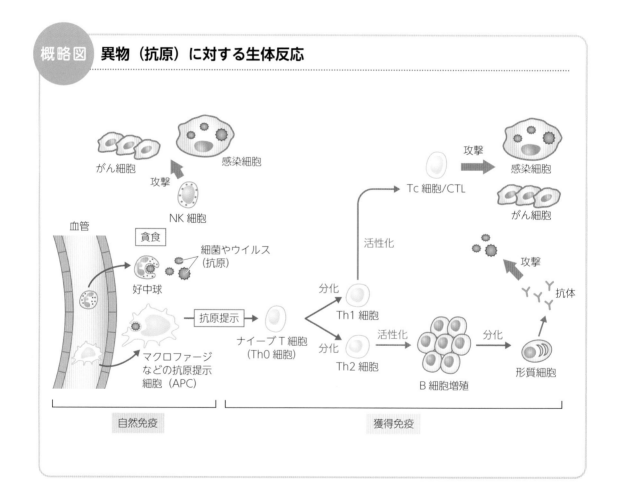

1 免疫とは

　免疫とは，生体内に病原体などの異物が侵入したとき，自己の物質と異物を識別し，異物を排除することにより，その生命体の恒常性（ホメオスタシス）を維持する生体機構のことである．過去に罹患した感染症に罹りにくくなるという現象がしばしばみられるが，これは異物を識別し，これを特異的に排除するとともに，その異物の特徴を記憶するなどの免疫のしくみが備わっていることによるものである．このような生体防御機構はきわめて複雑で多様性に富んだ反応で成り立っており，病原性をもつ微生物に限らず，毒素などの高分子化合物や生体内で発生した異常な細胞に対しても働くことで，さまざまな病気の予防や症状の改善に貢献している．一方，アレルギーや自己免疫疾患のように，この生体防御機構のエラーにより本来排除の必要がない物質や自己の物質に対して免疫が働き，病気を誘発，悪化させる場合もある．

　一般に，異物が認識され，免疫システムが働くことを**免疫応答**とよぶ．免疫応答には，大きく分けて3段階の防御システムが用意されている（**図1**）．第1段階は，生体内への異物の侵入を物理的，化学的，生物学的に防ぐ**バリアー機構**である．このバリアー機構を突破して生体内に異物が侵入すると，第2段階として**自然免疫系**が働く（**表1左**）．自然免疫系では，病原体を認識するレセプター（受容体）[※1]の数や多様性が限ら

れており，パターン認識レセプター（pattern-recognition receptor：PRR）が，多様な病原体に共通して存在する病原関連分子パターン（pathogen-associated molecular pattern：PAMP）[※2]を認識し，迅速に感染微生物を排除できるようにプログラムされている．PRRとしては，Toll様受容体（Toll-like receptor：TLR）などが知られており[※3, 4]，これらのPRRがPAMPを認識することで自然免疫系の細胞群が活性化され，感染微生物の素早い破壊や食細胞の活性化，炎症とよばれる局所での防御反応などを行う．

　これに対し，バリアー機構や自然免疫系に続く防御機構である**獲得免疫系**がある（**表1右**）．獲得免疫の最大の特徴は，さまざまな抗原に対して高い特異性と免疫記憶をもつことである．獲得免疫の中心となるT細胞やB細胞（リンパ球）は，それぞれ遺伝子再構成（後述）によって膨大な数の抗原受容体をランダムに生成することができる．そのなかで抗原と特異的に結合したリンパ球が活性化され，微生物活性の中和，貪食，補体の活性化，炎症の促進，感染細胞の殺傷などが誘導される．また，獲得免疫系では，くり返し同じ微生物に曝露されると免疫応答の迅速さ，強さ，効果が増大するが，特定の抗原に特異的なリンパ球クローンが増殖し，機能的なエフェクター細胞に分化するために数日の時間を要する．

　免疫応答は多くの場合，白血球の表面にあるレセプターとそれに結合可能なリガンドが結合することで，さまざまな機能が発揮される．リガンドには，微生物上の細胞表面分子や細胞から分泌される可溶性分子などがある．リガンドとレセプターとの相互作用がもたらす効果は，多くの場合，リガンドとレセプターの結合の強さ，すなわち親和性とともに増加する．

A. バリアー機構

　生体と外界が接する部分には皮膚，粘膜が存在し，物理的なバリアー機構として病原体などの異物が生体

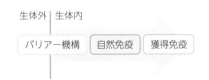

生体外	生体内		
バリアー機構	自然免疫	獲得免疫	

図1　3段階の免疫応答のイメージ

第5章　免疫とアレルギー

※1　**レセプター（受容体）**：免疫細胞表面などに発現して異物や異物の断片を検出し，それに対する適切な免疫応答を誘導するためのタンパク質構造．
※2　**PAMP**：多くは病原微生物の表面にある保存された分子構造であり，よく知られているものには，グラム陰性菌の細胞膜上エンドトキシンである細菌性リポ多糖類（LPS）やグラム陽性菌由来のペプチドグリカンなどがある．
※3　PRRとして，他にRIG-I（retinoic acid inducible gene-I）様受容体（RLR），NOD（nucleotide-binding oligomerization domain）様受容体（NLR）などがある．
※4　細胞質や核内にもPAMPの認識分子が存在し，RLR（RIG-I，MDA5，LGP2），NLR（NOD1，NOD2，NALP3）などが同定されている．これらはTLRとともにPRM（pattern-recognition molecule）ともよばれる．

表1 自然免疫と獲得免疫の主な違い

	自然免疫	獲得免疫
主な担当細胞	好中球，マクロファージ，NK細胞	B細胞，T細胞
免疫応答の発現	速い（即時的）	遅い
特異性を示す対象	微生物間で共有されている分子，傷害を受けた宿主細胞で産生される分子	多種多様な微生物，非微生物抗原
免疫記憶	限定的	あり
抗原受容体の遺伝子再編成	なし	あり
特徴		

PAMP：pathogen-associated molecular pattern，TLR：Toll-like receptor（Toll様受容体）．グラム陰性菌の細胞壁に存在するLPS（第1章 図13参照）は，PAMPの一種である．詳細は本文参照．

内へ侵入するのを防ぐ働きをしている．消化器や呼吸器などを覆う粘膜は病原体やその他の異物の侵入経路となりやすいため，粘膜表面で粘液（胃液，消化酵素）や分泌液（リゾチーム，ラクトフェリンなど）が病原体やその他の異物を殺菌・分解し，侵入を防いでいる．また，全身の皮膚や粘膜に存在する常在細菌叢や気道の線毛運動，咳，くしゃみ，消化管の蠕動運動などの生理作用も異物の排除に有益な働きをしている．

B. 自然免疫

1）自然免疫とは

体表面でのバリアー機構を通り抜け，生体内に異物が侵入すると，自然免疫系細胞が侵入した異物を認識し，それを排除する．自然免疫系では，異物（微生物や傷害された細胞）に対する反応が即時に起こり，生体が同じ異物にくり返し曝露しても，ほぼ同一の反応が引き起こされる．

前述の通り，マクロファージや樹状細胞をはじめとする自然免疫系細胞には，複数の微生物で共有される分子構造であるPAMPを認識する受容体PRRが恒常的に発現している．このPRRにPAMPが結合すると，感染微生物の動きが抑制され，食細胞による微生物の捕食と分解が促進される．この現象は，PRRがPAMPを認識することで細胞内へのシグナル伝達が起こることに起因する（図2）．これにより，①炎症性サイトカイン，I型インターフェロン[※5]，ケモカイン，殺微生物物質[※6]などの産生と分泌が活発化する他，②感染組織への免疫系細胞の遊走が促進され，炎症が引き起こされる，③マクロファージや樹状細胞，好中球などの食細胞が動員され，これらの細胞が病原体を包み込み，分解するなどの反応が引き起こされる．

PRRとして，TLR，RIG-I，NODなどが知られて

[※5] **I型インターフェロン**：一部の樹状細胞や線維芽細胞などから，PRRとPAMPが結合した後，すみやかに産生される生理活性物質である．ウイルス感染細胞や非感染細胞に作用し，多くのウイルス感染防御機構を活性化する．

[※6] 皮膚や粘膜の上皮細胞や好中球，マクロファージなどは，ディフェンシンとよばれるペプチドを分泌する．これらのペプチドは，細菌の細胞膜に小孔を形成し，イオンの流入を引き起こすことにより殺菌する．殺菌作用を有するその他の成分として，カテリシジン，リゾチーム，デオキシリボヌクレアーゼなどが知られている．

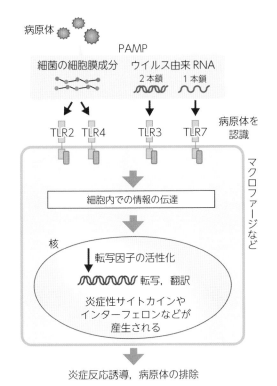

病原体

PAMP

細菌の細胞膜成分　ウイルス由来RNA
　　　　　　　　　　　2本鎖　1本鎖

TLR2　TLR4　TLR3　TLR7　病原体を
　　　　　　　　　　　　　　認識

マクロファージなど

細胞内での情報の伝達

核

転写因子の活性化

転写，翻訳

炎症性サイトカインや
インターフェロンなどが
産生される

炎症反応誘導，病原体の排除

図2　自然免疫における病原体の認識

表2　TLRによって認識される微生物成分の例

病原体	PAMP	認識するTLR
細菌	LPS	TLR4
	ペプチドグリカンなど	TLR2/1，TLR2/6
	DNA	TLR9
	RNA	TLR7
ウイルス	構造タンパク質	TLR2，TLR4
	DNA	TLR9
	RNA	TLR3，TLR7
真菌	β-グルカンなど	TLR2，TLR6
	マンナン	TLR2，TLR4
	DNA	TLR9
	RNA	TLR7

Kawai T & Akira S : Toll-like receptors and their crosstalk with other innate receptors in infection and immunity. Immunity, 34 : 637-650, 2011をもとに作成.

いるが，なかでもTLRはPRRとしてはじめて同定された受容体であり，多くのPAMPを認識することが明らかにされている．TLRは，I型膜貫通タンパク質であり，膜の外部領域に存在する部分でPAMPを認識し，細胞内領域部分で下流のシグナル伝達系を活性化する．これまでにヒトでは10のTLRが同定されており，それぞれのTLRはウイルスや細菌，真菌，寄生虫固有のPAMPを認識する（**表2**）．

2）食作用

　前述のように炎症反応が誘導されると，マクロファージや樹状細胞，好中球などの食細胞が動員され，これらの細胞が微生物などの病原体を包み込み，分解する．これを**貪食**とよぶ（**図3A**）．貪食は，食細胞の表面に発現したさまざまなレセプターを介して起こる．このようなレセプターとしては，TLRを含むPRRの他，微生物の表面に付着した補体断片〔特にC3b（後述）〕を認識する補体レセプター，微生物の表面や他の粒子状

のものに結合した免疫グロブリン（後述）を認識するFcレセプター[7]が含まれる．

　微生物や異物粒子は細胞膜に固着すると，エンドサイトーシスによって細胞内へ運ばれる．取り込まれた異物を含む食胞（ファゴソーム）はリソソームと融合してファゴリソソームを形成し，各種分解酵素や活性酸素種などにより，微生物や異物粒子は分解される．

3）ナチュラルキラー細胞の反応

　ウイルスに感染した細胞やがん化した細胞に対しては，ナチュラルキラー（NK）細胞が中心となり，感染細胞やがん細胞の破壊（主としてアポトーシス）を行う（**図3B**）．NK細胞は，感染や異常な変異を起こした宿主細胞に発現するストレス関連物質，すなわちヒトMICAやMICB（MHC class I chain-related gene A, B）を検知し，それらを提示している細胞を異常な宿主細胞として攻撃の標的とする[8]．MICAやMICBは，NK細胞がもつキラー活性化レセプター（killer activation receptor：KAR）によって認識され，このKARとMICA，MICBが結合することによって，NK細胞は標的細胞を攻撃するシグナルを発生させる．しかし，それと同時に，NK細胞はキラー抑制レセプター（killer inhibition receptor：KIR）を用いて，標的細胞上のMHCクラスI分子を認識する．この理由は，特定ウイルスの感染やがん化によって，

※7　**Fcレセプター（FcR）**：抗原に結合した抗体を認識して結合し，抗原・抗体・FcR複合体を形成する．食細胞は，この複合体を貪食する．
※8　MICAとMICBは，正常細胞にはほとんど発現していないが，さまざまながん細胞やウイルス感染などでダメージを受けた細胞に広く存在する．

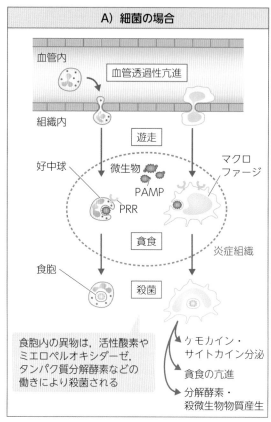

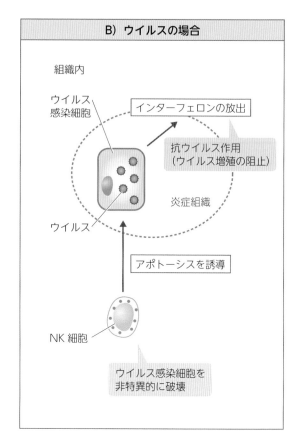

図3　自然免疫のイメージ

MHCクラスI分子の発現が低下するためである．仮に，KIRとMHCクラスI分子結合が十分なレベルで起きなければ，NK細胞は標的となる宿主細胞への攻撃を開始する．

C. 獲得免疫

1）獲得免疫とは

　前述の通り，自然免疫系の細胞は，常在するPRRを介して迅速に感染微生物の破壊や食細胞の活性化，炎症による局所での防御反応を行うことができ，それゆえ，獲得免疫系よりも素早く異物に対応することができる．しかし，PRRが認識できる抗原の種類は限られており，世代から世代へそのままの形で受け継がれる．これに対し，獲得免疫で中心となるT細胞やB細胞（リンパ球）は，ランダムな染色体の組換えと突然変異によって，個々のリンパ球ごとに新たな抗原受容体を構築することができる．限られた数の遺伝子をランダム

に組合わせ，このようにレセプターや抗体を新たにコードするプロセスのことを**遺伝子再構成**とよぶ．この遺伝子再構成の結果，T細胞やB細胞は，膨大な種類の抗原受容体を創出することが可能となる．これらのレセプターは，体細胞性発現レセプターとよばれ，自己や非自己と接触する前にランダムにつくられる．これらのなかから抗原と特異的に結合できたリンパ球が活性化され，微生物活性の中和，貪食，補体の活性化，炎症の誘導，感染細胞の殺傷などが誘導される（**表1**）．これが獲得免疫の強みである．よって，自然免疫系細胞のPRRで認識できず，体内から排除できなかった微生物やその他の異物に対して，より特異性の高い方法で対応できる獲得免疫で微生物やその他の異物を排除することが可能となる．ただし，特定の抗原に特異的なリンパ球クローンが増殖し，機能的なエフェクター細胞に分化するために数日の時間を要する．また，自然免疫と獲得免疫は，互いに協調的に機能することが

知られている.

2) 免疫記憶

獲得免疫では，異物を認識した一部のリンパ球がメモリー細胞となり，侵入した異物を記憶することができるため，再度同じ異物が侵入した際，より効果的に異物を排除することができる．このような現象を**免疫記憶**とよび，この機能により，同一の異物による侵入を再び受けると，初回よりも速く，強い免疫応答が起こる．過去に罹患した感染症に罹りにくくなるという現象やワクチン[※9]による予防接種には，このような獲得免疫のしくみが関係している．

3) 抗原（異物）の認識

リンパ球には異物である**抗原**を認識する抗原受容体が存在する（後述）．抗原を認識するしくみは細胞によ り異なっている．B細胞では，B細胞受容体（BCR）が，分解された抗原単独の立体構造を認識する．T細胞では，T細胞受容体（TCR）が分解されたペプチド（**抗原ペプチド**）を認識する．

1個の抗原受容体は1種類の抗原にのみ反応するが，*BCR*遺伝子（免疫グロブリン遺伝子）や*TCR*遺伝子の組換えにより，抗原受容体には膨大なレパートリーが存在する（遺伝子再編成）．膨大なレパートリーのうち，抗原に特異的な受容体をもつB細胞やT細胞のみが抗原を認識することができ，それらがその後，活性化，増殖する．このように抗原を認識する際には，**主要組織適合遺伝子複合体**[※10]（major histocompatibility complex：MHC）とよばれる遺伝子群から合成される細胞自身のMHC分子が必要となる．

[※9] **ワクチン**：病原体を人工的に無毒化あるいは弱毒化してつくった抗原．生体に接種して免疫反応を促す（後述）．
[※10] ヒトの場合，ヒト白血球型抗原（HLA）とよばれ，第6染色体上に存在する．

Column

最近話題の自然リンパ球

体内にはT細胞やB細胞などのリンパ球が存在し，ウイルスや細菌といった病原体（抗原）を認識して免疫反応を誘導する．これまでの研究から，リンパ球は多様であるがその種類はすでに発見されきったと考えられてきた．しかし，2010年に新たなリンパ球，すなわち「自然リンパ球（innate lymphoid cell：ILC）」が発見された．このILCは，哺乳類免疫組織に多数存在し，免疫応答におけるサイトカイン産生源として重要であることなどが明らかになってきた．近年の研究から，特に粘膜組織におけるバリアー機能の維持や感染初期応答などの重要因子として注目されている．何より着目すべき点は，ILCが抗原受容体をもたないことで，これは抗原認識能力をもたないということである．にもかかわらず，ILCが寄生虫感染に対する防御やアレルギー発症にかかわることが示されているのである．

これまで，花粉症や食物アレルギーなどのアレルギー疾患（後述）は，アレルゲン（抗原）の侵入によって起こると考えられてきたが，気管支喘息などアレルゲンが不明確な場合もあることから，アレルギー疾患は抗原認識だけが原因ではない可能性が示唆されている．また，抗原受容体をもたないILCであっても，死細胞が出す成分などに反応し，さまざまな症状を引き起こすことが明らかになってき た．これらのことから，ILCが原因不明だった疾患にどう影響しているのか，解明に大きな期待が寄せられている．

現在，ILCは主にサイトカイン産生能により1～3型（ILC1～3）の3つに分類されている．さらに，「NK細胞はILCではあるが，細胞障害活性をもつという点で1～3型ILCとは区別される」との概念が定着してきている．このなかでILC2は，アレルギー疾患や肺線維症などのさまざまな病気にかかわるとされる一方，感染症に罹った際の組織修復や寄生虫排除の機能も明らかとなっており，疾患を誘導する過剰な反応と生体防御という双方のILC2の働きを，適切に調節する薬の研究もはじまっている．ILC3は「腸管粘膜に多く存在し，抗菌ペプチドの産生誘導により腸内細菌と腸管免疫の平衡状態確立に重要である」と考えられており，クローン病のような慢性炎症性疾患への関与がいわれている．さらに，ILCの分化メカニズムについても徐々に明らかとなっている．

このようにILCに関するさまざまな研究から，免疫初期応答や獲得免疫系の迅速な誘導についての理解も進みつつあるが，未解決の課題も多く残されている．ILCの発見を皮切りとしたさらなる医療の発展に期待したい．

（曽根保子）

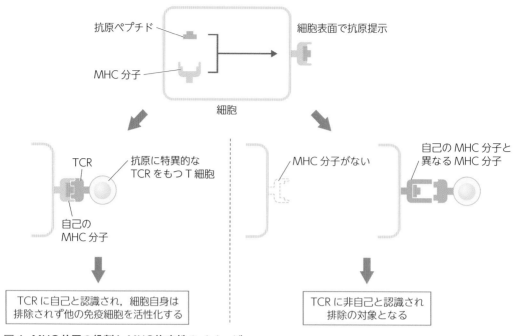

図4　MHC分子の役割とMHC拘束性のイメージ
MHC：主要組織適合遺伝子複合体，TCR：T細胞受容体.

4) MHC分子の役割とMHC拘束性

　MHC分子は抗原ペプチドをのせる「器」のような働きをし，MHC分子に結合した抗原ペプチドが細胞表面へ運ばれ，T細胞へ提示される〔**抗原提示**（後述），図4上〕．MHC分子は個体によって構造が異なり，自己を特定する役割をもっている．T細胞はTCRでMHC分子と抗原ペプチドの組合わせを認識するため，MHC分子は個体自身のものでなければならない．これは**MHC拘束性**とよばれ，MHC分子が表出されていない細胞や自己のMHC分子と異なる細胞は，TCRにより認識されず，非自己成分と認識され，NK細胞などによる排除の対象となる（図4下）．ちなみに，MHC拘束性は，胸腺でのT細胞成熟時に獲得される．

5) MHCクラスⅠ分子とMHCクラスⅡ分子

　MHC分子には，細胞内で産生された自己のタンパク質の一部やウイルス由来のタンパク質などが分解されたペプチド断片が提示される**MHCクラスⅠ分子**と，外来から取り込まれたタンパク質や細菌由来のタンパク質のペプチド断片が提示される**MHCクラスⅡ分子**が存在する．すべての有核細胞はMHCクラスⅠ分子を細胞表面に発現しているが，それに加え，MHCク

ラスⅡ分子をもち，外来性抗原に対する免疫応答をサポートする細胞が存在する．このような細胞を**抗原提示細胞（APC）**とよび，マクロファージや樹状細胞，B細胞などがこれに該当する．

6) CD8とCD4

　T細胞は，抗原認識の際にTCRだけでなく，補助受容体であるCD8やCD4を用いてMHC分子に結合する．例えば，細胞傷害性T細胞（Tc細胞）はCD8を発現しているCD8陽性T細胞であり，その場合，MHCクラスⅠ分子と親和性がある．一方，ヘルパーT細胞（Th細胞）はCD4を発現しているCD4陽性T細胞であり，MHCクラスⅡ分子との親和性が高い．

7) 完全抗原と不完全抗原

　抗原は，免疫応答を引き起こすタンパク質や多糖体であり，免疫システムがその異物（抗原）を認識して標的とする．抗原には「**完全抗原**」と「**不完全抗原**」がある．完全抗原は，免疫応答を引き起こして抗体をつくらせる能力の「**免疫原性**」と，その免疫応答によってできた抗体と結合できる能力の「**免疫反応性**」からなる．それに対して，免疫反応性のみをもつものを不完全抗原（ハプテン）とよぶ．一般にハプテンとなる

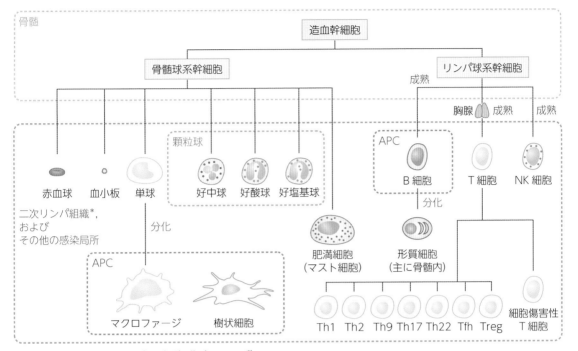

図5 免疫応答に関与する主な細胞群（イメージ）

APC：抗原提示細胞.

＊二次リンパ組織：成熟したリンパ球が免疫反応を行う組織を指し, 扁桃, リンパ節, 脾臓, パイエル板などがこれにあたる.

<figure>
骨髄

造血幹細胞

骨髄球系幹細胞　　リンパ球系幹細胞　成熟

胸腺　成熟　　成熟

赤血球　血小板　単球　顆粒球：好中球　好酸球　好塩基球　APC：B細胞　T細胞　NK細胞

二次リンパ組織＊,
および
その他の感染局所

分化

分化

APC：マクロファージ　樹状細胞

肥満細胞（マスト細胞）　形質細胞（主に骨髄内）

Th1　Th2　Th9　Th17　Th22　Tfh　Treg　細胞傷害性T細胞
</figure>

ものは低分子で, 薬物などがそうである. 例えば, 抗生物質のペニシリンはもともと低分子のハプテンで, それ自身は抗体産生を誘導する活性をもたない. しかし, 自己のタンパク質（高分子）や細胞などに結合すると, 免疫原性（抗原性）があらわれる. 薬物が細胞などに接着し抗原性を示すようになると周りの組織傷害を引き起こす. これがⅡ型薬物アレルギーである（後述）. また, 処方された軟膏剤によって皮膚に細胞性過敏症（Ⅳ型アレルギー）を誘導する場合もある（後述）.

D. 免疫応答に関与する細胞群

免疫応答を司る免疫細胞は, いずれも多能性をもつ**造血幹細胞**から分化する. 造血幹細胞は, **骨髄球系幹細胞**と**リンパ球系幹細胞**となり, 骨髄球系幹細胞からは顆粒球（好中球, 好酸球, 好塩基球）, マクロファージ, 肥満細胞（マスト細胞）などが分化し, リンパ球系幹細胞からはB細胞, T細胞, NK細胞ができる（図5, 表3）.

※11　**補体**：異物の分解などに関与するタンパク質である（後述）.

2　体液性免疫と細胞性免疫

獲得免疫は, 生体内へ侵入した異物に合わせた攻撃を行うことができる優れた生体防御機構であるが, そのしくみの違いにより, B細胞が分泌する抗体が抗原の働きを抑制する**体液性免疫**と, T細胞が直接, 細胞内病原細菌や腫瘍細胞を攻撃する**細胞性免疫**に分けられる（図6）.

体液性免疫では, 異物の侵入によってヘルパーT細胞であるTh2細胞やTfh細胞によるB細胞の増殖・活性化が起こり, B細胞が異物に特異的に結合する**抗体**（antibody）とよばれる糖タンパク質を産生する. 産生された抗体は体液によって体内の各部位へ分布し, 異物と特異的に結合し, **補体**[11]や貪食細胞, 肥満細胞などを活性化して異物を効率よく分解, 除去する. この免疫応答は, 体液内の抗体や補体とよばれる可溶性分子が中心となっていることから体液性免疫とよばれている. これに対し, 細胞性免疫では, 異物と特異的

表3 免疫応答に関与する細胞の主な働き

単球 ↓分化 マクロファージ* (APC)	顆粒球 (細胞質内に顆粒を有する)			樹状細胞 (APC)	肥満細胞 (マスト細胞)	リンパ球				NK 細胞
	好中球	好酸球	好塩基球			B細胞 (APC) ↓分化 形質細胞	T細胞		細胞 傷害性 T細胞	
							エフェクターT細胞 (獲得免疫の司令塔, ※6参照)			
マクロファージは好中球が貪食できない微生物や老廃物を貪食し, 殺菌・分解する. 活性化されたマクロファージは炎症性サイトカインを産生する. これにより, 細胞内寄生菌, 原虫などの殺滅機能が高まる.	感染や炎症の部位へ遊走し, 細菌の貪食や殺菌を行う.	蠕虫(寄生虫)感染の防御やⅠ型アレルギー(後述)に関与する.	炎症反応, Ⅰ型アレルギーに関与する.	全身の組織に広く分布し, 組織内で異物を取り込み, T細胞へ異物の情報を知らせる(抗原提示).	ケミカルメディエーターの放出により炎症を誘発し, 感染防御やアレルギー反応に関与する.	外来性異物を認識し, 形質細胞へ分化し, 抗体を産生する.	Th1 細胞	マクロファージなどの活性化を誘導し, 細胞内病原細菌を排除する他, 抗ウイルス応答や抗腫瘍応答にかかわる.	ウイルス感染細胞や腫瘍細胞などを傷害し, 破壊する.	ウイルス感染細胞や腫瘍細胞を非特異的に認識し, 破壊する.
							Th2 細胞	B細胞の分化や抗体産生を誘導する(体液性免疫).		
							Th9 細胞	自己免疫疾患やアレルギーとの関連が示唆されている.		
							Th17 細胞	外界から侵入する細菌に対する免疫応答にかかわる.		
							Th22 細胞	自己免疫疾患にかかわる.		
							Tfh 細胞	B細胞の抗体産生に重要な役割を果たす.		
							Treg 細胞	T細胞のサイトカイン産生や増殖を抑え, 免疫反応を抑制する.		

APC:抗原提示細胞.
＊単球が血管から組織内へ移行し, マクロファージや樹状細胞に分化する.

に反応するT細胞が中心となり, 免疫応答が発現する. 異物が侵入するとエフェクターT細胞[12](Th1細胞)が反応し, Th1細胞により活性化されたマクロファージや細胞傷害性T細胞などによって, 細胞内寄生菌やウイルス感染細胞, 腫瘍細胞などが特異的に殺菌, 傷害される(図6).

A. 抗原

その生命体にとって異物と認識され, 選択的に除去される物質を**抗原**(antigen)という. 抗原にはタンパク質や多糖類, 脂質, 核酸, 単純化学物質など多くの物質が知られており, 抗原の特異性を決める分子表面の化学構造を**抗原決定基(エピトープ)**とよぶ. 抗原決定基は抗原の特異性として認識され, 抗体やT細胞の受容体と結合する.

B. 抗体

抗体(**免疫グロブリン**[13]:Ig)はB細胞によって産生される糖タンパク質で, 「鍵と鍵穴」のように特定の抗原と特異的に結合することによってさまざまな免疫応答を引き起こす. 抗体は抗原と結合することで複合体を形成し, 好中球やマクロファージのような食細胞の貪食作用を補助する働き(**オプソニン化**), ウイルスを不活化し感染力や毒性を消失させる働き(**中和**), 異物排除にかかわる**補体の活性化**を誘導する働きなどをもつ(表4).

抗体の基本構造

抗体の基本構造は2本の長い**H鎖**(heavy chain)と2本の短い**L鎖**(light chain)からなるY字型であり, 抗原との結合部位となる**Fab**(antigen binding fragment)の先端側は可変領域(Vドメイン)とよばれ,

---

※12 **エフェクターT細胞**:ナイーブT細胞が抗原刺激やサイトカイン(情報伝達物質)などによって活性化されたもの.
※13 **抗体(免疫グロブリン)**:構造の違いにより5種類のクラスに大別され, 各クラスの免疫グロブリンは異なる場所で多様な機能を発揮する(表4).

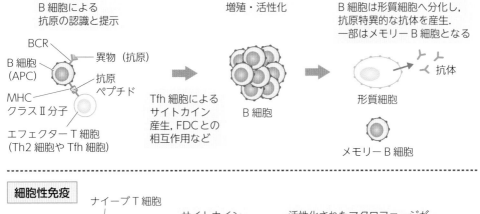

体液性免疫

B細胞による
抗原の認識と提示

BCR

B細胞
(APC)

異物（抗原）

抗原
ペプチド

MHC
クラスⅡ分子

エフェクターT細胞
(Th2細胞やTfh細胞)

Tfh細胞による
サイトカイン
産生，FDCとの
相互作用など

増殖・活性化

B細胞

B細胞は形質細胞へ分化し，
抗原特異的な抗体を産生.
一部はメモリーB細胞となる

抗体

形質細胞

メモリーB細胞

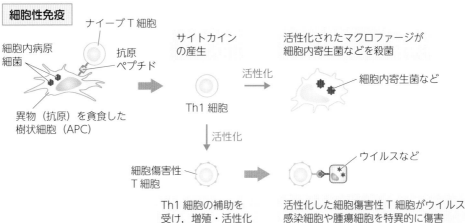

細胞性免疫

ナイーブT細胞

細胞内病原
細菌

抗原
ペプチド

異物（抗原）を貪食した
樹状細胞（APC）

サイトカイン
の産生

Th1細胞

活性化

活性化されたマクロファージが
細胞内寄生菌などを殺菌

細胞内寄生菌など

活性化

細胞傷害性
T細胞

Th1細胞の補助を
受け，増殖・活性化

ウイルスなど

活性化した細胞傷害性T細胞がウイルス
感染細胞や腫瘍細胞を特異的に傷害

図6 体液性免疫と細胞性免疫のイメージ
APC：抗原提示細胞，FDC：濾胞樹状細胞.

抗原に対する特異性に関与する（図7）.

C. 補体

　補体（complement）は，単独，あるいは抗体と共働して感染防御に携わるタンパク質である．異物の侵入などによって生体が刺激を受けると複数の補体成分が連鎖反応的に活性化され（図8）[14]，抗原に結合した抗体や細胞表面の補体受容体に作用することで，食細胞の感染局所への動員，異物の標識，膜傷害複合体（membrane attack complex：MAC）の形成を促進する.

※14　補体の活性化経路は，古典経路，レクチン経路，第二経路の3つである（図8）.
※15　**細胞内寄生菌**：食細胞による貪食後も細胞内で増殖する細菌で，結核菌やサルモネラなどがある.

D. 生体における免疫応答の例

1）感染防御

　一度微生物に感染した個体やワクチンを接種した個体では，特異的な感染防御反応が発現し，これらの反応により二度目以降の感染が阻止される．粘膜表面では抗体が細菌やウイルスに結合し，粘膜組織への付着を防ぐ他，微生物が体内へ侵入すると微生物に抗体や補体が結合し，食細胞による貪食作用が促進される．また，生体内で発生した毒素に対し，抗毒素とよばれる抗体が結合し，毒性を消失させる．さらに，食細胞による細胞内寄生菌[15]の殺菌作用が高まる他，細胞傷害性T細胞（Tc細胞）によるウイルス感染細胞の傷害などにより，ウイルスの増殖が阻害される.

2）移植免疫

　個体間で移植された細胞や組織に対する免疫応答を

表4 抗体（免疫グロブリン）の種類と主な作用

	クラス	IgM	IgD	IgG	IgE	IgA
構造	形状	五量体	単量体	単量体	単量体	二量体（分泌型 IgA）
	分子量	約90万	約15万	約15万	約20万	約16万（血清型）約38万（分泌型）
	Fc*の種類とその受容体	μ	δ	γ	ε	α
分布		血清	血清	血清，組織液	血清	血清，分泌液
血清中濃度（mg/dL）		100〜150	3	1,000〜1,400	0.02〜0.05	200〜300
半減期（日）		5	3	21	3	6
主な作用	① オプソニン化	×	×	◎	×	△
	② 中和	△	×	○	×	◎
	③ 補体活性化	◎	×	○	△	△

＊Fc：図7参照.

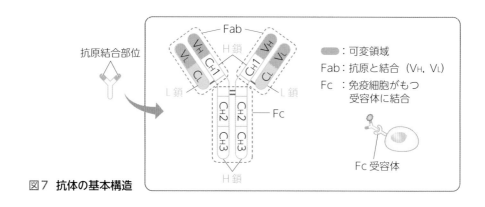

図7 抗体の基本構造

移植免疫とよぶ．遺伝的に異なる同種の個体間で行われる同種移植や異種の個体間で行われる異種移植の場合，細胞性免疫を中心とする拒絶反応が起こり，多くの場合，移植された組織や細胞は脱落する．その理由は，個体のほとんどの細胞が，その個体に共通する固有の主要組織適合遺伝子複合体（MHC）をもっており，同種であってもその構造は個体ごとに異なるため，他の個体から移植された移植片は非自己として認識され，攻撃の対象となるからである．

3）腫瘍免疫

腫瘍細胞を対象とする免疫を腫瘍免疫とよび，通常，細胞性免疫が基盤となって，腫瘍細胞の排除が行われる．腫瘍細胞は，細胞表面の糖鎖抗原などが変化し，正常細胞には認められない腫瘍抗原を発現している．これに対し免疫は，腫瘍関連抗原を発現した細胞を常に監視し排除する「免疫監視機構」により腫瘍の発生を防いでいるが，一般に腫瘍細胞は抗原性が弱く，免疫機能を低下させるなどの免疫回避機構をもつため，免疫の排除機構をすり抜けることが多い．現在，腫瘍の免疫療法として，モノクローナル抗体[※16]投与やサイトカイン投与，腫瘍ワクチンなどがある．最近では遺伝子レベルの治療に期待が寄せられている．

※16 **モノクローナル抗体**：単一の形質細胞クローンから生成された，1種類の抗体.

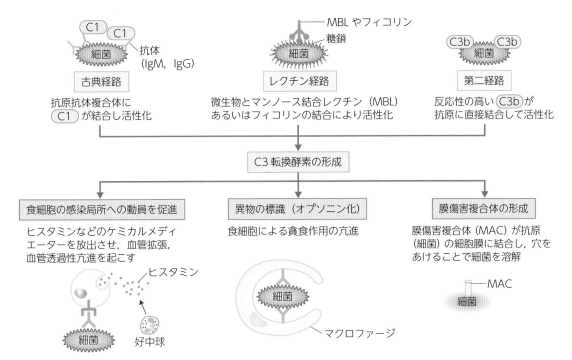

図8 **補体の活性化の経路と主な働き**
C1, C3, C3bは, 各補体の成分を示す. C3はC3転換酵素 (プロテアーゼ) で切断され, C3aまたはC3bとなる. 補体の活性化の経路は3種類が明らかにされており, これらの経路でC3転換酵素が形成されることによって, 補体の主要な働きが促進される.

4) アレルギー

詳細は**本章4**で解説するが, 例えば遅延型アレルギー[17]は, T細胞が抗原を記憶する**感作**と, 再度侵入した抗原に対し細胞性免疫が惹起される**誘発**の二段階からなる. 誘発では, 局所的な細胞性免疫の反応が過剰に発現し, 炎症が引き起こされ, その結果, 細胞傷害や肉芽腫の形成が起こる. 結核菌由来抗原に対する遅延型アレルギー反応をみる検査として, **ツベルクリン反応**は有名である.

5) 能動免疫と受動免疫

能動免疫とは, 微生物による感染やワクチンを受けた場合に, 個体自らが抗原に対して免疫応答を起こして得られる免疫である. 免疫応答の成立までに一定の時間を要するが, いったん成立した免疫は比較的長時間持続する. これに対し, **受動免疫**とは, 注射により治療のための抗血清や抗体を受け取る場合や, 胎児や乳児が母体の抗体を受け取る場合など, 他の個体でつくられた抗体を受け入れることで得られる免疫のことである. これらの受動免疫は, 一般に即効性が認められるが持続時間が短い.

3 生体防御を担う免疫系のネットワーク

病原体はさまざまな経路で体内に侵入する. 生体防御は, 図9のような機構で行われる. 自然免疫→抗原提示細胞による抗原提示→リンパ球の感作と増殖→サイトカインの産生→エフェクター (活性化マクロファージや抗体など) による生体防御反応の順に進行する (概略図, 図9).

※17 病原性微生物などの異物に対して機能すべき免疫応答が病的に発現し, 生体に傷害をもたらすことがあり, これらの傷害反応をアレルギー, あるいは過敏症とよぶ. アレルギーは免疫学的機序の違いにより, Ⅰ〜Ⅴ型の大きく5つのタイプに分けられる. そのうちⅣ型アレルギーは遅延型アレルギーともよばれている. 本章4と表7も参照.

A. 抗原提示

自己と非自己を見分けるためには**抗原提示**が重要な鍵となる．抗原提示とは，マクロファージや樹状細胞などの抗原提示細胞が，貪食した異物（抗原）を分解した後，その抗原の一部（抗原ペプチド）とMHC分子の結合体を細胞表面に提示することである（図4）．その抗原はT細胞によって認識される．

B. リンパ球の活性化

抗原提示により異物（抗原）を認識した**CD4+ナイーブT細胞（Th0細胞）**は，サイトカイン（次項）であるIL-12やIFN-γ[18]によってTh1細胞に，IL-1やIL-4によって**Th2細胞**に分化する（図10）．Th1細胞はサイトカインを産生することによって，マクロファージや細胞傷害性T細胞（Tc細胞/CTL[19]）を活性化させ，その結果，細胞性免疫が活発になり抗原を直接攻撃することで体を守る．一方，Th2細胞から放出されるサイトカインは，好酸球，好塩基球，B細胞を活性化させる．活性化されたB細胞は，形質細胞に分化し，IgM，IgGなどといった抗体を産生することで体液性免疫を活性化させる．

C. サイトカイン

サイトカインとは，細胞から分泌される低分子の生理活性をもつタンパク質の総称である．細胞間の相互作用に関与する物質で，細胞の増殖・分化，活性化，細胞死の誘導などに関与する（表5）．サイトカインの主な産生細胞は，表6の通りである．

Th1細胞が活性化され起こる炎症にかかわるサイトカインには，**IL-1，IL-6，TNF-α**などがあり，これらは**炎症性サイトカイン**とよばれる．感染症や薬剤投与などの原因により，炎症性サイトカインが過剰に産生されると**サイトカインストーム**[20]を引き起こし，生命の危険が生じる．リケッチア症の患者は，このサイトカインストームが起こり重症化する．このような行き過ぎた炎症を抑えるのは，Th2細胞やTreg細胞，単球から産生される**IL-10**である．IL-10はTh1細胞の

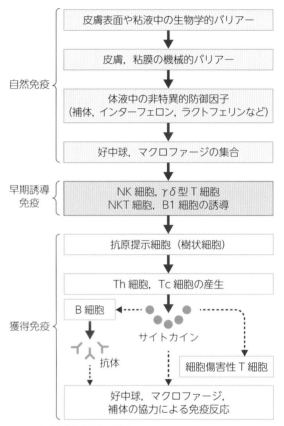

図9 生体防御機構の流れ
細菌感染症における生体防御機構を時間的経過にしたがって模式化した．
「シンプル微生物学 改訂第6版」（小熊惠二，他/編），南江堂，2018より引用．

分化を抑制する．

Th1細胞が活性化されると炎症となる一方で，Th2細胞が優位になるとIgEが過剰に産生される場合があり，**アレルギー体質**となってしまう．生体防御反応においては，Th1細胞とTh2細胞のバランスが重要であるといえる．

D. 細胞傷害機構

細胞傷害性T細胞（Tc細胞/CTL）やNK細胞は活性化すると，**パーフォリン**という分子を分泌して標的

※18 ILはインターロイキン，IFNはインターフェロンの略記である．
※19 **CTL**：活性化した細胞傷害性T細胞（Tc細胞）．
※20 **サイトカインストーム**：炎症性サイトカインの作用が全身におよび，好中球の活性化，血液凝固機構活性化，血管拡張などが起こり，ショック・播種性血管内凝固症候群（DIC）や多臓器不全にまで進行する状態のこと．

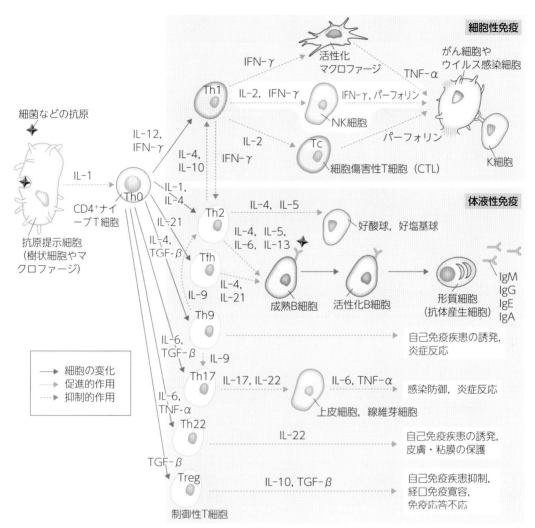

図10 免疫系ネットワーク―T・B細胞，マクロファージの協同作用
生体防御に重要な働きをする免疫系は，樹状細胞やマクロファージなどの抗原提示細胞やT細胞，B細胞が協同して働いている．免疫系には，
B細胞から分化した形質細胞によってつくられる"抗体"が主役となる"体液性免疫"と，細胞傷害性T細胞（CTL）などが主役となる"細
胞性免疫"がある．活性化ヘルパーT細胞などから放出されるサイトカイン〔インターロイキン（IL）やインターフェロン（IFN-γ）など〕
によって免疫系ネットワークが形成されている．B細胞への作用は，濾胞ヘルパーT細胞（Tfh）が担っているとも考えられている．制御性T
細胞（Treg）は，免疫反応の抑制的制御を担う．Th17細胞は，IL-17を生産して細菌感染防御や関節炎などの自己免疫疾患にかかわってい
る．NK細胞は，自然免疫を担うものの1つである．K細胞はキラー細胞を指す．「生化学 第3版」（薗田 勝/編），p230，羊土社，2017よ
り引用．

細胞（がん細胞や感染細胞）の表面に穴をあけ，その
穴から**グランザイム**という酵素を標的細胞に注入する．
グランザイムは標的細胞のアポトーシスを誘導し，細
胞死に導く（図11）．

E. 免疫のフィードバック制御

免疫には，その働きを調整する**フィードバック制御**
が備わっている．フィードバック制御とは，生物の恒

常性を維持するための重要なしくみで，何かが過剰に
生産されると，その最終的な生産物が最初の反応を抑
えるように働く調整のことをいう．サイトカインや細
胞が傷害を受けた際に出る物質，抗体などによって，
免疫細胞の働きが抑制される．

表5　サイトカインの働きと種類

働き		種類
Th1細胞	活性化	IL-12, IFN-γ, IL-2
	抑制	IL-4, IL-10
Th2細胞	活性化	IL-1, IL-4, IL-10
	抑制	IFN-γ, IL-12
B細胞の増殖・分化		IL-1, IL-4, IL-5, IL-6
炎症性細胞の動員（ケモカイン）		IL-8
炎症反応の促進		IL-1, IL-6, TNF-α
炎症の抑制		IL-10, TGF-β
細胞死の誘導		TNF-α

表6　サイトカインの主な産生細胞

細胞	種類
Th1細胞，Tc細胞	IFN-γ, IL-2
Th2細胞	IL-4, IL-5, IL-6, IL-10, IL-13
NK細胞	IFN-γ
Treg細胞, 肥満細胞, 活性化B細胞, 単球	IL-10, TGF-β *
マクロファージ	IL-1, IL-12, TNF-α, IL-6, IL-8

＊Treg細胞のみ

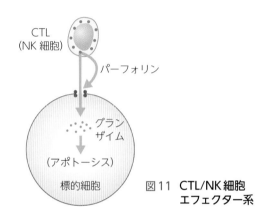

図11　CTL/NK細胞エフェクター系

4　アレルギー（過敏症）

　ある特定の抗原に曝露されると，生体は感作状態となり，再度その抗原に接触した場合，過剰な免疫反応が傷害的に起こる．これがアレルギー（allergy）[21]である．このアレルギーを引き起こす原因物質（抗原）をアレルゲンとよぶ．

　アレルギーには，即時型アレルギー（immediate-type allergy）と遅延型アレルギー（delayed-type allergy）が存在する．即時型アレルギーは，抗原に接触すると，アレルギー反応が数分で出現し数時間後には消失するもので，免疫グロブリンが関与する体液性免疫反応である．また，遅延型アレルギーは，アレルギー反応が数時間後にあらわれて2日以内で最高となり，その後消失するもので，主に感作T細胞が関与する細胞性免

[21]　過敏症（hypersensitivity）ともいう．

疫反応である．アレルギーは，その発生機構の違いにより，Ⅰ型～Ⅴ型の5つのタイプに分類される（表7）．

A．Ⅰ型アレルギー

　IgEが関与する即時型アレルギーで，体液性免疫反応である．アレルゲンに曝露された生体は，そのアレルゲンに結合する特異的IgE抗体を産生する．特異的IgE抗体は，そのFcε部位が生体内の肥満細胞（または好塩基球）の表面のFcε受容体に結合する（図12）．そこに再び同じアレルゲンが侵入すると，IgEの抗原結合領域（Fab）にそのアレルゲンが架橋結合し，肥満細胞の表面でIgE-Fcε受容体の結合領域どうしが引っ張り合う．それとともに，IgEと結合したFcε受容体から細胞内分子にスイッチが入り，脱顆粒シグナルの連鎖が起こる．その結果，細胞内のヒスタミン顆粒が細胞質膜と膜融合を起こし，ヒスタミンが細胞外に放出される．放出されたヒスタミンは血管や平滑筋などに存在するH1受容体に結合して，血管の拡張，血管透過性の亢進，血圧降下，平滑筋の収縮，腺分泌の亢進，気管支収縮を引き起こす．

　症状は，アレルゲンの種類や生体の作用する部位によって異なる．アレルゲンの侵入により，急激に複数の臓器で全身にアレルギー症状があらわれ，生命に危険を与える過敏反応を全身性アナフィラキシーとよぶ．そのうち，急激な血圧降下や意識障害を伴う場合がアナフィラキシーショックである．その代表的なものにペニシリンショックがある．また，花粉症や気管支喘息などのように局所で起こるアレルギーは局所性アナフィラキシーという．しかし，最近では，単に「アナフィラキシー」というと，「アナフィラキシーショック」の略称として使われる場合が多い．

表7 アレルギーの種類

	タイプ	発症時間	関連免疫物質	疾患例	アレルゲン
体液性免疫	Ⅰ型アレルギー （アナフィラキシー反応） （即時型アレルギー）	2〜30分	IgE 肥満細胞 好塩基球 ヒスタミン 好酸球	食物アレルギー	食品
				花粉症	花粉
				気管支喘息	ハウスダスト，ダニ，毛
				アトピー性皮膚炎	各種タンパク質
				じんましん	食品，化学物質，繊維
				ペニシリンショック	ペニシリン
	Ⅱ型アレルギー （細胞溶解反応）	5〜8時間	IgG，IgM，補体	不適合輸血	異種赤血球
				溶血性貧血	自己細胞（赤血球）
				薬物アレルギー	薬物
	Ⅲ型アレルギー （免疫複合体型反応）	2〜8時間	IgG，IgM，補体 （免疫複合体）	血清病	異種抗体
				急性糸球体腎炎	自己抗原
				慢性関節リウマチ	自己抗原
	Ⅴ型アレルギー （Ⅱ型の受容体関与型）	不明	IgG	重症筋無力症	自己抗原
				バセドウ病	自己抗原
細胞性免疫	Ⅳ型アレルギー （遅延型アレルギー）	1〜3日	T細胞 マクロファージ サイトカイン	接触性皮膚炎 ツベルクリン反応 （診断応用例）	金属類，ウルシ，化粧品，医薬品，結核菌由来タンパク質

「エキスパート管理栄養士養成シリーズ6 微生物学 第3版」（小林秀光，白石 淳，他／編），化学同人，2012を参考に作成.

1）アトピー性皮膚炎

　IgEの産生には遺伝的な関連性もあり，その一例がアトピー性皮膚炎である．アトピー性皮膚炎の患者には，さまざまな自己抗原（自己を異物として認識）に対するIgE自己抗体が検出されていることが知られており，この自己抗体が病態形成に重要な役割を果たしているといわれている．近年，病院などの血液検査で，血中のアレルゲン特異的IgE抗体の検出によるアレルゲン特定の技術が充実しつつあり，アレルギーに悩む人の原因究明に貢献している．

2）食物アレルギー

　特定の食べものを摂取した際，食べものに含まれるタンパク質などを生体が異物として認識し，自らの身体を防御するために過敏な反応を起こす，これが食物

Column

PD-1とPD-L1（モノクローナル抗体を用いたがん免疫療法）

　細胞性免疫反応の主役の1つは，細胞傷害性T細胞（Tc細胞/CTL，CD8陽性T細胞）で，その細胞表面にはPD-1（programmed cell death-1）分子が発現している．このPD-1は，Tc細胞の内部に分裂停止（ブレーキ）の信号を送り，過剰な免疫反応を抑制する働きがある．がん細胞は，このPD-1に結合するPD-L1（リガンド）をもち，Tc細胞の活性化（CTLとなること）を抑制して，殺がん細胞作用を停止させる．このようにしてがん細胞は生き残る．近年，PD-1/PD-L1結合を標的として，ヒト型抗ヒトPD-1モノクローナル抗体（ニボルマブ，Nivolumab）が医薬品として開発された．この抗体は，PD-1/PD-L1結合のTc細胞側PD-1に結合することにより，がん細胞側PD-L1を切り離し，Tc細胞の再活性化を引き起こして，Tc細胞が再びがん細胞を攻撃できるようにする．ニボルマブは，2014年から販売されており，根治切除不能な悪性黒色腫，非小細胞肺がん，腎細胞がんなどに対して利用されている．ニボルマブの開発には，当時の京都大学医学部における本庶 佑博士の研究チームが大きく貢献した．この業績により，2018年，本庶佑 京都大特別教授はノーベル生理学・医学賞を受賞した．

（大橋典男）

アレルギーである．主な症状はかゆみ，じんましん，唇の腫れ，嘔吐，咳などであるが，重症な場合は血圧が低下してショック状態（アナフィラキシーショック）となり，意識障害を伴って，生命維持の危機に陥る．食物アレルギーは，人によって，その原因となるアレルゲン（アレルギー物質）とその反応を引き起こす量が異なる．また，同一人物であっても，体調やその心の状態によって反応のあらわれ方が異なる．

では，なぜ食物アレルギーが起こるのか．食品中のタンパク質は，一般に消化管で低分子のアミノ酸まで分解される．摂取したタンパク質がすべてアミノ酸まで分解されているならば，食物アレルギーは起こらない．しかし，消化器系の未発達な小児や，成人でも体調によっては十分に食品を分解することができず，大きい分子のまま血液中に入り込む場合がある．これをIgE産生B細胞が認識し，そのタンパク質に対するIgEを産生して，食物アレルギーが起こる．

3）口腔アレルギー症候群

近年，多種類の果物や野菜に対して食物アレルギーを発症する人が少なくない．このような果実・野菜アレルギーは，花粉症と深く関連している．花粉に含まれる抗原と，野菜や果物に含まれる類似したタンパク質が交差反応を示し，食物アレルギーが起こるのである．まず花粉抗原により生体が感作され，その後，それらの抗原に対して交差反応性を示す果物や野菜の類似タンパク質が経口的に摂取された際，主に，口腔粘膜において過敏反応が誘発される．一般に，何らかの食材による口腔内の反応を**口腔アレルギー症候群**（oral allergy syndrome：**OAS**）と呼ぶ．OASの概念は，1987年にAmlotらにより提唱され，その後，花粉との交差反応性により新鮮な果物や野菜を摂取した際に生ずるアレルギー反応をpollen-food allergy syndrome（PFAS）とよぶようになった．PFASの代表的な花粉と食物の関連性を表8に示す．

Column

アレルギーはなぜ増えた？―IgEの謎

アレルギーをもつヒトはなぜ増えたのだろうか？ アレルギーは，近年になってから，その対策や対応が社会的に急速に進められているが，40～50年以上前はアレルギーをもつ子どもや成人はきわめて少なかったように思う．花粉症も社会的に認知されだしたのは1980年代で，国策でスギの木の植林が増加したことも要因ではあろうが，スギに限らず，それまでは花粉症という疾患はほとんど知られていなかった．さらに，本来無害であるはずの食物にまでアレルギーを起こしてしまっている．それは，なぜだろうか．

免疫系はもともと細菌，ウイルス，寄生虫などの感染症に対して，人類が進化の過程で獲得した生体防御システムである．現代社会では，生活環境が清潔になり過ぎ，寄生虫などが減少し，生体防御システムのバランスがとれなくなったといわれている．じつは，アレルギーを起こすIgEは，本来，生体内の寄生虫を排除するために獲得した免疫システムなのである．その排除すべき寄生虫がいなくなったため，力の余った免疫系（IgE）は花粉やハウスダスト，さらに食物までを異物ととらえ過剰反応しはじめた．昔，野菜の栽培には，肥料としてヒトの糞便が使用されていた．ヒトの体内に侵入した寄生虫（蟯虫・回虫など）は，そ

の虫卵をヒトの糞便とともに排泄する．そして，人糞を肥料として育てた野菜が寄生虫の虫卵に汚染され，その野菜をヒトが食すると，虫卵が腸管で孵化し，幼虫期を経て成虫となり再び寄生する．このような循環がくり返されていた．したがって，昔は，多くのヒトが寄生虫に感染しており，児童などは寄生虫に栄養をとられ，やせ型体型の子どもも多かった．IgEはこれらの寄生虫との戦いで手一杯で，花粉や食物どころではなかったはずである．しかし，現代の日本では，野菜栽培は人工肥料が用いられるようになり，肥料として人糞は用いていない．また，ヒトの糞便は，水洗式トイレで流され，浄化処理されるようになったので，寄生虫の虫卵が野菜を汚染することはなく，虫卵がヒトの口に入ることはなくなった．このように，インフラ設備の充実により，衛生環境が劇的に改善され，ヒトは清潔に暮らせるようになった．しかし，この清潔過ぎる環境は，人類が地球に誕生して以来，きわめて異例な環境で，人類の高度な社会生活が人類進化のスピードを追い越したようにも思える．除菌などの清潔性を保つ方法が次々と開発されているが，アレルギーの観点からは，清潔な環境を維持するために神経質になり過ぎない方がよいように感じる．

（大橋典男）

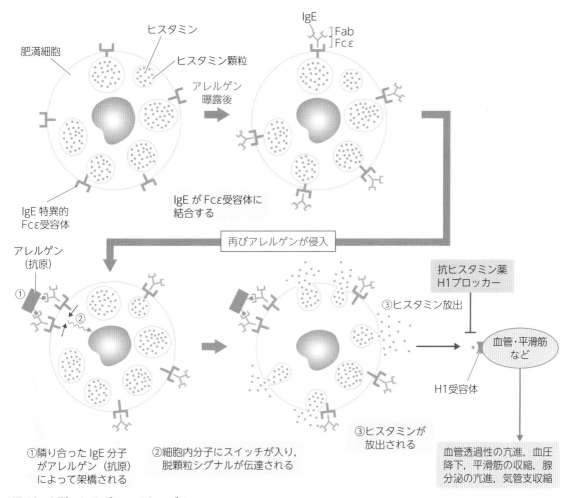

図12　I型アレルギーのメカニズム
「エキスパート管理栄養士養成シリーズ6 微生物学 第3版」（小林秀光，白石 淳，他／編），化学同人，2012，および「細胞の分子生物学（第4版）」（中村桂子，他／監訳），ニュートンプレス，2004を参考に作成.

PFASは，野菜や果物が口腔粘膜に接触すると，その直後から数分以内に口腔，咽頭，口唇粘膜の刺激感，かゆみなどが誘発されるものである．多くの症状は口腔内に限局し自然に消退するが，ときに消化器症状が誘発される場合がある．また，大豆（主に豆乳）やセロリ，スパイスではアナフィラキシーショックなど重篤な全身症状を呈することがある.

シラカバ（カバノキ科）の花粉症の患者の場合，果物や野菜を摂取すると口腔内過敏反応などが誘発される．表9には，シラカバ花粉の主要抗原Bet v 1と交差反応する食物タンパク質を示した．野菜や果物に含まれるタンパク質の多くは，加熱や酵素により変性・消化されるため，PFASの症状は口腔内に限局することになる.

4）食物依存性運動誘発アナフィラキシー

食物依存性運動誘発アナフィラキシー（food-dependent exercise-induced anaphylaxis：**FDEIA**）は，食後に運動した場合発症するもので，食事か運動のどちらか単独では発症しない．原因となる食品は，パンやパスタなどの小麦食品，えびやかになどの甲殻類が多い（図13）．卵と牛乳での発生頻度は低い．過労やストレスがたまっていると起きやすく，またアスピリンなどの薬剤の使用により誘導されやすくなる（表10）．発症頻度は，中学生約6,000人に1人で，発症年齢の

表8　PFASにおける代表的な花粉と関連する食物

花粉の科名	花粉	関連する食物
カバノキ科花粉	シラカバ, ハンノキ	バラ科果物（りんご, もも, さくらんぼ, 洋なし 他）
		マメ科穀物〔大豆（主に豆乳）〕
		セリ科野菜（セロリ, 人参）
イネ科花粉	オオアワガエリ, カモガヤ	ウリ科果物（メロン, スイカ 他）
キク科花粉	ブタクサ, ヨモギ	セリ科野菜（セリ, パセリ 他）

表9　シラカバ（カバノキ科）の花粉の主要抗原 Bet v 1 と交差反応する食物タンパク質

食物の科名	食物	含まれるタンパク質
バラ科果物	りんご	Mal d 1
	もも	Pru p 1
	さくらんぼ	Pra a 1
	洋なし	Pyr c 1
セリ科野菜	セロリ	Api g 1
	人参	Dau c 1
マメ科穀物	大豆（主に豆乳）	Gly m 4

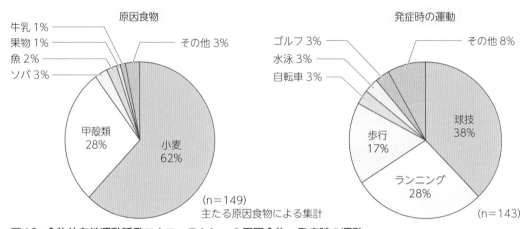

図13　食物依存性運動誘発アナフィラキシーの原因食物, 発症時の運動
原因食物は, 小麦と甲殻類が多いが, 果物や野菜の報告例が増加している. 発症時の運動種目は, 球技やランニングなど運動負荷の大きい種目が多い. その一方で, 散歩や入浴中の発症例もある.
日本小児アレルギー学会アレルギー委員会：食物アレルギー診療ガイドライン2021ダイジェスト版「第13章 食物依存性運動誘発アナフィラキシー（FDEIA）」(https://www.jspaci.jp/guide2021/jgfa2021_13.html) より引用.

初回ピークは10〜20歳代である.

5）蜂毒アレルギー

　年齢や性別, またアレルギーの有無にかかわらず, 誰でもアナフィラキシーショックを起こしうるのが**蜂毒アレルギー**である. 蜂は巣を守るために外敵に向かっていく習性がある. ヒトを刺す蜂類は, スズメバチ, アシナガバチ, ミツバチの3種類であり, 特にスズメバチは最も攻撃的で, アシナガバチやミツバチの蜂毒でもアナフィラキシーショックを起こす場合がある. クマバチは見た目が大きく怖い感じがするが, 比較的おとなしく, 滅多にヒトを刺さない. 蜂毒アレルギーは, 一度に多数のスズメバチに刺されない限り, はじめて刺されて全身症状（後述）が出る可能性は低い. アレルギー反応としては, 2回目以降, 複数回刺され

ることにより, 蜂毒に対するIgE抗体が産生され, 生体での感作が成立する. このIgE抗体は3年間ほど体内で維持されるので, その間に, 再度または複数回蜂に刺されると, 即座に急激なアレルギー反応が起こる.

　蜂に刺されたときの症状としては, 刺されたところを中心にその周りに症状が出る局所症状（疼痛, 発赤, 腫脹など）と, 刺されたところだけでなく, 体中に症状が出る全身症状, つまりアナフィラキシー症状（蕁麻疹, 喘息, 呼吸困難, 腹痛, 嘔吐, 下痢, 血圧低下, 意識障害など）がある. 急激な血圧低下による意識障害や呼吸困難などのショック症状の兆候がみられたら, 一刻を争って緊急措置をとる必要がある. 同行者がいる場合は, 同行者に救急車を要請してもらい, 救急車が到着するまで仰向けになり安静に寝ている状態を保

表10 FDEIAの症状惹起に関与する運動以外の要因

全身状態	疲労, 寝不足, 感冒
自律神経	ストレス
女性ホルモン	月経前状態
気象条件	高温, 寒冷, 湿度
薬剤	NSAIDs（アスピリンなど）
その他	アルコール摂取, 入浴, 花粉飛散時期

NSAIDs：非ステロイド性抗炎症薬
特定の食物摂取後の運動負荷に加え, 複数の要因が発症に影響する. 問診時に, 表中の要因についても確認する.
日本小児アレルギー学会アレルギー委員会：食物アレルギー診療ガイドライン2021ダイジェスト版「第13章 食物依存性運動誘発アナフィラキシー（FDEIA）」(https://www.jspaci.jp/guide2021/jgfa2021_13.html) より引用.

表11 蜂類の毒液中に含まれる主な成分

毒成分		スズメバチ類	アシナガバチ類	ミツバチ
酵素類	ホスホリパーゼA2	+	−	+
	A1	+	+	−
	B	+	+	+
	ヒアルロニダーゼ	+	+	+
	酸性ホスファターゼ	N	−	+
	プロテアーゼ	+	N	N
	リパーゼ	N	+	−
	エステラーゼ	N	+	+
ペプチド類	メリチン	−	−	+
	アパミン	−	−	+
	キニン	+	+	−
	マストパラン	+	+	−
	スズメバチ神経毒素	+	N	−
低分子類	ヒスタミン	+	+	+
	ドーパミン	+	+	+
	セロトニン	+	+	+

＋：存在する, −：存在しない, N：不明.
国立感染症研究所：わが国における蜂刺症. IASR特集, Vol.18 No.8 (No.210), 1997 (http://idsc.nih.go.jp/iasr/18/210/tpc210-j.html) をもとに作成.

ち, できれば足の下にカバンやタオルなどを入れて高くし, 脳や心臓に血流を促すよう心がける. これも同行者に協力してもらうとよい. 同行者がいない場合は, 周りの人に助けを求める. これまでにアナフィラキシーを起こしたことのある人は, 専門医に相談すると,「エピペン（事故注射薬, 後述のコラム参照）」を処方してもらえると思う. エピペンは, 原則, 自分で打つものであるが, 子どもの場合, 保護者や学校の先生が打ってあげなければならない場合もある. 林業従事者については平成20年から「林業・木材製造業労働災害防止規程」で, 抗体検査の陽性者はエピペンを携帯することが努力義務となっており, これにより死亡事故が減少している.

蜂の毒素成分は, 大別すると酵素類, ペプチド類, 低分子物質の3つが知られている（表11）. これらの成分は, 結合組織の破壊, 血圧降下, 細胞膜透過性の亢進, 痛み, 平滑筋収縮などを起こす. 毒液中の酵素類は蜂の種の間で部分的に共通したアミノ酸配列を有することから, ある種の毒性成分に対してIgE抗体をもつ人は複数種の蜂毒に対するアナフィラキシーを起こす可能性があり, 十分な注意が必要である.

予防法

① 野山に出かける際は, 肌の露出を避け, 長袖, 長ズボンや靴下の着用を忘れないようにする.

② スズメバチは黒い色に攻撃性を示すので, 白やそれに近い明るい色の服装にする. 蜂が寄ってきやすい花柄やヒラヒラした服も避ける.

③ 空き缶の残液を餌にしているスズメバチは, 空き缶に寄ってきて中に入り込む可能性もあるので, 空き缶は放置しない.

④ ヘアスプレーや香水などの化粧品には警報フェロモンの成分が含まれているため, 野外の活動ではできるだけ控える.

⑤ 蜂は, 動きの遅いものや静止しているものは判別しにくく, 手や枝を振ったり, 体を左右にひねる動作に敏感に反応する. また, 蜂の目は前方や上方はよく見えるが, 下方が見えにくいので, 蜂が近くに寄ってきたら, 体の動きを控え, かがんで姿勢を低くし, なるべく静かにゆっくりとその場を離れるようにする.

刺傷時の一般的な対処法

① 毒を取り除く. 原則として口で吸い出すことは避ける. 野外に出る機会が多い人は, くり返し使用可能な市販の吸引器（ポイズンリムーバーなど, 通販でも入手可）を携行しておくとよい.

② 蜂の針が刺さったままの場合, 毒嚢が収縮しないよう指先でつまんだりせず, 爪で弾いたり, カード状のもので横に払うなどして取り除く.

③ 局所を冷やす．冷水（流水）や保冷剤など手近にあるものでしばらく冷やす．

④ 安静と観察を心がける．アナフィラキシーなどの全身症状は早ければ数分で発症する．30～60分間，様子を見て何もなければ大丈夫と思われるが，できるだけすみやかに医療機関を受診し，医師の指導を受け，できれば後日，抗体検査を行ってもらうことをお勧めする．

重症化リスクのある人の緊急措置（全身症状の既往のある人，または抗体陽性者）

① 刺された箇所が四肢の場合，刺された部分より体の近い方を軽く縛り，ときどき緩めながら，これを続ける．

② 何らかの全身症状の兆候があれば，早急に，救急車の要請を行う．また，過去に全身症状の既往のある人は，刺された時点で，即座に救急車を要請する．

③ エピペンを携帯している人は，たとえ軽微でも何らかの全身症状の兆候がみられたらすみやかに使用する．過去に全身症状の既往のある人は，異変を感じた時点で迷わず使用する．

④ エピペンを使用したことにより，全身症状の悪化がみられず，結果的に軽度ですんだ場合でも，必ず医療機関を受診し必要な治療や指導を受ける．エピペンはあくまでも一過性の効果で，応急処置であることを理解しておく．

⑤ アナフィラキシーの一部では，8～12時間後に遅発性の反応が起きることがあるため，使用済みのエピペンも破棄せず，必ず受診する医療機関に持参する．専門医からの要望である．

　蜂に刺されて亡くなる人は，そのほとんどがスズメバチあるいはアシナガバチによるもので，刺傷後，平均15分で心臓や呼吸が止まるといわれている．稀に数分で死に至ることもある．ミツバチに刺されるのは養蜂家の方々で，一般の人が刺されることはきわめて少ない．近年では，表12に示したように，11～19名が亡くなっている．重症化リスクのある人は，エピペンを常に持参し，蜂に刺された時点で迷わず即座に使用してほしい．

表12　日本における蜂刺されの死亡者数

	平成28年	平成29年	平成30年	令和元年	令和2年	令和3年
蜂刺され死亡者数	19人	13人	12人	11人	13人	15人

出典：人口動態統計（厚生労働省）

B. Ⅱ型アレルギー（細胞溶解反応）

　IgM，IgGが関与するアレルギー反応で，血球や細胞などの**不溶性抗原**に対する体液性免疫である．不溶性抗原が体内に侵入した場合，その表面にまず産生された抗体（IgMやIgG）が結合する．抗原と結合したIgM複合体は，補体C1qと結合し，補体系を活性化して，細胞表面上に膜傷害複合体（MAC）を形成させ，細胞溶解を引き起こす（図14）．また，C3bは直接抗原に結合し，同様にMAC形成を誘導して細胞溶解を起こす．一方で，抗原に直接結合したC3bは，マクロファージのC3b受容体に結合することで，抗原がマクロファージ内に貪食され，破壊される（オプソニン化）．Ⅱ型アレルギーの代表的な例としては，**不適合輸血，薬物アレルギー，溶血性貧血，グッドパスチャー症候群，男性不妊症**などがある．

不適合輸血

　不適合輸血では，輸血された血液の赤血球膜上の抗原が個人のもっている抗体と反応することによって溶血反応を起こし，多くの場合，重篤になる．一般に臓器移植は，臓器提供者（ドナー）がだれでもよいわけではなく，臓器移植を受ける方（レシピエント）とのMHC（主要組織適合遺伝子複合体）の適合性がきわめて重要となる．これは，MHC（特にクラスⅠ）がすべての有核細胞と血小板の細胞表面に存在していて，個人を特定しているからである．もし，ドナーのMHCがレシピエントのMHCとの適合性が低ければ，臓器移植を受けたレシピエントは，ドナーのMHCを異物と認識し，免疫系が活性化して，移植臓器の排除が起こり，拒絶反応があらわれる．では，なぜ輸血（ある意味で移植のようなもの）は大勢のヒトから受けることができるのか．じつは，**赤血球**（脱核細胞）の細胞表面にはMHCが存在しないため，拒絶反応が起こらないのである．しかし，それに代わって，今度は**血液型**の適合性が要求される．現在，さまざまな血液型が報告されているが，輸血には，**ABO式血液型**と**Rh式**

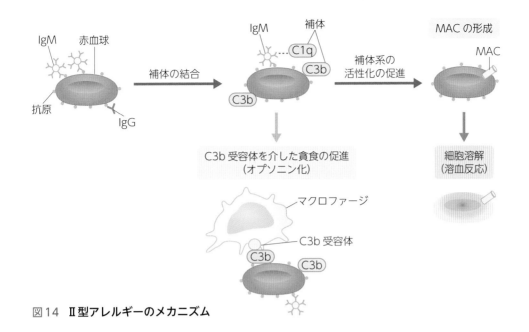

図14　Ⅱ型アレルギーのメカニズム

（図中ラベル）
IgM　赤血球　補体
抗原　IgG
補体の結合
C1q
C3b
C3b
補体系の活性化の促進
MAC の形成
MAC
C3b 受容体を介した貪食の促進
（オプソニン化）
マクロファージ
C3b 受容体
C3b　C3b
細胞溶解
（溶血反応）

血液型を一致させることが重要となる（**本章6**にて後述）.

C. Ⅲ型アレルギー（免疫複合体型反応）

　抗原が可溶性の場合，これに抗体（IgGあるいはIgM）が結合して**免疫複合体**（抗原抗体複合体）となり細胞に沈着する（**図15上**）. この免疫複合体が補体を活性化し（C3a，C5a），その活性化した補体のC3aによる血管透過性の亢進，C5aによる好中球の遊走，さらに動員された好中球による免疫複合体の処理に伴う組織傷害が起こる（**図15下**）. このように，Ⅲ型アレルギーは，免疫複合体と補体が原因となって生じる免疫複合体型反応である. 代表的な例としては，**血清病，急性糸球体腎炎，慢性関節リウマチ**がある.

　血清病の場合，血清療法（後述）として動物血清をヒトに注入すると，動物血清中のタンパク質に対するIgGがつくられ，2回目の注入により，この抗体と異種抗原の動物タンパク質が結合し，免疫複合体をつくる. 免疫複合体のうち大きなものは食細胞ですみやかに排除されるが，比較的小さなものは排除されず，微小血管に沈着する. この複合体に結合した補体が活性化し，好中球が沈着部位に動員される. 好中球は，免疫複合体が沈着した相手の組織が貪食できないほど大きいた

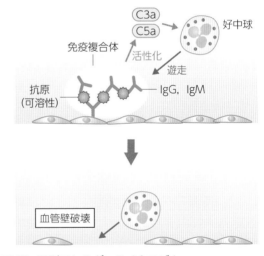

図15　Ⅲ型アレルギーのメカニズム

（図中ラベル）
免疫複合体　C3a　C5a　好中球
抗原（可溶性）　活性化　遊走　IgG，IgM
血管壁破壊

め，食細胞内の活性酸素や顆粒球中の加水分解酵素などの細胞傷害性物質を外に向けて放出し，これにより組織傷害が起こる. この傷害が微小な血管組織である腎臓の糸球体で起きると，糸球体腎炎を発症する. また，A群β溶血性レンサ球菌（溶連菌）の感染後に起こる急性糸球体腎炎は，菌体由来抗原に対するⅢ型アレルギーで，急性糸球体腎炎全体の大部分を占める.

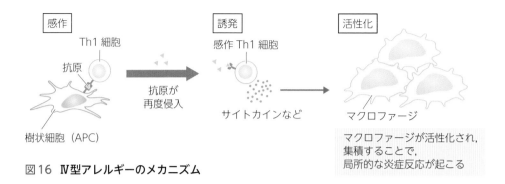

図16 Ⅳ型アレルギーのメカニズム

さらに，自己のIgGが異物抗原として誤って認識されて起こる慢性関節リウマチ（**自己免疫疾患，本章7にて後述**）なども含まれる．

D. Ⅳ型アレルギー（遅延型アレルギー）

抗体や補体は関与せず，Th細胞が中心となって引き起こされる細胞性免疫を，Ⅳ型アレルギーとよぶ．抗原と感作Th1細胞が生体内で結合し，それによって産生されるサイトカインがマクロファージや細胞傷害性T細胞（Tc細胞）を活性化して，局所的な炎症反応を介した組織傷害が起こる（図16）．Ⅳ型アレルギーは，抗原注入後，数時間から数日後に反応が最大となるため，**遅延型アレルギー**とよばれる．代表的な例としては，**ツベルクリン反応**と**接触性皮膚炎**が知られている．

ツベルクリン反応は，現在，結核の診断に用いられている．結核菌のタンパク質抗原であるツベルクリンを皮内に注射すると，陽性の場合，1〜2日後に紅斑，腫脹，硬結などの反応が注射部位周辺にあらわれる．陽性反応を示す人は，結核菌感染者であるか，またはBCGワクチン接種歴のある人であるため，その後に胸部X線検査で確認する．陰性反応を示す人は，結核菌に感染していないが，BCGワクチン接種による予防が推奨される．また，接触性皮膚炎は，ウルシやギンナンなどの植物に含まれる成分，酸，アルカリ，有機溶剤，洗剤，薬剤，化粧品などに接触した場合，これらの低分子化合物（ハプテン）が皮膚内の組織タンパク質と結合して免疫原性（抗原性）を示すようになり，細胞性免疫を誘導してⅣ型アレルギーを起こす．いわゆる**かぶれ**である．

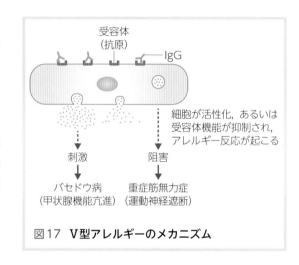

図17 Ⅴ型アレルギーのメカニズム

E. Ⅴ型アレルギー（受容体傷害反応）

Ⅱ型アレルギーのうち，抗原が細胞表面に存在するホルモン受容体の場合，産生されたIgG自己抗体がホルモンに代わって受容体を刺激し，細胞を活性化したり，逆に受容体の働きを阻害して細胞の働きを抑制したりする．この反応を，Ⅴ型アレルギー（受容体傷害反応）とよぶ（図17）．代表的な例として，**バセドウ病と重症筋無力症**があり，いずれも**自己免疫疾患**である（**本章7にて後述**）．

5 食物アレルギーの表示について

A. 特定原材料等

食物アレルギーの表示については，その発症数や重篤度から，食品衛生法に基づく表示に関して，消費者庁が8品目について**特定原材料**として表示を義務づけ

ている．また，**特定原材料に準ずるもの**として20品目
の表示を奨励している．後者の表示は任意である．特
定原材料と特定原材料に準ずるものを合わせた28品目
は，**特定原材料等**として扱われる（**表13**）.

1）特定原材料

特定原材料の8品目は，**卵，乳，小麦，くるみ，落
花生（ピーナッツ），えび，そば，かに**である．卵と牛
乳は，この2品目で食物アレルギー全体の約5割を占
め，また小麦アレルギーの発生も多いため，これらは
食品への表示が義務づけられている（**図18**）．一方で，
近年，木の実類のアレルギーが増えている．これは，
健康志向の普及により，ナッツ類などを含む食品の種
類が増え，これらを食べる機会が増加したことによる
と考えられている．特に，くるみのアレルギーの発生
は急増しており，さらにその症状も重症の場合がある
ことから，令和5年3月に，くるみは表示の義務化の
対象となった（完全施行は令和7年4月からで，2年間
は表示切り替えなどの準備期間となる）（**表13**）．ま
た，そばと落花生は，重篤なアナフィラキシーショッ
クを起こしやすいため，表示が義務化されている．か
にとえびの甲殻類は，18歳以上でアレルギーを起こす
人が増加したため，表示が義務化された．最近では，7
歳頃から増えはじめている（**表14**）.

2）特定原材料に準ずるもの

特定原材料に準ずるもの（食品への表示の推奨）と
しては，食材別に並べると，肉類として「鶏肉，豚肉，
牛肉（3品目）」の一般の肉類すべてが該当し，魚介類
としては「いくら，いか，さば，さけ，あわび（5品
目）」，野菜類では「やまいも，まつたけ（2品目）」，果
物類では「キウイフルーツ，バナナ，りんご，もも，

オレンジ（5品目）」，種子類では「カシューナッツ，ご
ま，大豆，アーモンド（4品目）」，そして，特殊例と
して「ゼラチン」が含まれ，計20品目となる．ゼラチ
ンは，魚から製造されているものもあるが，ウシとブ
タを主原料として製造されることが多い．牛肉と豚肉
は，すでに特定原材料に準ずるものとして表示が推奨
されているが，消費者庁のパブリックコメントで「ゼ
ラチン」としての表示を望むコメントが多く，専門家
からの指摘も考慮して，独立した項目を立てている．

B. 特定原材料やそれに準ずるものの範囲

特定原材料および特定原材料に準ずるものの範囲に
ついては，**表15**にまとめた．例えば，特定原材料の
「**卵**」とは，何を指すのか．「卵」といってもさまざま

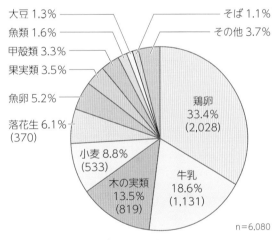

図18 食物アレルギーの原因食物
消費者庁：「令和3年度 食物アレルギーに関連する食品表示に関す
る調査研究事業報告書」より引用.

表13 食物アレルギーの表示について（特定原材料等）

	特定原材料等の名称	理由	表示の義務
府令	卵，乳，小麦，くるみ，落花生（ピーナッツ），えび，そば，かに	特に発症数，重篤度から勘案して表示する必要性の高いもの.	表示義務
通知	いくら，カシューナッツ，キウイフルーツ，大豆，やまいも，アーモンド，ごま，バナナ，いか，りんご，もも，さば，さけ，鶏肉，オレンジ，牛肉，豚肉，あわび，ゼラチン，まつたけ	症例数や重篤な症状を呈する者の数が継続して相当数みられるが，特定原材料に比べると少ないもの. 特定原材料とするか否かについては，今後，引き続き調査を行うことが必要.	表示を奨励（任意表示）

＊特定原材料等の名称は，令和3年度全国実態調査における発症数の多い順に記載している.
消費者庁：アレルギー表示に関する情報「アレルギー表示とは」を参考に作成.
著者追記：府令は，内閣府令（ないかくふれい）の略称である．内閣府令とは，内閣総理大臣が内閣府設置法第7条第3項に基づいて発する
内閣府の命令のことで，通知とは通達の出せない相手に対して「従ってほしい」という気持ちを込めて出すものである.

表14 年齢別アレルギー原因食品

	0歳（1,876）		1，2歳（1,435）		3～6歳（1,525）		7～17歳（906）		≧18歳（338）	
1	鶏卵	60.6 %	鶏卵	36.3 %	木の実類	27.8 %	牛乳	16.9 %	小麦	22.5 %
2	牛乳	24.8 %	牛乳	17.6 %	牛乳	16.0 %	木の実類	16.8 %	甲殻類	16.9 %
3	小麦	10.8 %	木の実類	15.4 %	鶏卵	14.7 %	鶏卵	14.5 %	果実類	9.8 %
4			魚卵	8.2 %	落花生	12.0 %	甲殻類	10.2 %	魚類	7.7 %
5			落花生	6.6 %	魚卵	10.3 %	落花生	9.1 %	木の実類	5.9 %
6			小麦	5.8 %	小麦	6.7 %	果実類	7.8 %	牛乳	5.0 %
7							小麦	7.6 %		
小計	96.2 %		89.8 %		87.5 %		82.8 %		67.8 %	

各年齢群で5％以上の頻度の原因食物を示した．また，小計は各年齢群で表記されている原因食物の頻度の集計である．原因食物の頻度（％）は小数第2位を四捨五入したものであるため，その和は小計と差異を生じる．
男女比は1.36（男性3,507例/女性2,573例）で男性に多い傾向であったが，年齢群別に異なり，0歳群から7～17歳群までは男性の割合が多く，18歳以上群では女性が多かった．
消費者庁：「令和3年度 食物アレルギーに関連する食品表示に関する調査研究事業報告書」より引用．
著者追記：表の括弧内は人数を示す．

で，鶏卵の他に「魚卵，爬虫類卵，昆虫卵」なども食されているが，「卵」の範囲は「鶏，あひる，うずら等一般に使用される食用**鳥卵**」と定義されている．それ以外の卵は対象とはならない．では，「**乳**」の範囲はどうであろうか．「乳」は，**牛の乳**より調製，製造された食品すべてが対象で，「水牛の乳，生山羊乳，生めん羊乳，殺菌山羊乳」などは対象外である．「**オレンジ**」の範囲は，「ネーブルオレンジ，バレンシアオレンジ等，いわゆる**オレンジ類**」が対象となり，「うんしゅうみか

ん，夏みかん，はっさく，グレープフルーツ，レモン」などは対象外となる．「**さけ**」の範囲は，さらに混乱しやすく，「**陸封性**※22のものを除くサケ科のサケ属，サルモ属に属するもの」と定義されており，「しろざけ，べにざけ，ぎんざけ，ますのすけ，さくらます，からふとます」などが対象となる．しかし，同じ「ます類」でも陸封性の「にじます」は対象外で，他に「いわな，やまめ」も対象外である．ただし，海で養殖されたも

※22 **陸封性**：海へ出ず，川や湖（陸水）で生涯を過ごす性質．

エピペン®

エピペンは，食物アレルギー，薬物アレルギー，ハチ刺傷によるアナフィラキシー症状の進行を一時的に緩和し，ショックを防ぐため，患者自身が自己注射できる補助治療剤である．エピペンは製品名で，一般名はアドレナリン（エピネフリン）である．アドレナリンは，副腎髄質から分泌されるホルモンで，血圧上昇，血管透過性低下，平滑筋弛緩，気管支弛緩，血管収縮，腺分泌抑制などの生理作用をもつ．体内のヒスタミンの分泌抑制作用もある．つまり，アドレナリンはアナフィラキシーショック（意識障害や呼吸困難）を引き起こすヒスタミンの生理作用（血圧降下，血管透過性亢進，平滑筋収縮，気管支収縮，血管拡張，腺分泌亢進）の真逆の作用を有する．エピペンの効果は即効性であるが，あくまでも補助治療剤なので，アナ

フィラキシーを根本的に治療するものではない．エピペン使用後は直ちに医師の診療を受ける必要がある．エピペンの注射部位は，太ももの横外側で，緊急時には衣服の上からでも注射できる．エピペンの投与のタイミングは，初期症状があらわれ，ショック症状が発現する前の時点，もしくは過去にアナフィラキシーを起こしたアレルゲンを誤って摂取し，明らかな異常症状を感じたときである．学校において，教職員はエピペンが処方された児童・生徒を把握し，医師の記載した指示書の内容（投与のタイミング，注意点，副作用など）や保管方法（自己管理あるいは保健室での保管など）について確認しておくことが求められている．

（大橋典男）

表15 特定原材料やそれに準ずるものの範囲

卵の範囲	・鶏，あひる，うずら等一般的に使用される食用鳥卵が対象になり，他の生物の卵（魚卵，爬虫類卵，昆虫卵など）は対象外です． 注：卵黄，卵白に分離している場合や，液卵，粉末卵，凍結卵などを用いた場合にも表示が必要です．
乳の範囲	・牛の乳から調製，製造された食品すべてが対象となります．水牛の乳や牛以外の乳（生山羊乳，生めん羊乳，殺菌山羊乳など）は対象外です．
オレンジの範囲	・ネーブルオレンジ，バレンシアオレンジ等，いわゆるオレンジ類が対象です． ・うんしゅうみかん，夏みかん，はっさく，グレープフルーツ，レモン等は対象外です．
さけの範囲	・陸封性のものを除くサケ科のサケ属，サルモ属に属するものが対象です．具体的には，さく河性のさけ・ます類で，しろざけ，べにざけ，ぎんざけ，ますのすけ，さくらます，からふとます等が対象です． ・にじます，いわな，やまめ等陸封性のものは対象外です．なお，海で養殖された場合は対象です． ・ますのすけ，さくらます等については「ますのすけ（さけを含む）」，「さくらます（さけを含む）」などと表示する必要があります．
えびの範囲	・日本標準商品分類における「7133 えび類（いせえび・ざりがに類を除く）」および「7134 いせえび・うちわえび・ざりがに類」に該当するものが対象です． ・くるまえび類（くるまえび，たいしょうえび等），しばえび類，さくらえび類，てながえび類，小えび類（ほっかいえび，てっぽうえび，ほっこくあかえび類等），その他のえび類およびいせえび類・うちわえび類・ざりがに類（ロブスター等）が対象です． ・十脚目のみが対象で，しゃこ類，あみ類，おきあみ類は，その他の甲殻類に分類されるため対象外です．
いくらの範囲	・いくらとすじこは同じものと考え，いずれも対象です．

消費者庁：「加工食品の食物アレルギー表示ハンドブック（令和5年3月作成）」より一部抜粋して引用．

のは対象となる．また，特定原材料等の代替表示についても注意を要するので，表16に示した．

C. アレルゲンの種類

特定原材料8品目の主なアレルゲン成分は表17の通りである．

● **卵**：卵白中の4つのタンパク質がアレルゲン活性を有する（表18）．最も含有量の高いものは**オボアルブミン**で，最もアレルゲン活性が強いものは**オボムコイド**である．さらに，オボムコイドは耐熱性である．例えば，生卵とゆで卵のいずれも食せない人はアレルゲンとしてオボムコイドが含まれる．また，生卵は食せないが，ゆで卵は食せる人がいた場合は，オボムコイドを除く，その他のアレルゲンタンパク質によるアレルギーの可能性がある．

● **乳（牛乳）**：牛乳のタンパク質成分は，主にカゼインとホエイ（乳清）タンパク質である（図19）．これらのなかで，それぞれ最も量の多い**αs1-カゼイン**と**β-ラクトグロブリン**がアレルゲン成分となる（表19）．

牛乳に含まれるカゼインの量は，母乳のカゼインの量に比べて多い（表20）．しかも，母乳中のカゼインは，乳幼児でも消化吸収しやすい小さな分子サイズであるが，牛乳のカゼインの分子サイズは大き

くて粗い．乳児期において，十分に腸管で分解・消化できないカゼインタンパク質は体内に取り込まれ，IgEが産生されてしまう．もう1つのアレルゲン成分であるβ-ラクトグロブリンは，母乳中に含まれていない（表20）．

また，消化吸収への影響のみならず，牛乳を0歳の時期に摂取すると，鉄欠乏性貧血などのリスクが高まる．これは，鉄吸収を促進する鉄結合タンパク質のラクトフェリンが，母乳に比べて牛乳では極めて少ないからである（表20）．アメリカでは，牛乳摂取は1歳以降を推奨しており，日本においても医療機関などでは1歳以降を推奨しているようである．つまり，牛乳はあくまでも仔ウシの育児のためのもので，母乳はヒトの乳児のためのものであるということである．栄養価の高い牛乳は非常に便利ではあるが，仔ウシのための栄養価をいただいていることを忘れないようにしたい．

● **小麦**：小麦のタンパク質は，主に塩可溶性[23]の**アルブミン**と**グロブリン**，および塩不溶性の**グルテン**から構成されている（図20）．グルテンは小麦タンパク質の85%を占め，水には難溶性で，アルコールに可溶性のグリアジンと不溶性のグルテニン（アル

※23 **塩可溶性**：食塩水などの塩溶液に溶ける性質．

表16 代替表記について

A) 必ず表示される品目（特定原材料）

	代替表記	拡大表記（例示）	アレルギー表示の対象外食品（例）
	表示されるアレルギー物質には，別の書き方も認められている	特定原材料等または代替表記を含むことにより，特定原材料等を使った食品であることが理解できる表記	アレルギー物質と類似している食品のなかには，アレルギー物質に含まれない食品がある
卵	たまご，鶏卵，あひる卵，うずら卵，タマゴ，玉子，エッグ	厚焼玉子，ハムエッグ	魚卵，爬虫類卵，昆虫卵
乳	ミルク，バター，バターオイル，チーズ，アイスクリーム	アイスミルク，ガーリックバター，プロセスチーズ，牛乳，生乳，濃縮乳，乳糖，加糖れん乳，乳たんぱく，調製粉乳	山羊乳，めん羊乳
小麦	こむぎ，コムギ	小麦粉，こむぎ胚芽	大麦，ライ麦，えん麦，はと麦
くるみ	クルミ	くるみパン，くるみケーキ	
落花生	ピーナッツ	ピーナッツバター，ピーナッツクリーム	
えび	海老，エビ	えび天ぷら，サクラエビ	
そば	ソバ	そばがき，そば粉	
かに	蟹，カニ	上海がに，カニシューマイ，マツバガニ	

B) 表示が勧められている品目（特定原材料に準じるもの）

	代替表記	拡大表記（例示）	アレルギー表示の対象外食品（例）
いくら	イクラ，スジコ，すじこ	いくら醤油漬け，塩すじこ	
キウイフルーツ	キウイ，キウィ，キーウィー，キーウィ，キウィ	キウイジャム，キウイソース，キーウィジャム，キーウィーソース	
大豆	だいず，ダイズ	大豆煮，大豆たんぱく，大豆油，脱脂大豆	
バナナ	ばなな	バナナジュース	
やまいも	ヤマイモ，山芋，山いも	千切りやまいも	
カシューナッツ			
もも	桃，モモ，ピーチ	もも果汁，黄桃，白桃，ピーチペースト	
ごま	ゴマ，胡麻	ごま油，練りごま，すりゴマ，切り胡麻，ゴマペースト	トウゴマ，エゴマ
さば	鯖，サバ	さば節，さば寿司	
さけ	鮭，サケ，サーモン，しゃけ，シャケ	鮭フレーク，スモークサーモン，紅しゃけ，焼鮭	にじます，やまめ，いわな
いか	イカ	いかフライ，イカ墨	
鶏肉*	とりにく，とり肉，鳥肉，鶏，鳥，とり，チキン	焼き鳥，ローストチキン，鶏レバー，チキンブイヨン，チキンスープ，鶏ガラスープ	
りんご	リンゴ，アップル	アップルパイ，リンゴ酢，焼きりんご，りんご飴	
まつたけ	松茸，マツタケ	焼きまつたけ，まつたけ土瓶蒸し	
あわび	アワビ	煮あわび	とこぶし
オレンジ		オレンジソース，オレンジジュース	温州みかん，夏みかん，レモン，グレープフルーツ
牛肉*	牛，ぎゅうにく，牛にく，ぎゅう肉，ビーフ	牛すじ，牛脂，ビーフコロッケ	
ゼラチン		板ゼラチン，粉ゼラチン	
豚肉*	ぶたにく，豚にく，ぶた肉，豚，ポーク	ポークウインナー，豚生姜焼，豚ミンチ	
アーモンド		アーモンドオイル	

*肉や真皮層を含まない内臓，皮，骨は表示の対象ではない．
消費者庁：「加工食品のアレルギー表示 食物アレルギーでお悩みの皆さまへ！」，「加工食品の食物アレルギー表示ハンドブック（令和5年3月作成）」を参考に作成．

表17 特定原材料の主なアレルゲン成分

卵	オボアルブミン，オボトランスフェリン，オボムコイド，リゾチーム
乳（牛乳）	αs1-カゼイン，β-ラクトグロブリン（ホエイタンパク質）
小麦	グルテン，ω5-グリアジン，高分子量グルテニン
くるみ	Jug r 1
そば	Fag e 1など
落花生	Ara h 1，Ara h 2，Ara h 3
えび，かに	トロポミオシン

表18 卵白タンパク質とそのアレルゲン活性

タンパク質	含有量（%）	アレルゲン活性	加熱
オボアルブミン	54.0	＋＋	
オボトランスフェリン	12.0	＋	
オボムコイド	11.0	＋＋＋	耐熱性
オボムチン	3.5	－	
リゾチーム	3.4	＋＋	
オボインヒビター	1.5	－	
オボグリコプロテイン	1.0	－	
オボフラボプロテイン	0.8	－	

向山徳子：食物アレルゲンの種類．小児科臨床，53：495-502，2000より引用．

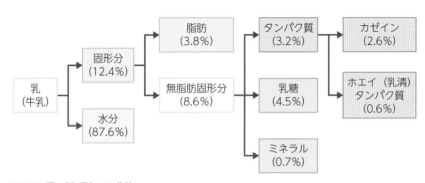

図19 乳（牛乳）の成分

表19 牛乳タンパク質の種類と全タンパク質に対する割合

牛乳タンパク質の種類	（%）*1
カゼイン	80
αs1-カゼイン	31
αs2-カゼイン	8
β-カゼイン	28
γ-カゼイン*2	3
κ-カゼイン	10
ホエイ（乳清）タンパク質	19
血清アルブミン	1
β-ラクトグロブリン	10
α-ラクトアルブミン	4
免疫グロブリン	2
プロテオース・ペプトン他	2
脂肪球皮膜タンパク質	1

＊1 種々の文献に基づく平均的な値を，全タンパク質を100としたときの割合で示した．
＊2 γ-カゼインはβ-カゼインの分解物である．
「Dairy chemistry and physics」（Walstra P & Jenness R），Wiley and Sons, New York，1984より引用．
（赤字は著者による追記でアレルゲン成分を示す）

表20 母乳と牛乳の成分量比較（目安）

		牛乳（g/100 mL）	母乳（g/100 mL）
全タンパク質		3.3	1.1
カゼイン		2.5	0.3
ホエイタンパク質		0.7	0.64
β-ラクトグロブリン		0.3	—
α-ラクトアルブミン		0.1	0.3
ラクトフェリン		微量	0.2
血清アルブミン		0.03	0.05
免疫グロブリン（Ig）	IgA	0.003	0.1
	IgG	0.06	0.001
	IgM	0.003	0.002

Ann Prentice：Constituents of human milk. Food and Nutrition Bulletin，17：1-10，1996を参考に作成．

第5章 免疫とアレルギー

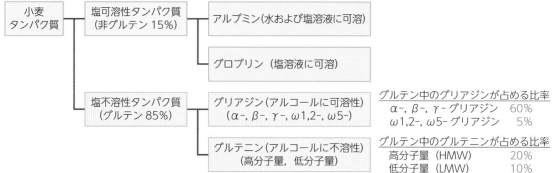

図20 小麦タンパク質の成分

			グルテン中のグリアジンが占める比率
小麦タンパク質	塩可溶性タンパク質（非グルテン 15%）	アルブミン（水および塩溶液に可溶）	α-, β-, γ-グリアジン 60%
		グロブリン（塩溶液に可溶）	ω1,2-, ω5-グリアジン 5%
	塩不溶性タンパク質（グルテン 85%）	グリアジン（アルコールに可溶性）（α-, β-, γ-, ω1,2-, ω5-）	グルテン中のグルテニンが占める比率
		グルテニン（アルコールに不溶性）（高分子量，低分子量）	高分子量（HMW） 20% 低分子量（LMW） 10%

カリ溶液には可溶性）からなり，水が存在すると双方が重合し，粘性や弾性があらわれる．小麦アレルゲンは約40種同定されているが，このなかで，**ω5-グリアジン**と**HMW**（high molecular weight：高分子量）-**グルテニン**が食物依存性運動誘発アナフィラキシーを引き起こすといわれている．

● **くるみ**：くるみのアレルゲン成分は，くるみに含まれる**Jug r 1**タンパク質である．**Jug r 1**は，種実類の貯蔵タンパク質である2Sアルブミンに属しており，熱や消化に安定で，全身症状に関与する．

● **そば**：そばのアレルゲン成分は，表17に示した**Fag e 1**の他，数種類知られている．**Fag e 1**は，そばの種子貯蔵タンパク質の1つで，24kDaのグロブリンタンパク質である．**Fag e 1**に対するIgEは，そばアレルギーの患者血清中に見出されている．

● **落花生（ピーナッツ）**：落花生（ピーナッツ）のアレルゲン成分も十数種知られているが，アルブミンタンパク質の**Ara h 2**を中心にグロブリンタンパク質の**Ara h 1**と**Ara h 3**を利用した診断がなされている．これは，Ara h 2が，特異的IgE検査の診断効率が高いことによる．わが国の小児では，Ara h 2と同時にAra h 1とAra h 3が検出されると，ピーナッツアレルギーの診断で，陽性的中率が100%になるという．ピーナッツアレルギーは，ピーナッツを摂取する時期が遅れると発症リスクが高まるとの報告もあり，現在，発症予防のため，ピーナッツを含む食品の早期摂取（**生後4～11カ月**の時期に摂取を開始すること）が推奨されている．

● **えび，かに（甲殻類）**：甲殻類の主要なアレルゲン成分は，筋肉由来の**トロポミオシン**である（表17）．ト

ロポミオシンは熱に強いとされ，生のえびでも加熱したえびでもアレルゲン活性は変わらないといわれている．しかし実際は，生えびまたは加熱えびのどちらか一方のみでアレルギー症状を発症する人がいる．つまり，トロポミオシンのアレルゲン活性は，熱処理により全く変化しないわけではないと考えられる．

D. 仮性アレルゲン

仮性アレルゲンとは，食品中に含まれるヒスタミンなどの化学物質が組織に直接作用して，あたかもアレルギー反応が起こったかのような症状を引き起こすものをいう．表21に，代表的な仮性アレルゲン，引き起こる反応や症状，原因となる食品・食材を示した．

これらの化学物質（仮性アレルゲン）は，元来，生体にとって重要な役割を果たしている．例えば，ヒスタミンは体内の異物を排除する機能をもっており，また脳内では覚醒と睡眠のリズムの調節に関与している．アセチルコリンは副交感神経の化学伝達物質として働いている．また，セロトニンは，血管の収縮・拡張などの調節能力を活発化させる働きがあり，また脳内ではセロトニン神経の活性を高め，不安感などをとり除く作用がある．チラミンは，交感神経を刺激して活動性を高める．夏野菜に多く含まれるサリチル酸化合物は，体を冷やして夏の暑さに抵抗できる状態をつくり出す．さらに，トリメチルアミンオキサイドは魚やエビなどのうまみに関係している．しかし，時間が経つと魚自身がもつ酵素により，トリメチルアミンという化合物に変化し魚の臭みに変わる．

食品に含まれるこれらの化学物質は，食べても脳では作用しないが，脳以外では作用する．アレルギー体

表21 仮性アレルゲンについて

仮性アレルゲン（化学物質）	引き起こされる反応・症状	原因となる食品・食材
ヒスタミン	血管拡張によるむくみ，じんましん，発赤，気管支収縮など	ホウレンソウ，ナス，トマト，エノキダケ，牛肉，鶏肉，馬肉，パン酵母，ニシン塩漬け，ドライソーセージ，発酵食品（パルメザンチーズ，ブルーチーズ，赤ワインなど），鮮度の悪い青背魚（サバ，カツオ，マグロ，イワシなど）
アセチルコリン	副交感神経刺激による自律神経失調症状，血管の拡張，気管支喘息など	タケノコ，トマト，ナス，落花生（ピーナッツ），そば，やまいも，さといも，まつたけ，クワイなど
セロトニン	平滑筋の収縮，血管の収縮．効果が切れると過剰な血管の拡張によりアレルギー反応が加速	くるみ，ヒッコリーナッツ，トマト，バナナ，キウイフルーツ，パイナップル，アボカド，プラム
チラミン	血管収縮による血圧上昇．効果が切れると血管が拡張し，頭痛，動悸，顔面紅潮，発汗，吐き気・嘔吐などを発症	チーズ（特に古くなったチェダーチーズ），ワイン，チョコレート，アボカド，プラム，バナナ，ナス，トマト，鶏レバー，ニシン酢漬，パン酵母など
トリメチルアミンオキサイド	本来はうまみの成分であるが，過剰摂取によりアレルギー反応を修飾	えび，かに，いか，タコ，アサリ，ハマグリ，カレイ，タラ，スズキなど
サリチル酸化合物	過剰な反応を起こしアレルギー反応が悪化	イチゴ，トマト，キュウリ，メロン，柑橘類，ブドウなど

角田和彦：仮性アレルゲン及びアレルギー誘発食品，2003（http://kakutaclinic.life.coocan.jp/）をもとに作成

質でない人は，これらの有益な反応の恩恵を受けることができる．しかし，アレルギー体質の人は，体調不良やアレルギー症状が出ているときは，そのアレルギー症状を増強させてしまう可能性がある（特に年齢が低い子供たち）．アレルギー反応を強めて症状を悪化させる頻度が高いものとして，そば，やまいも，キウイフルーツ，チョコレート，チーズ，落花生（ピーナッツ），タケノコ，ナス，トマト，メロンなどが知られている．

仮性アレルゲンによる症状は，用量依存的である．つまり，大量に摂取した場合，アレルギー体質でない人でさえ，アレルギー様症状が出たり強くなったりする，またそのような症状は食後常に発生するわけではない，という特徴がある．症状が毎回あらわれたり，強く長く続くような場合，それは仮性アレルゲンによるものではなく，食物アレルギーの可能性があるので，血液検査で確認してもらうことをお勧めする．

仮性アレルゲンを含む食材として，アクの強い野菜やイモ類，古くなった青背魚がよく知られている．青背魚は保存中に仮性アレルゲンが増加するため，鮮度が落ちたものを食べると症状が出やすい．

対策としては，①食材はできるだけ新鮮なものを調理に利用する，②加熱すると症状が出にくくなることが多いので，加熱，湯切り，あく抜きなどを行う，③アトピー性皮膚炎などのアレルギー体質の人は，症状が出ているとき，または体調不良のときは控えめにする，などを心がけるとよい．

E. 複雑化する食物アレルギー

1）遅延型食物アレルギー

食物アレルギーとして一般的に知られているものは，すでに述べたように，IgE抗体による即時型の食物アレルギーで，主に食べものを摂取した直後（通常30分以内）に皮膚症状（かゆみ，蕁麻疹）や呼吸器症状（喘息，咳），また消化器症状（腹痛，下痢，嘔吐），さらには呼吸困難・意識障害によるアナフィラキシーショックなどがあらわれる．しかし，最近になって，そうとも限らない食物アレルギーの存在がわかってきた．その1つは，IgGやIgA，免疫複合体が関与し，食べものを摂取してから数時間〜数日後に症状があらわれる食物アレルギーである．このタイプのアレルギー反応を「遅延型食物アレルギー」とよぶ．表22に，即時型と遅延型の食物アレルギーの違いについて示した．遅延型の症状はさまざまで，頭痛，めまいなどの頭部症状から，イライラ，抑うつ状態，睡眠障害，自閉症などの精神・神経症状，慢性便秘や下痢などの消化器症状，肌荒れ，にきび，アトピー性皮膚炎などの皮膚症状，喘息・アレルギー性鼻炎などの呼吸器症状まで体内のあらゆる部位や器官で発症する．また，遅延型は即時型ほど重篤な症状になることは少ないが，発症が遅いため，原因が食物にあると認識することが難しい．そのため，原因がわからずに，長年症状に苦しむ人も少なくない．原因となる食品アレルゲンは，卵，乳製品

表22 即時型と遅発型の食物アレルギー

特徴	即時型食物アレルギー	遅発型食物アレルギー
抗体	IgE抗体が関与	IgG抗体やIgA抗体が関与
症状	呼吸困難，アナフィラキシー，かゆみ，じんましん，腹痛，下痢など	肌荒れからメンタルの不調まで多彩．慢性のものが多い
出現までの時間	食物を摂取後，短時間（通常30分以内）	食物を摂取後，数時間〜数日後
年齢	小児に多い	小児・成人ともにみられる
アレルゲン	卵，そば，小麦，甲殻類，落花生（ピーナツ）などに多い	卵，乳製品に多い．好物がアレルゲンになることが多い
原因	原因がわかりやすい	原因がわかりにくい

をはじめ非常に多彩である．また，摂取頻度の高い好物で発症することが多く，その好物の摂取を中止してはじめて体調がよくなったことに気づく場合がある．

2）遅発型アナフィラキシー

最近注目されているもう1つの食物アレルギーとして，IgE依存性の「**遅発型アナフィラキシー**」がある．これは，大人の食物アレルギーとしても話題となっている．通常の食物アレルギーと同様にⅠ型アレルギーではあるが，発症は即時性（食後数分〜2時間以内）ではなく，食後数時間〜数日後に起こる．ここでは，大人になってから発症し，比較的重症化しやすい3種の遅発型アナフィラキシー，①納豆アレルギー，②アニサキスアレルギー，③マダニが関与する肉アレルギー，について紹介する．

①納豆アレルギー

納豆アレルギーは，納豆を摂取してから約半日後（5〜14時間後）に発症する．その症状は，ほぼ全例で，蕁麻疹や呼吸困難を認め，消化器症状，意識障害を伴う．意識消失を伴うアナフィラキシーショックの頻度は約70％と高く，重篤な症状を示すことが多い．摂取から症状があらわれるまでの時間が長いため，臨床的に診断することが難しい．納豆の主要アレルゲンは，大豆の成分タンパク質ではなく，大豆と納豆菌の発酵過程で生じる「ねばねば成分」，つまり「ポリガンマグルタミン酸（poly-γ-glutamic acid：PGA）」である．これは，発酵中に納豆菌が産生する（**第3章**参照）．納豆アレルギーの患者は，PGAに対してアレルギー反応を起すが，大豆や納豆菌そのものにはアレル

ギー症状を示さない．通常の食物アレルギーのアレルゲンは，分子量1万〜7万くらいのタンパク質であるが，PGAはタンパク質ではなく，分子量10万〜100万以上もある高分子ポリマーである．遅発型に発症する理由として，PGAが高分子であるため腸管内で分解され吸収されるまで時間がかかることが一因と推察されている．

納豆アレルギーの患者は，20〜50歳代の男性に多く，生活歴としてマリンスポーツ（サーフィン，スキューバダイビングなど）をする人が主である．特に，サーフィンをする人が全体の約80％を占めている．その原因は，クラゲである．

クラゲは，標的を刺すときに触角細胞内でPGAを産生する．PGAの感作は，クラゲなどの刺胞動物による刺傷を介して起こる．サーフィンなど海で活動しているときにクラゲ刺傷をくり返し，クラゲ由来のPGAに経皮感作された人が，納豆の摂取時に納豆由来のPGAと交差反応を起こし，アレルギー症状を発症する．また，納豆アレルギー患者では，中華クラゲを食べてアナフィラキシーを起こした症例もある．

納豆以外でも，PGAを含有する食品や化粧品は避けた方がよい．PGA含有製品としては，①食品では，出汁・減塩醤油・かまぼこ・ドレッシング・保存剤・甘味料など，②化粧品では，保湿剤など，③医薬品では，ドライマウス用剤・徐放性薬剤の担体（drug delivery system：DDS）などがある．成分表示は統一されておらず，「ポリガンマグルタミン酸，ポリグルタミン酸，納豆菌ガム，γ-PGA，PGA」などと表記されている．豆腐などの大豆製品や，納豆菌を用いていない大豆発酵製品（醤油，味噌）にはPGAは含まれていないため，食しても問題はない．

②アニサキスアレルギー

アニサキスが引き起こす疾患には，実は2種類存在する．1つは，食中毒として指定されている消化管アニサキス症で，これは前述（**第4章-§3**）のとおり，中間宿主であるサバなどの魚介類の生食により，生きた虫体が胃や腸に穿入して激しい腹痛などを生じるものである．もう1つは，**アニサキスアレルギー**とよばれるもので，魚介類の摂取後に，主症状として蕁麻疹があらわれ，また重篤になると血圧降下や呼吸不全，意識消失などのアナフィラキシーショック状態に陥る，

IgE依存性の即時型・I型アレルギーである。初回の感染は軽症であるが，再感染では，急激な抗体産生により激しい症状があらわれ重篤化しやすい。このアレルギーは，アニサキスの虫体そのものが抗原で，そのアレルゲンコンポーネントとして，Anis 1〜Anis 14およびトロポミオシンC（Tn C）の合計15種類が見つかっている。アニサキスアレルギーは，虫体が抗原となるので，アニサキスの生死に関係なく，アニサキスが寄生している魚介類を食することで発症する。また，加熱によっても抗原性を消失しない抗原もあるため，そのような抗原に感作された場合，加熱した魚介類を食べてもアレルギー症状が出てしまう。成人のアナフィラキシーの原因アレルゲンとしては，食物が最も多く，次いで医薬品（薬物），そして3番目に多いのが，なんと，このアニサキスである。

③ マダニが関与する肉アレルギー

通常の肉アレルギー（IgE依存性の即時型・I型アレルギー）とは異なる「マダニが関与する肉アレルギー」，いわゆるα-gal（アルファ・ガル）症候群とよばれるアレルギーが問題となっている（表23）。2023年8月5日の日本国内での報道である。それは，「米国では，2010年以降，マダニに咬まれたことが原因で，牛肉や豚肉など赤肉へのアレルギー症状が出てしまうようになった人が最大45万人にのぼることが，アメリカ疾病予防管理センター（CDC）の調査で明らかとなった」というものである。α-gal症候群は，マダニに咬まれることによって引き起こされるIgE依存性の食物アレルギーである。しかし，発症は遅発性で，食後2〜6時間の場合が多い。α-gal（galactose-α-1,3-galactose）は，マダニの唾液に存在する他，赤肉などにも含まれる糖鎖成分の一種で，体がこれに過剰反応し，蕁麻疹や吐き気といった軽い症状や，極端なケースではアナフィラキシーショックのような重篤な症状を引き起こす。

近年，日本国内でも疑い例の増加や，マダニ生息地で赤肉アレルギーが多いことなどが報告されている。肉の種類としては，牛肉，豚肉，羊肉など四つ足の哺乳動物のものがほとんどで，ニワトリやカモなどの二つ足の鳥類などではアレルギーは起こらない。また，血液型のA型とO型の患者が多く，B型とAB型の人はまれであるという報告もある。これは，B型の赤血

表23　通常の肉アレルギーとα-gal症候群の比較

	通常の肉アレルギー	α-gal症候群
好発年齢	乳幼児期	小児〜成人
患者背景	アトピー性皮膚炎など	マダニ生息地における山野での活動
主な原因食品	牛肉	牛肉，豚肉
発症	牛乳や肉による経消化管感作，経皮感作	マダニ咬傷による経皮感作→肉との交差反応
主なアレルゲン	ウシ血清アルブミン（Bos d 6）ほか	α-gal
肉摂取から症状出現までの時間	即時型　1時間以内	遅発　2〜6時間が多い
牛乳アレルギーの合併	多い	一部に合併

球の糖鎖末端（後述）がα-galであるためと考えられている。B型とAB型の人にとってはα-galは異物ではないため，抗α-gal抗体ができない。しかし，A型とO型の人は赤血球の糖鎖末端にはα-galがないため，抗α-gal抗体が産生されてしまう。さらに，一部の魚卵（カレイ）に，α-galと交差反応性を示すものがあり，それを食すると，蕁麻疹やアナフィラキシーを発症する可能性も指摘されている。一方で，医薬品のセツキシマブという抗腫瘍注射薬にも注意が必要となる。この製剤の主成分であるモノクローナル抗体は，そのFab領域の糖鎖にα-galが存在しており，重症例では初回投与後にアナフィラキシーショックを起こしたという報告がある。ダニに関しては，屋内に生息するイエダニやコナダニではなく，屋外の環境下でヒトに吸血しα-galを保有しているマダニに注意が必要となる。これらのマダニに咬まれるとα-gal症候群を発症するリスクが高まる。

6 血液型と適合性

A. ABO式血液型

ABO式血液型は，表24に示すように，A型，B型，AB型，O型である。その遺伝子型は，A，B，Oのいずれか1つを両親から受け継ぐため，AA，AO，BB，BO，AB，OOの6種類が存在する。AとBは顕性（優性）遺伝で，Oは潜性（劣性）遺伝のため，AOは「A

型」で，*BO*は「B型」となり，実際の血液型の表現形は上記の4種類（A型，B型，AB型，O型）となる．このABO式血液型は，輸血の際でも適合性が要求される．

なぜ，AとBは顕性遺伝で，Oは潜性遺伝なのか．ABO式血液型の基本は，O型のヒトである．血液型がO型*OO*の赤血球表面には，H（human）抗原が存在し，これはA抗原およびB抗原の生合成前駆体である．これらABO式血液型抗原は，ゲノムの同一遺伝子領域に属しており，A，B，Oの3つの遺伝子によって支配されている．A型のヒトは，H抗原に*N*-アセチルガラクトサミンを結合させる糖転移酵素（グリコシルトランスフェラーゼ：A遺伝子）をもっており，B型のヒ

トはH抗原にガラクトースを結合させる糖転移酵素（B遺伝子）をもっている（表25）．AB型のヒトは双方の遺伝子をもち合わせている．これに対して，O型（ohne：ドイツ語で「なし」という意味）のヒトは，類似の遺伝子をもっているが，その遺伝子産物のタンパク質は糖転移酵素の活性がない．よって，O型のヒトのH抗原は，A抗原とB抗原の生合成前駆体で，すべてのヒトに存在するため，抗体が産生されない．しかし，赤血球表面の糖タンパク質の糖鎖末端が異なるA型の*N*-アセチルガラクトサミンとB型のガラクトースに対しては，抗体が産生されてしまう．

では，なぜA型のヒトが1回もB型の血液を輸血していないのに，大量の抗B抗体を血中にもっているのか（そして，その逆もなぜか）．それは，環境中に存在する種々の細菌の存在による．ヒトは日常生活で種々の細菌と共生し，かつ食物と同時に腸内にとり入れる．細菌の細胞壁には，ヒトABO式血液型抗原と類似の糖鎖構造を有するものがあり，その細菌の表面抗原と免疫系が反応して，A抗原のないヒト（B型）は抗A抗体を産生し，B抗原のないヒト（A型）は抗B抗体を，O型のヒトは抗A抗体と抗B抗体をつくる．このよう

表24　ABO式血液型と抗体

血液型（表現型）	抗原（凝集原）	遺伝子型	血清抗体	頻度（日本人）
A	A	*AA*, *AO*	抗B	37%
B	B	*BB*, *BO*	抗A	22%
AB	A＋B	*AB*	なし	9%
O	－	*OO*	抗A, 抗B	32%

表25　ABO式血液型抗原の抗原決定基

型抗原	抗原決定基の構造
A抗原 A型	**A抗原** NAcGal－Gal－NAcGlc－Gal－NAcGal－protein $\quad\quad\quad\quad\quad\quad\quad\quad\quad$｜ $\quad\quad\quad\quad\quad\quad\quad\quad\quad$Fuc
B抗原 B型	**B抗原** Gal－Gal－NAcGlc－Gal－NAcGal－protein $\quad\quad\quad\quad\quad\quad\quad$｜ $\quad\quad\quad\quad\quad\quad\quad$Fuc
H抗原 O型	**H抗原（A抗原とB抗原の前駆体）** Gal－NAcGlc－Gal－NAcGal－protein $\quad\quad\quad\quad$｜ $\quad\quad\quad\quad$Fuc

Fuc：フコース，Gal：ガラクトース，NAcGlc：*N*-アセチルグルコサミン，NAcGal：*N*-アセチルガラクトサミン．

な抗体は，とり入れた腸内細菌，呼吸によって吸い込む細菌，あるいは日常の食物などに接する（抗原刺激を受ける）ことによって，生後数カ月の早い時期から恒常的に産生され，**自然抗体**とよばれている．多くの場合，IgMである．なお，AB型のヒトは抗A抗体も抗B抗体もないため，細菌に対する生体防御機能が低いように思われるが，細菌表面の他の抗原に対する抗体が産生され，感染防御を行っているので，血液型の違いによる感染防御能力に差異はない．

B. Rh式血液型

Rhとは，アカゲザル（rhesus monkey）の赤血球でウサギを免疫して作製した抗血清が，白人の赤血球のほとんどを凝集させることから，rhesusの頭文字をとって名付けられた「Rh抗原」のことを指す．これはヒトとアカゲザルで交差反応を引き起こす抗原である．Rh式血液型は，C，D，E，c，eなど40種類以上の型（抗原）からなる複雑な血液型である．一般に，Rh陽性あるいは陰性というときは，最も抗原性の強いD抗原の有無を示し，Rh陽性がD⁺で，Rh陰性はD⁻である．日本人のRh陰性（D⁻）の頻度は約0.5％である．Rh式血液型は，輸血不適合や溶血性貧血などに関与す

る臨床的に重要な血液型である．輸血に際してはD抗原の適合が必須である．また，Rh陽性（D⁺）の父親とRh陰性（D⁻）の母親の子どもは，Rh陽性（D⁺）となり，初産の際に子どもの赤血球で母親が感作され抗体が産生される．第2子以降，母親の抗D抗体（おもにIgG）が胎盤を通過し胎児の赤血球を破壊し，Rh不適合（Rh incompatibility）による新生児溶血性疾患の原因となる．その予防には，第1子出産時に，医療機関でIgG抗D抗体を投与する必要があり，これにより，貪食作用を介して胎児の赤血球を除去し，母親の感作[※24]を防ぐことができる（図21）．

7　自己免疫疾患と免疫不全

A. 自己免疫疾患

生体内において，自己成分が「非自己」の抗原として認識された場合，その自己成分に対する特異的な**自己抗体**が産生される．さらに，その自己成分を認識するT細胞も関与して自己免疫反応が誘発され，アレルギー反応に基づくさまざまな傷害が起こる．このよう

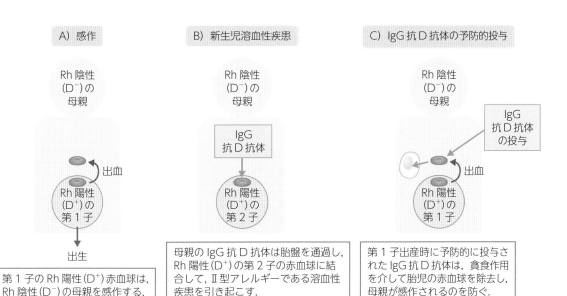

A) 感作

Rh 陰性
（D⁻）の
母親

出血

Rh 陽性
（D⁺）の
第 1 子

出生

第 1 子の Rh 陽性（D⁺）赤血球は，Rh 陰性（D⁻）の母親を感作する．

B) 新生児溶血性疾患

Rh 陰性
（D⁻）の
母親

IgG
抗 D 抗体

Rh 陽性
（D⁺）の
第 2 子

母親の IgG 抗 D 抗体は胎盤を通過し，Rh 陽性（D⁺）の第 2 子の赤血球に結合して，Ⅱ型アレルギーである溶血性疾患を引き起こす．

C) IgG 抗 D 抗体の予防的投与

Rh 陰性
（D⁻）の
母親

IgG
抗 D 抗体
の投与

出血

Rh 陽性
（D⁺）の
第 1 子

第 1 子出産時に予防的に投与された IgG 抗 D 抗体は，貪食作用を介して胎児の赤血球を除去し，母親が感作されるのを防ぐ．

図21　新生児溶血性疾患発症メカニズム

※24　**感作**：ある抗原にはじめてさらされた際，その抗原に対して特異的な IgE 抗体が産生され，感じやすい状態になること．

な疾患を**自己免疫疾患**とよぶ．代表的な疾患を以降に記す（表26）．

1）全身性エリテマトーデス

全身性エリテマトーデス（systemic lupus erythematosus：SLE）とは，代表的な全身性の自己免疫疾患で20〜40歳代の女性に多い．この疾患では，血清中の総免疫グロブリン量が増加し，抗核抗体，抗DNA抗体などの自己抗体と自己成分（自己抗原）の免疫複合体が全身組織に沈着することによって，Ⅲ型アレルギーが起こり，顔面の蝶形（バタフライ様）紅斑，関節炎，ループス腎炎などのさまざまな症状があらわれる．

2）橋本病

甲状腺において，甲状腺ホルモンの生合成　に関与するタンパク質のチログロブリンに対する自己抗体がつくられ，Ⅲ型アレルギーが誘発される．これに，自己抗原を認識するTh1細胞によるⅣ型アレルギーが加わって，慢性の甲状腺炎を発症し，甲状腺機能低下が起こる．甲状腺ホルモンには，血中総コレステロールを低下させる作用があるため，この疾患では，甲状腺機能低下により血中総コレステロールが上昇し，二次性脂質異常症による動脈硬化症や虚血性心疾患の発症リスクが高まる．また，甲状腺ホルモンの産生が低下するため，フィードバック機構によって下垂体前葉からの甲状腺刺激ホルモンの分泌は上昇する．

3）関節リウマチ

リウマチ因子（リウマトイド因子）が要因とされる．リウマチ因子は，IgGに対する自己抗体で，IgMの場合が多い．単一のものではないため，それらの「因子」は英語では複数形の「factors」となる．この自己抗体により，進行性の関節炎が起こる（Ⅲ型アレルギー）．関節のこわばり，軟骨破壊，変形が特徴である．また，Th1細胞によるⅣ型アレルギーの関与も重要視されており，特に，炎症性サイトカインによる病変形成が明らかになっている．

4）リウマチ熱

A群β溶血性レンサ球菌の感染後，心筋と化学構造において類似性を示す細菌抗原が，交差反応[25]する抗心筋自己抗体の産生を促し，この抗体のⅡ型アレルギーにより，心筋炎や関節炎を引き起こす．また，A群β溶血性レンサ球菌は，感染後に，急性糸球体腎炎を引き起こすことも知られている（前述）．

5）1型糖尿病

糖尿病には，インスリン依存性の1型とインスリン抵抗性の2型がある．1型糖尿病では，インスリン分泌を担う膵臓のランゲルハンス島（膵島）β細胞に特異的な自己抗体がつくられ，強い膵島炎が起こるとともにインスリンの分泌が抑制される．この自己抗体によるⅡ型アレルギーのみならず，β細胞に特異的なⅣ型

表26　代表的な自己免疫疾患とアレルギー

疾患名	自己抗体の標的	アレルギーの種類	主な症状
全身性エリテマトーデス	DNA，核内や細胞質タンパク質	Ⅲ型	蝶形紅斑，関節炎，ループス腎炎
橋本病	チログロブリン	Ⅲ型，Ⅳ型	甲状腺機能低下（二次性脂質異常症など）
関節リウマチ	IgG	Ⅲ型，Ⅳ型	関節炎による関節のこわばり，軟骨破壊，変形
リウマチ熱	心筋（A群β溶血性レンサ球菌と交差反応）	Ⅱ型	心筋炎，関節炎
1型糖尿病	ランゲルハンス島β細胞	Ⅱ型，Ⅳ型	インスリン分泌不全による高血糖
重症筋無力症	神経筋接合部のアセチルコリン受容体	Ⅴ型（受容体阻害）	運動障害，呼吸障害
バセドウ病	甲状腺刺激ホルモン受容体	Ⅴ型（受容体刺激）	甲状腺機能亢進（甲状腺肥大，眼球突出，頻脈）
アジソン病	副腎皮質刺激ホルモン受容体	Ⅴ型（受容体阻害）	副腎皮質機能低下（脱力感，筋力低下）
アトピー性皮膚炎	多種類の自己成分	Ⅰ型	皮膚のかゆみ，皮疹
シェーグレン症候群	非ヒストン核タンパク質（病態への関与は不明）	不明（Ⅳ型が関与？）	口腔乾燥，ドライアイ
強皮症	細胞核内の成分	不明	嚥下障害，レイノー現象，関節のこわばり
潰瘍性大腸炎／クローン病	腸管の自己成分？	不明	腹痛，下痢

※25　**交差反応**：ある抗原に対して起きた免疫反応が，本来の標的ではない別の抗原に対しても働くこと．

アレルギーが，病態の形成に大きく関与していると考えられている．

6）重症筋無力症

神経筋接合部に存在するアセチルコリン受容体に対する自己抗体が産生され，この抗体が受容体に結合することにより，アセチルコリンを介した神経からの筋肉へのシグナル伝達を阻害する．その結果，四肢の運動障害や呼吸障害があらわれる．Ⅴ型アレルギーである．

7）バセドウ病

甲状腺の甲状腺刺激ホルモン受容体に対する自己抗体が産生され，甲状腺刺激ホルモンに代わって，この抗体が受容体に結合することにより，甲状腺を刺激し，甲状腺肥大，眼球突出，頻脈などの甲状腺機能亢進症を発症する．Ⅴ型アレルギーである．

8）アジソン病

副腎皮質刺激ホルモン（ACTH）受容体に対する自己抗体が産生されるⅤ型アレルギーで，副腎皮質ホルモン（ステロイド）の分泌が阻害され，全身の脱力感や筋力低下などの症状があらわれる．この病態の形成には，ステロイド産生細胞に対するⅣ型アレルギーも関与すると考えられている．

9）アトピー性皮膚炎

アトピー性皮膚炎の患者の多くに，多種類の自己成分に対するIgE自己抗体が検出されており，これがアトピー性皮膚炎の病態形成に関与していると考えられている．

10）シェーグレン症候群

唾液腺からの唾液や，涙腺からの涙液の分泌障害により，口腔乾燥やドライアイが起こる．結合組織病（膠原病）の1つに分類される．非ヒストン核タンパク質に対する自己抗体が検出されているが，病態形成への関与は不明である．外分泌腺に対するTh1細胞によるⅣ型アレルギーの関与も疑われている．40〜60歳代の女性に好発する．

11）強皮症

皮膚の硬化が主症状であるが，全身性強皮症では皮膚の硬化のみならず，末梢循環障害や自己抗体が高頻度にみられることが特徴である．結合組織病（膠原病）の1つである．嚥下障害，レイノー現象[26]，関節のこわばりなどが起こる．すべての年齢の男女にみられるが，特に30〜50歳代の女性に好発する．

12）その他

慢性の炎症性腸疾患である**潰瘍性大腸炎**や**クローン病**についても，腸管の自己成分（自己抗原）に対する抗体が病因であるとされているが，詳細は不明である．いずれも結合組織病（膠原病）である．潰瘍性大腸炎による持続炎症は，前がん病変である組織の異形成を合併することが多いため，大腸がんの発症リスクを高めることが知られている．クローン病は，口腔から肛門までの全消化管に病変がおよぶが，多発部位は回盲部[27]である．非連続的に病変が生じることが特徴である．

B. 免疫不全症候群

免疫不全症候群とは，免疫系に欠陥が生じ，細菌やウイルスなどの病原体に対して抵抗力がなく，感染症をくり返す可能性のある状態を指し，生まれつき免疫系に障害を受けている**原発性免疫不全症候群**と，生後何らかの要因で免疫系が障害されて発症する**後天性免疫不全症候群**がある．

1）原発性免疫不全症候群

代表的な疾患として，先天的に骨髄系に異常があり，T細胞が減少または欠如し，体液性免疫と細胞性免疫の複合不全が生じる重症複合免疫不全（severe combined immunodeficiency：SCID）が知られている．ほとんどの乳児は生後まもなく日和見感染症を発症する．感染症の治療には抗菌薬や抗ウイルス薬などが用いられるが，根本的な治療は造血幹細胞移植である．その他，各種免疫担当細胞（T細胞，B細胞，好中球など）や補体系の先天性異常や胸腺無形成により発症するものもあり，いくつかの疾患名に分類されている．

2）後天性免疫不全症候群

代表的な疾患は，ヒト免疫不全ウイルス（human immunodeficiency virus：HIV）がCD4陽性ヘルパーT細胞に感染して極度の免疫低下が起こるエイズ（acquired immunodeficiency syndrome：AIDS）である．カンジダ症やニューモシスチス肺炎などの日和

※26　**レイノー現象**：手足の末梢血管が発作的に収縮して皮膚の色調が変化する．
※27　**回盲部**：小腸下部から大腸上部を指す．

見感染症，また，カポジ肉腫などの腫瘍との合併症が起こる．その他，内分泌異常，悪性腫瘍，老化，免疫抑制療法などで起こる後天性免疫不全症もある．

8 予防接種

予防接種とは，感染症に対して事前に免疫力をつけておくため，予防効果が確認されている**ワクチン**（vaccine）を人体に接種することをいう．感染症の一次予防[※28]の1つである．ワクチンは，病原体からつくられた無毒化あるいは弱毒化された抗原で，これを接種することで，体内に病原体に対する抗体産生を促し，感染症に対する免疫を獲得することができる．

A. 生ワクチンと不活化ワクチン

ワクチンは，**生ワクチン**（弱毒化ワクチン）と**不活化ワクチン**に分けられる．

1）生ワクチン

生ワクチンは，病原性を弱めたウイルスや細菌を用いたもので，ポリオワクチン，BCGワクチン（結核），麻疹ワクチン・風疹ワクチン（混合含む），おたふくかぜワクチン，水痘ワクチンなどがある．

2）不活化ワクチン

不活化ワクチンは，ウイルスや細菌を集めて精製した後，加熱や薬剤処理によって病原体の活力を失わせたもので，日本脳炎ワクチン，狂犬病ワクチン，A型肝炎ワクチン，乾燥ヘモフィルスb型ワクチンなどがある．不活化ワクチンには，トキソイド（無毒化毒素）と成分ワクチン（コンポーネントワクチン）も含まれる．

①トキソイド

トキソイドは，病原体が産生する毒素（トキシン）を処理し無毒化したもので，ジフテリアトキソイド，破傷風トキソイド，百日咳トキソイドなどがある．一般に，無毒化毒素抗原にミョウバン（硫酸カリウムアルミニウム・12水和物）などを加えて沈降させた沈降トキソイドが用いられている．これは，抗原刺激を強めて免疫応答を促進させるためで，このような目的で

抗原に添加するものを**アジュバント**（adjuvant）という．

②成分ワクチン

成分ワクチンは，不活化ワクチンの副作用を軽減させるため，病原体の成分のうち，病原性をもたず免疫を与える成分（抗原）だけをとり出したもので，インフルエンザHAワクチン，B型肝炎ワクチン，肺炎球菌ワクチンなどがある．

B. 定期接種と任意接種

予防接種には，法律に基づいて市区町村が主体となって実施する**定期接種**と，希望者が各自で受ける**任意接種**がある（表27）．定期接種は，感染症の種類により，集団予防を目的とする感染症（A類疾病）と個人予防を目的とする感染症（B類疾病）に分けられる．

C. 血清療法

血清療法は無毒化・弱毒化した病原体または毒素（ヘビ毒を含む）を抗原として，ウマなどの動物に接種し，抗体をつくらせ，その抗体を含む血清をヒトの疾病の治療や予防に用いる方法である（表28）．ウマ血清はヒトにとって異物であるので，投与の際にはアナフィラキシーショックや血清病（Ⅲ型アレルギー）などに十分な注意が必要である．破傷風については，危険性の少ないヒト抗血清がある．

なお，ワクチンは抗原を投与する**能動免疫**で，血清療法は抗体を投与する**受動免疫**である．

9 栄養と免疫

免疫系に関与するさまざまな細胞が最適に機能するためには，適切な栄養素摂取が必要である．免疫担当細胞は，増殖や免疫反応に必要な物質の生産のために，エネルギー源となる三大栄養素（タンパク質，脂質，炭水化物）の他，さまざまな栄養素を必要とする．そのため，タンパク質欠乏のような栄養不良状態では，免疫機能が低下して感染リスクが増加する．ここでは，栄養と免疫系の関係について解説する．

[※28] **一次予防**：病気になることを防ぐこと．その他，病気の早期発見（血液検査など）が二次予防であり，病気の治療の過程で機能の回復や再発防止を図ること（リハビリテーションなど）が三次予防である．

表27　予防接種法（1948年6月30日公布）

●定期接種：A類疾病
疾患の発生および集団での蔓延を予防．公費負担，接種の努力義務

対象疾病	（ワクチン）	対象者
三種混合ワクチン 　ジフテリア（D） 　百日咳（P） 　破傷風（T）	沈降精製DPTワクチンまたは 沈降DTトキソイド （不活化ワクチン）＊	1期初回　生後3カ月から生後90カ月に至るまでの間にある者 1期追加　生後3カ月から生後90カ月に至るまでの間にある者 〔1期初回接種（3回）終了後，6カ月以上の間隔をおく〕
	沈降DTトキソイド	2期　11歳以上13歳未満の者
急性灰白髄炎（ポリオ）	不活化ポリオワクチン＊（IPV）	通常，生後3カ月から90カ月までの間にある者
四種混合ワクチン 　ジフテリア 　百日咳 　破傷風 　急性灰白髄炎（ポリオ）	沈降精製DPT-IPV混合ワクチン	1期初回　生後3カ月から生後90カ月に至るまでの間にある者 1期追加　生後3カ月から生後90カ月に至るまでの間にある者 〔1期初回接種（3回）終了後，6カ月以上の間隔をおく〕
麻疹（M） 風疹（R）	乾燥弱毒生麻疹風疹混合ワクチン （MR）または乾燥弱毒生麻疹ワクチン	1期　生後12カ月から生後24カ月に至るまでの者 2期　5歳以上7歳未満の者であって，小学校就学の始期に達する 　　　日の1年前の日から当該始期に達する日の前日までの間にあ 　　　る者
日本脳炎	乾燥細胞培養日本脳炎ワクチン	1期初回　生後6カ月から生後90カ月に至るまでの間にある者 1期追加　生後6カ月から生後90カ月に至るまでの間にある者 　　　　　（1期初回終了後おおむね1年おく）
		2期　9歳以上13歳未満の者
ヒトパピローマウイルス 感染症 （子宮頸がん予防）	組換え沈降ヒトパピローマウイルス様 粒子ワクチン	2価：12歳となる日の属する年度の初日から16歳となる日の属す 　　　る年度の末日までの間にある女子 4価：12歳となる日の属する年度の初日から16歳となる日の属す 　　　る年度の末日までの間にある女子 （3回接種することにより高い予防効果が得られる）
結核	BCGワクチン	生後12カ月に至るまでの間にある者
小児の肺炎球菌感染症	沈降13価肺炎球菌結合型ワクチン	生後2カ月から生後60カ月に至るまでの間にある者
Hib感染症	乾燥ヘモフィルスb型ワクチン	生後2カ月から生後60カ月に至るまでの間にある者
B型肝炎	HBワクチン	生後4カ月から6カ月に至るまでの間にある者
水痘	水痘弱毒生ウイルスワクチン	生後12カ月から生後36カ月に至るまでの間にある者
ロタウイルス乳児下痢症	経口弱毒生ヒトロタウイルスワクチン	生後2カ月から生後14週6日に至るまでの間にある者

●定期接種：B類疾病
個人の発病およびその重症化を予防し，あわせてその集団での蔓延を予防．一部公費負担，希望者のみ接種（努力義務なし）

対象疾患	ワクチン	対象者
季節性インフルエンザ	インフルエンザHAワクチン	原則65歳以上の者，毎年度1回
高齢者の肺炎球菌感染症	23価肺炎球菌莢膜ポリサッカライド ワクチン	65歳，または70歳，以後5歳ごとに，対象年齢に達した者 1回接種

●任意接種
次の疾患に対する予防接種および定期接種で接種対象以外の場合

対象疾患（ワクチン）	対象者または対象年齢
季節性インフルエンザ（成分ワクチン）	B類の対象者を除く全年齢
おたふくかぜ（生ワクチン）	1歳以上の者

＊2013年4月の予防接種法改正により，四種混合ワクチンがA類疾病予防接種に加えられたので，過度期にあたる対象者について三種混合
　ワクチンおよび不活化ポリオワクチンの接種が継続される．
＊＊「帯状疱疹ワクチン」は現在，水ぼうそうにかかったことのある50歳以上の人，または帯状疱疹にかかったことのある人に対して，接種
　　が推奨されている．
「エキスパート管理栄養士養成シリーズ6 微生物学 第3版」（小林秀光，白石 淳／編），p160，化学同人，2012をもとに作成

表28 抗毒素・抗血清

抗毒素/抗血清	性状	血清	単位
ガス壊疽抗毒素	凍結乾燥	ウマ	5,000 U
ジフテリア抗毒素	凍結乾燥	ウマ	5,000 U
ボツリヌス抗毒素 (A, B, E, F)	凍結乾燥	ウマ	A, B, E：10,000 U F： 4,000 U
破傷風抗毒素	凍結乾燥	ヒト	250 U
マムシ抗毒素	凍結乾燥	ウマ	6,000 U
ハブ抗毒素	凍結乾燥	ウマ	6,000 U

A. 免疫担当細胞における栄養素代謝

1) T細胞

　静止状態にあるナイーブT細胞は，脂肪酸酸化とグルタミン代謝によりエネルギー産生を行っており，解糖系にはほとんど依存していない．しかし，活性化されたT細胞では，糖取り込み，解糖系，ペントースリン酸経路，グルタミン代謝経路の活性化が認められ，脂肪酸酸化は低下する．

2) マクロファージ

　マクロファージは，その役割によってM1型とM2型に分かれる．M1マクロファージでは，糖取り込み，解糖系，ペントースリン酸経路，グルタミン代謝経路の活性化が認められ，ペントースリン酸経路で生成するNADPH（ニコチンアミドアデニンジヌクレオチドリン酸）は活性酸素や一酸化窒素（NO）産生に利用される．一方，M2マクロファージでは，脂肪酸酸化によるエネルギー産生が活性化している．

B. 栄養素摂取の異常と免疫機能

1) タンパク質エネルギー栄養失調症

　食事摂取量の圧倒的な不足やタンパク質異化の亢進によってタンパク質栄養障害が生じた場合，病原体の感染頻度を増加させ，感染症を悪化させる．このような状態は**タンパク質エネルギー栄養失調症**（protein energy malnutrition：**PEM**）とよばれる．PEMのうち，エネルギー不足が主体となるものを消耗症（**マラスムス**），タンパク質不足が主体となるものを低栄養タンパク質失調症（**クワシオルコル**）とよぶ．これらは発展途上国の乳幼児に多くみられる．高齢者やがん患者，ホームレスの人においてもPEMが認められる場合がある．PEMでは胸腺やリンパ組織の萎縮が観察され，主に細胞性免疫機能不全による免疫機能の低下が認められる．また，T細胞数が極端に減少し，リンパ球のインターフェロン産生も低下する．さらに遅延型過敏反応も低下し，結核菌，ウイルス，真菌による感染症が起こりやすくなる．なお，PEMにおける胸腺萎縮は胸腺細胞の減少が原因となるが，栄養素摂取不足による血中レプチン[※29]濃度の低下とグルココルチコイド濃度の上昇がこれに関与している可能性が示唆されている．

2) 肥満

　肥満に伴って脂肪細胞が肥大化すると，単球遊走因子（MCP-1），TNF-α，IL-6，遊離脂肪酸などの炎症促進因子の産生が増加し，アディポネクチンなどの炎症抑制因子の産生が低下することにより，結果的に炎症が促進される（図22）．また，肥満に伴う脂肪組織中へのマクロファージの浸潤と，マクロファージのM2からM1への質的変化も炎症を促進する要因となる．魚油に含まれるエイコサペンタエン酸（EPA）やドコサヘキサエン酸（DHA）などのn-3系多価不飽和脂肪酸や，PPARγ作動薬であるチアゾリジン誘導体は，前述の炎症反応を抑制することが報告されている．また，肥満や糖尿病，脂質異常症，高血圧症などが原因となる動脈硬化症の初期病変において，血管内皮細胞からのMCP-1などのサイトカイン産生と，血管内皮下への単球由来マクロファージの集積が観察される（図23）．

3) 摂食障害

　神経性無食欲症（anorexia nervosa：**AN**）のような摂食障害は，免疫系に影響をおよぼす可能性が示唆されている．例えば，ANの患者ではリンパ球増加を伴う白血球減少症や遅延型過敏反応の減少が認められる．しかし，栄養素摂取量の低下から予測される免疫機能障害が認められない場合もあり，他の低栄養状態とは異なり，感染に対する抵抗力はそれほど衰えない．

4) 食物アレルギー

　食物アレルギーはIgE介在性の反応で，通常は無害な食物タンパク質を身体が誤って有害と判断し，これ

[※29] **レプチン**：脂肪細胞から分泌されるホルモンで，「食欲抑制ホルモン」と呼ばれることもある．

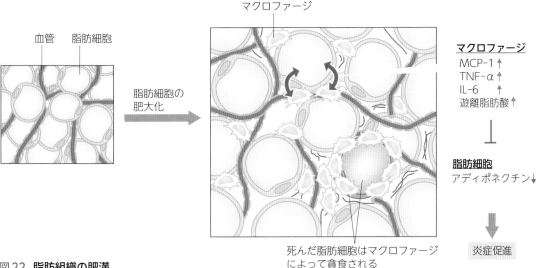

血管　脂肪細胞

脂肪細胞の
肥大化

マクロファージ

マクロファージ
MCP-1 ↑
TNF-α ↑
IL-6　↑
遊離脂肪酸 ↑

脂肪細胞
アディポネクチン ↓

死んだ脂肪細胞はマクロファージ
によって貪食される

炎症促進

図22　脂肪組織の肥満
肥満に伴って脂肪細胞が肥大化すると，単球遊走因子（MCP-1），TNF-α，IL-6，遊離脂肪酸などの炎症促進因子の産生が増加し，アディ
ポネクチンなどの炎症抑制因子の産生が低下することにより，結果的に炎症が促進される．

に対し免疫系が反応するときに起こる．食物アレルギー
発症リスクは遺伝因子の他，食物への曝露，胃腸管透

過性，および細菌への曝露などの環境因子によって決
まる．詳細は**本章4**に述べた通りである．

Column

mRNAワクチン

　これまで使われてきたワクチンは，生ワクチン（弱毒株
を利用），不活化ワクチン（成分ワクチンを含む），組換え
タンパク質ワクチンである．2020年，新型コロナウイル
ス感染症（COVID-19）の世界的なパンデミックに対応
するため，ワクチン開発が急速な勢いで進められた．そこ
に新しい創薬モダリティであるメッセンジャーRNA
（mRNA）ワクチンが登場したのである．通常，感染症の
ワクチン開発は数年かかるといわれているが，COVID-19
の場合，ウイルスの同定からわずか1年以内という驚異的
なスピードでmRNAワクチンが実用化された．実は，
その背景には，2011年に世界的パンデミックとなった新型
インフルエンザウイルス感染症があったという．その後，
水面下で，次に出現する新たなウイルスに対応するため，
このmRNAワクチンの技術開発とその製造準備が進めら
れていた．原理的には，標的とするウイルス抗原タンパク
質の遺伝情報を含むmRNAを作製し，そのmRNAの安
定化やアジュバント効果を高めるため，作製したmRNA
を人工的脂質ナノ粒子（リポソーム）に閉じ込め，注射に
より体内に運ぶというものである．そのウイルス抗原タン

パク質のmRNA情報は，体内でタンパク質に翻訳され，
このタンパク質に対する抗体が産生されて，重症化や発症
のリスクを軽減する．COVID-19の場合，ウイルスの標
的抗原は，細胞に接着するために必要なスパイクタンパク
質であった．つまり，この技術は，標的とする抗原タンパ
ク質の遺伝情報さえ得られれば，いかなる新たなウイルス
であっても，早期に対応が可能となる．また新たなウイル
ス感染症が発生した場合，そのワクチンとしては，この
mRNAワクチンが主流となるであろう．COVID-19は，
執筆時（2023年10月）で発生から4年目の後半にさしか
かっているが，未だに，ウイルスは変異を繰り返し人類社
会のなかに生き残っている．まだしばらくmRNAワクチ
ンが活躍しそうである．もし，このmRNAワクチンが存
在していなかったら，私たちはどうなっていたであろうか．
mRNAワクチンの開発に貢献し，2023年にノーベル生理
学・医学賞を受賞されたカタリン・カリコ氏らをはじめ，
ワクチンの開発・製造に携わった方々に感謝したい．

（大橋典男）

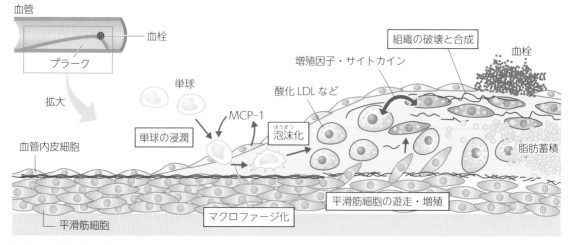

図23 動脈硬化病変の形成
血液中の単球は，ケモカイン（サイトカインの一種）である単球遊走因子（monocyte chemoattractant protein-1：MCP-1）の受容体を発現しており，MCP-1に誘導されて血管の炎症部位に集積する．血管壁に接着したこれらの細胞は，活性化された内皮細胞から産生されるMCP-1などの作用により壁内へ侵入する．血管内皮下に侵入した単球はマクロファージに分化する．動脈硬化病変では，脂質成分の影響を受け炎症性のM1マクロファージが集積する．動脈硬化病変内のマクロファージは，サイトカインを分泌して病変の炎症に関与する他，酸化LDL（low density lipoprotein）などの脂質成分を取り込み泡沫細胞となり，コレステロールエステルからなる脂質コアを形成して病変を進展させる．マクロファージ化した単球由来細胞が血管内皮下に存在する酸化LDLを貪食し，細胞内に多量のコレステロールエステルが蓄積する．このような現象を泡沫化とよぶ．粥状動脈硬化の初期病変にはこのような泡沫化したマクロファージが観察される．

C. 免疫機能に影響する栄養素，食品成分

1）炭水化物

炭水化物の摂取は，運動中の血糖値を維持することによりストレスホルモン分泌を低下させる．その結果，好中球や単球の増加を抑制し，運動後の炎症反応を減衰させ，代謝撹乱からの回復を促進する．

2）脂質

n-3系不飽和脂肪酸の摂取は，抗炎症作用や心血管保護作用を示す．n-3系脂肪酸から生成する脂質メディエーターには抗炎症作用を示すものがある．動物実験において，n-3系脂肪酸の摂取は食物アレルギーを抑制することが報告されているが，これにはn-3系脂肪酸の1つであるEPAから生成する17,18-エポキシエイコサテトラエン酸（17,18-EpETE）が寄与する（図24）．

一方，スフィンゴミエリンは肉や乳，卵などに多く含まれており，摂取されたスフィンゴミエリンは腸管上皮細胞においてスフィンゴシン1リン酸（S1P）に変換される．S1Pは腸管でのIgA産生細胞の活性化やアレルギーを引き起こす病態性細胞（活性化T細胞や肥満細胞）の遊走を促進している．

3）タンパク質，アミノ酸

本章9-Bで述べたように，タンパク質が不足すると免疫機能が全般に低下する．栄養状態の改善やタンパク質の補給により免疫力は回復する．特に，動物性タンパク質などアミノ酸価が高いタンパク質ほど免疫機能を維持しやすい．本章9-Aでも述べたようにグルタミン代謝経路の活性化が免疫担当細胞のエネルギー産生に関与するため，アミノ酸のうち，グルタミンは細菌や外因性異物の侵入経路である消化管免疫バリアーを機能させるのに役立つ．また，活性化マクロファージでは，アルギニンからNOを産生して宿主を防衛するため，アルギニンの利用性は感染抵抗性の重要な決定因子となる．

4）ミネラル

●**亜鉛**：貝類のカキなどに多い微量元素である亜鉛は細胞膜の形成，DNA合成，細胞増殖に必要であるため，免疫系に関与する細胞機能に大きな影響をおよぼす．亜鉛は細胞内に蓄積されないため，亜鉛摂取量の著しい低下は自然免疫と獲得免疫に影響し，細胞貪食能やNK細胞活性を低下させる他，胸腺やリンパ組織の退縮を引き起こす．

●**セレン**：ニンニクやニラに多いセレンはグルタチオ

ンペルオキシダーゼの構成成分であり、貪食細胞の走化性※30や殺菌性に影響し、さらに免疫担当細胞の微小環境中において、ロイコトリエンの生成や過酸化物の制御に関与する。セレンの欠乏は、細胞性免疫とB細胞機能を低下させるが、セレンの補給はT細胞の増殖やNK細胞活性の増加を促す。

5) ビタミン

● ビタミンA：ビタミンAは免疫力を高める作用を有し、ビタミンAが不足すると胸腺や脾臓が退縮し、

抗体産生能や細胞性免疫能が低下する。

● ビタミンB：動物実験ではビタミンB類の欠乏が遅延型過敏反応やリンパ球の増殖、抗体産生に影響する。ヒトではビタミンB_6欠乏によりリンパ球数が減少し、その機能も低下する。

● ビタミンC：ビタミンCは抗酸化性ビタミンであり、活性酸素消去に関与する。ビタミンC投与は好中球やマクロファージを活性化させ、マクロファージの貪食能を増加させることが、ヒトやマウスの試験で示されている。

● ビタミンD：免疫担当細胞にはビタミンD受容体や、活性型ビタミンD生成に必要な1α-水酸化酵素が存

※30　**走化性**：好中球は感染局所にすみやかに集積し、病原微生物を貪食して除去する、いわば生体防御の最前線で機能する白血球である。好中球は感染源を感知すると、その方向に向かって仮足を伸ばして近づいていくが、そのことを走化性とよぶ。

Column

花粉症は治る？　食物アレルギーは治るの？

　結論からいうと、花粉症や食物アレルギーなどのI型アレルギーは、その対象となるアレルゲンに対するIgE抗体が体内から消失すれば治るといえる。しかし、そのためには、IgE抗体が体内から消失するまでアレルゲンに全く曝露されない長い時間が必要となる。例えば、スギ花粉の場合、戦後に植林されたスギが30年以上の時を経て花粉を飛散するまでに成長してしまった昨今、日本のどこにスギ花粉に曝露されないようなところがあるであろうか？そして、そこに、何年も住み続けなければならない。それでもIgEが消失するとは限らない。また、スギ花粉の粒径は、30 μmほどであるが、黄砂や大気汚染物質などに衝突すると亀裂が入り、そこから水分が流入して膨張し破裂する。その微粒子化された膨大な数のアレルゲン物質（Cry j 1とCry j 2）が、私たちに襲いかかってくる（都市部では、Cry j 1の場合、＜1.1 μmまで微粒子化）。さらに、住宅環境の清潔化によりアレルゲンへの抵抗力が低下してきていることも花粉症を食い止めにくい要因の1つとされている。最近、政府は、スギの花粉症対策として、人工林を伐採し植え替えを行うこと、スギ材の需要拡大を進めること、そして、舌下免疫療法の普及をめざすことなどの政策を発表した。この舌下免疫療法とは、スギ花粉エキスの入った舌下錠を使用して減感作療法を行うもので、アレルゲン免疫療法ともいわれる。このように、私たちは、現状の生活を続けて花粉を浴びている限り、残念ながら花粉症が自然治癒することはまずありえない。やはり、これまで通り、アレルゲンをできる限り取り込まないようにすることや医薬品などで対策・対応を行うことなどが肝要であろう。

　さて、食物アレルギーについてであるが、幼少期の頃の「卵、乳、小麦」のアレルギーは、小学校に入る頃になると自然治癒する場合が多いといわれている。これは、アレルゲン除去食で対応しているうちに、成長に伴い、タンパク質の消化能力が向上し、体内のIgE抗体ができにくくなるものと思われる。ただ、注意すべき点として、アレルゲン除去食で対応してはいるものの、アレルゲンを吸い込んだり、触って皮膚から吸収してしまったりすると、IgE抗体の産生能が増強され、IgEは体内から消失しないので、大人になってもアレルギーは残ってしまう。食物アレルゲンを吸い込んだり、触ったりすることは、とにかく極力避けた方がよい。

　また、成人の食物アレルギーとして、大人になってから小麦アレルギーを発症し、その後、専門医の指導のもと、本人の努力で、自然治癒した事例がある。この方は、パン屋さんのオーナーで、それまでは小麦アレルギーではなかった。このアレルギーは、パンを食べてというよりは、むしろパンの製造工程で、長期間、小麦粉を吸い込んだり、触ったりしていたため、小麦アレルギーを発症してしまい、パンを食べられなくなったという。その後、数年間、小麦除去食の徹底や、吸い込んだり、触ったりをできる限り避けたところ、またパンを食べられるようになったとのことである。つまり、体内から小麦に対するIgEが消失したのである。このように、対応によっては、食物アレルギーは治る場合がある。諦めずに、専門医の先生に相談し前向きに生活していただきたい。

（大橋典男）

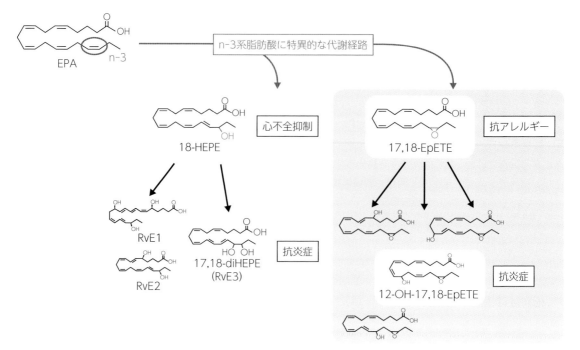

図24 EPAの代謝と抗炎症作用
HEPE：ヒドロキシエイコサペンタエン酸，RvE：レゾルビンE.

在する．ビタミンDは微生物感染に抵抗する自然免疫のいくつかの機能を活性化する．事実，ビタミンD欠乏は感染症のリスクを増大させる．

●**ビタミンE**：ビタミンEは免疫担当細胞の細胞膜に多く存在する．ビタミンEの欠乏は体液性免疫，細胞性免疫の両機能を低下させる．ビタミンEの補給の恩恵は，免疫系が減弱している高齢者に顕著にあらわれる．ビタミンE補給は，老齢マウスのリンパ球の増殖，IL-2産生，遅延型過敏反応を促進させるという報告がある．また，NK細胞活性の低下やIFN-γ産生低下，好中球誘導の低下，ウイルス力価[※31]の増加を改善することも示されている．

6）多糖類

シイタケやマイタケなどに含まれる多糖類であるβ-グルカンには免疫賦活能[※32]があることが，1,000年以上も前から知られている．β-グルカンはマクロファージやNK細胞の機能を増強する働きがあるため，補体系を活性化して免疫防御反応を促進する．腹部や胸部の手術を実施する前にβ-グルカンを投与しておくと，患者の術後感染症リスクを低下させることも報告されている．また，β-グルカンには発がん抑制作用や抗腫瘍作用があることも示唆されている．

D. 免疫栄養剤

手術前に免疫栄養剤を投与すると，術後の感染症発症を低下させることが報告されており，その効果が期待されている．主に，栄養不良のある患者や大きな手術を行う患者に対して用いられる．わが国では，従来の流動食にアルギニン，グルタミンなどのアミノ酸や，魚油に含まれるn-3系多価不飽和脂肪酸，核酸（RNA）などを加えたものが製品化されている．アルギニンとグルタミンは免疫力を高める作用があり，また，グルタミンは腸管機能を維持することにより栄養素摂取を向上させる．n-3系多価不飽和脂肪酸は炎症を抑制し，核酸は免疫機能を担う白血球の働きを増強する．

[※31] **ウイルス力価**：試料中に含まれる感染性をもつウイルス量.
[※32] **免疫賦活能**：体内に細菌やウイルスが侵入すると，それを排除する機能（自然免疫）を活性化して抵抗力を増強する．その抵抗力を活性化する能力を免疫賦活能とよぶ.

10 運動と免疫

日常的な運動習慣は，寿命の延伸や，心血管系疾患，糖尿病，メタボリックシンドローム，高血圧症，感染症，がんなどの発症リスクを低下させる．体力には，筋力や持久力といった**行動体力**と，病原体や疲労，ストレスから身を守る**防衛体力**の2種類があり，運動習慣はこれらの機能に影響する．運動習慣が疾病発症リスクを低下させているのは，これら2つの体力を向上させることが要因の1つとして考えられている．ここでは，運動が免疫機能におよぼす影響を解説する．

A. 運動と免疫機能

一般的に，定期的な運動によって筋力や持久力のみならず，感染に対する抵抗力がつくと考えられている．一方，激しい運動は免疫力を低下させる．それは，激しい運動時には「行動体力」を極限まで高めようとするため，「防衛体力」が犠牲になるためと考えられる．この運動と免疫力の関係は，Jカーブの形でモデル化されている（図25）．このモデルは，中程度の運動トレーニングを実施している人は運動をしていない人に比べて上気道感染症のリスクが減少するが，過度な高強度運動を行うとリスクが平均よりも高くなることを示している．運動免疫学の古典的パラダイム（考え方）では，高強度運動終了後の免疫力低下による「窓の全開」[※33]が，上気道感染症のリスク上昇の原因とされている．特に，このパラダイムでは，高強度運動後，リンパ球数，NK細胞数，抗体産生量といった免疫変数が，運動開始前に比べて一過性に減少することが原因とされている．この免疫機能の低下の結果，微生物やウイルスが宿主に侵入し，あるいは潜伏状態にあるものが活性化されることにより，感染症に至る．このような免疫機能低下の状態で運動がくり返されると，免疫機能の低下がさらに進行することにより，感染しやすい状態が長引くこともある．

[※33] **「窓の全開」**：1994年にベンテ・ペダーセン（Bente Pedersen）によって提唱された「オープンウィンドウ説」．激運動後数時間から数日にわたりNK細胞の数や機能，T細胞機能，血中IgG値，唾液SIgA値などが一過性に低下し，免疫機能が抑制される可能性がある．この状態は，病原体に門戸を開放して易感染性になることに例えて「窓の全開」とよばれる．

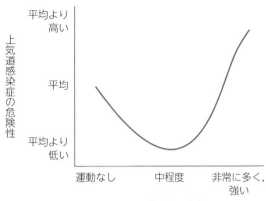

図25 運動と感染症の危険性の関係
運動と感染症の危険性との関係を示した「J-カーブモデル」．
Nieman DC：Exercise, upper respiratory tract infection, and the immune system. Med Sci Sports Exerc, 26：128-139, 1994より引用．

B. 運動に対する急性免疫応答と運動終了後の変化

1）運動に対する免疫応答

運動を行うと，感染症，敗血症，外傷時とよく似た免疫応答を示す．白血球数は運動により増加し，それは運動強度や継続時間に依存する．同時に，白血球の機能に影響をおよぼすサイトカインの血中濃度も増加する．運動により，アドレナリン，コルチゾール，成長ホルモン，プロラクチンなどの血中のホルモン濃度も変化するが，これらホルモンには免疫調節機能があることが知られている．運動に伴う骨格筋の収縮は，骨格筋からのIL-6の分泌を促進することが最近わかってきているが，このIL-6は運動誘発性のコルチゾールの分泌やサイトカイン産生に関与していることが示唆されている．単球は長時間運動を終了してから1～2時間後に増加が観察されることが多いが，この増加は運動終了後6時間以内に元のレベルに戻る．NK細胞は，長時間運動終了後に運動前の40％以下にまで減少し，それが運動後7日間継続する．リンパ球数は運動終了後に急激に減少するが，運動終了後4～6時間までに正常値に戻る．激しい運動は，IFN-γやTNF-αを産生する1型Tリンパ球数を低下させる．これには運動によって増加するコルチゾールやアドレナリンが関与する．また，骨格筋由来のIL-6は1型Tリンパ球

からのTNF-α産生を抑制する.

このように, 激しい運動は1型Tリンパ球に影響することにより, ウイルスに対する予防効果を低下させると考えられている. 一方, 2型Tリンパ球の割合が増加することは, 組織損傷や炎症を誘発する免疫系を抑制する可能性があり, 慢性炎症が関与するとされる心血管系疾患やメタボリックシンドロームの発症を, 運動が抑制する理由の1つと推察されているが, より詳細な検討を要する.

2) 運動による免疫細胞の機能変化

さらに, 超長時間の持久運動後の回復期は, 免疫担当細胞の機能に大きな変化をもたらす. 好中球の殺菌活性は, 運動強度や運動時間に大きく影響される. 例えば, 中強度のサイクリングを1時間行った後では酸化バースト活性[34]が増加するが, 高強度運動後では酸化バースト活性は低下する. また, 好中球の殺菌活性は, 中強度運動終了後40分〜1時間は増加し続けるが, 疲労困憊するような長時間運動後では増加しない. NK細胞の細胞毒性は, 比較的短時間の運動後の回復期では変化が認められないが, きわめて長時間の運動後の回復期では低下する. マイトジェン[35]刺激によるT細胞の増殖は, 運動様式, 強度, 時間にかかわらず, 運動中, 運動後を通じて低下する. 加えて長時間の運動は, T細胞のホーミング[36]や遊走, 単球からのサイトカイン分泌, サイトカインを産生するT細胞の割合のいずれも低下させる. それゆえ, 運動終了後の回復期の通常のトレンドとして, 中強度の短期間の運動は細胞免疫機能にほとんど影響がないか若干増強するが, 高強度の長時間運動 (1.5時間以上) では減弱する. これは, アスリートが競技および強いトレーニングからの回復期に疾患にかかりやすいことの説明となるかもしれない.

C. 日常的な運動トレーニングと免疫機能

運動直後に観察される白血球数と機能の変化は, 3〜24時間で運動前のレベルに回復する. したがって, 24時間以上運動を行っていないアスリートの白血球数と機能は, 非アスリートとほぼ同じである. NK細胞数のわずかな上昇や, 唾液中のIgA量の低下がアスリートで示された例があるが, その差は非アスリートに比べてごくわずかなものである. ただし, 強い強度の運動トレーニングを継続していると, 好中球機能, リンパ球増殖, IFN-γ産生T細胞数, 唾液中のIgA量の著しい低下など, 自然免疫と獲得免疫の低下が認められる. このことが, アスリートの上気道感染症やインフルエンザへの感染リスク増加に関与する可能性がある.

D. 運動による免疫機能低下を抑制する 栄養介入

長期間にわたる抗酸化成分の摂取は, 収縮筋からのIL-6遊離を抑制し, 血中のIL-6濃度の低下は免疫抑制などの作用を有するコルチゾールの遊離を抑制する. したがって, ビタミンCやビタミンEの摂取はIL-6誘発性のコルチゾールによる諸反応を抑制するため, アスリートの上気道感染症に対するリスクを低減すると予測される. 運動中の炭水化物の摂取も血漿中のIL-6やコルチゾールなどの増加を抑制することや, 運動誘発性の好中球機能低下やTリンパ球増殖能低下を防ぐことが報告されている. さらに, IFN-γ産生Tリンパ球数の低下も防ぎ, ウイルス感染に対する防御機能を向上させている可能性が示唆されている. 一方, 運動による血漿中IL-6濃度変化が, いくつかの運動誘発性の適応反応に関与していることも示唆されていることから, 抗酸化物質や炭水化物摂取によるIL-6濃度変化の抑制が運動適応反応のいくつかを抑制してしまう可能性もある.

※34 **酸化バースト活性**:体内に細菌や微生物が侵入すると, 免疫系細胞 (好中球, 単球, マクロファージ) が食作用により破壊するが, この食作用の過程で, 酸素分子はNAPDHオキシダーゼによりスーパーオキシドアニオンに変換された後, 強力な抗菌作用をもつ過酸化水素や他の活性酸素種にすみやかに変換される. この現象を酸化バーストとよぶ.

※35 **マイトジェン**:分裂促進物質のことであり, 細胞に有糸分裂を起こさせる活性をもつ物質.

※36 **ホーミング**:T細胞などのリンパ球は, 骨髄や胸腺などの一次リンパ組織で産生された後, 血管系を介してリンパ節, パイエル板, 脾臓などの二次リンパ組織に移住する. 対応抗原に出合わないリンパ球は, 再び血液中に戻る. そして再び血管系を介して, 二次リンパ組織に向かうという現象をくり返す. この過程は, リンパ球ホーミング現象とよばれる. 二次リンパ組織には, 外来性の抗原が濃縮されるため, 抗原感作を受けていないリンパ球が恒常的に血管系・リンパ系を介して二次リンパ組織間を循環することにより, リンパ球が抗原と出合う確率が高まる. すなわち, リンパ球ホーミングは二次リンパ組織においてリンパ球が効率よく抗原と出合うために重要である.

E. 運動誘発性アレルギー反応

喘息の基礎疾患がある人は，運動が引き金になって喘息発作が起こることがある．運動による喘息発作は，呼吸が速くなることで気道が冷えて乾燥し，その後，温まったときに気道が狭くなるために起こる．まれに運動により，じんましん，呼吸困難，血圧低下，意識消失といった症状が出現する運動誘発性のアナフィラキシー反応が起きる場合がある．激しい運動により引き起こされることが多いが，軽い運動でも生じること

がある．この反応は運動する前に特定の食品を食べた場合にだけ起こりやすくなることも知られ，これを食物依存性運動誘発アナフィラキシーとよぶ（**本章4-A**）．運動の数時間前に食事をすることで起こりやすくなり，誘因となる食物は小麦関連製品，えび，かにが多い．症状をより悪化させる要因として，体調不良，温度や湿度の変化，ストレス，風邪薬に含まれるアスピリンなどがあげられる．

文　献

1) Kawai T & Akira S：Toll-like receptors and their crosstalk with other innate receptors in infection and immunity. Immunity, 34：637-650, 2011

2) 「医学・薬学のための免疫学」（矢野明彦，他/著），東京化学同人，2002

3) 「病気がみえる（vol.6）免疫・膠原病・感染症」（医療情報科学研究所/編），メディックメディア，2009

4) 「免疫学の基礎　第4版」（小山次郎，大沢利昭/著），東京化学同人，2004

5) 「シンプル免疫学　改訂第5版」（中島泉，他/著），南江堂，2017

6) 「シンプル微生物学 改訂第6版」（小熊惠二，他/編），南江堂，2018

7) 「生化学 第3版」（薗田勝/編），羊土社，2017

8) 「エキスパート管理栄養士養成シリーズ6 微生物学　第3版」（小林秀光，白石淳，他/編），化学同人，2012

9) 「細胞の分子生物学（第4版）」（中村桂子，他/監訳），ニュートンプレス，2004

10) 日本小児アレルギー学会アレルギー委員会：食物アレルギー診療ガイドライン2021ダイジェスト版「第13章 食物依存性運動誘発アナフィラキシー（FDEIA）」（https://www.jspaci.jp/guide2021/jgfa2021_13.html）

11) 国立感染症研究所：わが国における蜂刺症．IASR特集，Vol.18 No.8（No.210），1997（http://idsc.nih.go.jp/iasr/18/210/tpc210-j.html）

12) 相原雄幸：食物依存性運動誘発アナフィラキシー．アレルギー，56：451-456，2007

13) 消費者庁：アレルギー表示に関する情報「アレルギー表示とは」（https://www.caa.go.jp/policies/policy/food_labeling/food_sanitation/allergy/assets/food_labeling_cms204_230309_01.pdf）

14) 消費者庁：「令和3年度 食物アレルギーに関連する食品表示に関する調査研究事業報告書」（https://www.caa.go.jp/policies/policy/food_labeling/food_sanitation/allergy/assets/food_labeling_cms204_220601_01.pdf）

15) 消費者庁：「加工食品の食物アレルギー表示ハンドブック（令和5年3月作成）」（https://www.caa.go.jp/policies/policy/food_labeling/food_sanitation/allergy/assets/food_labeling_cms204_210514_01.pdf）

16) 消費者庁：「加工食品のアレルギー表示 食物アレルギーでお悩みの皆さまへ！」，2014

17) 向山徳子：食物アレルゲンの種類．小児科臨床，53：495-502，2000

18) Allergology Now：口腔アレルギー症候群（https://www.jsaweb.jp/modules/stwn/index.php?content_id=14）

19) 「Dairy chemistry and physics」（Walstra P & Jenness R），Wiley and Sons, New York，1984

20) Ann Prentice：Constituents of human milk. Food and Nutrition Bulletin, 17：1-10, 1996

21) 角田和彦：仮性アレルゲン及びアレルギー誘発食品，2003（http://kakutaclinic.life.coocan.jp/）

22) 千葉大学医学部付属病院：アレルギー疾患情報サイト（https://www.ho.chiba-u.ac.jp/allergy/）

23) 林大輔：乳の早期導入と牛乳アレルギー予防．日本小児アレルギー学会誌，32：36-40，2018

24) Nieman DC：Exercise, upper respiratory tract infection, and the immune system. Med Sci Sports Exerc, 26：128-139, 1994

食物アレルギー疾病予防

　食物アレルギー疾患の予防がいかに難しいかは，一般の方々にも認知されているところだろう．最近の研究内容から，食物アレルギーの予防について考えてみたい．

　これまでの食物アレルギーの予防は，離乳食ではアレルギーの原因となる食材の飲食を遅らせた方がよいという方向にあった．しかし，実際はどうも違うらしい．アレルギーを発症した0歳児のうち，57.6％が卵アレルギーである．それにもかかわらず，2019年3月，厚生労働省（授乳・離乳の支援ガイド）は，卵アレルギー予防のためには「赤ちゃんが生後5～6カ月から卵黄を食べさせましょう」と発表した．早くから食べた方が食物アレルギーを予防できることがわかってきたのである．つまり，体を過敏に反応させないように早くから慣らす（免疫寛容）ことが有効であると判明した．管理栄養士によると，心配な場合は，卵は固ゆでにし，卵黄の1/3を白糖でとき，耳かき1杯程度からはじめる．また専門医は，量を守って卵白（アレルゲンが多い）も食べることを推奨しており，ゆで卵にして，卵白を米粒大5粒程度（0.1 g）にして少しずつ食べさせるとのことである．さらに，別の専門医は，アトピー性皮膚炎を起こしやすいとみられる赤ちゃんの場合，皮膚炎の治療を実施しながら，生後6カ月から加熱した卵の粉末を少しずつ与え（50 mg/日，3カ月間，その後250 mg/日に増加），

1歳になるまで追跡すると，保護者が専門医の指導通りに卵を与えた乳児では，卵アレルギーを発症したのはわずか4％で，重篤なアレルギー反応を起こした例はなく，安全に発症予防ができたとのことである．最近では，食物アレルギーが原因でアトピー性皮膚炎が起こるのではなく，アトピー性皮膚炎のために皮膚からアレルゲンが体内に侵入しやすくなり，食物アレルギーを発症するという考えが主流になってきた．したがって，多くの専門医は，食物アレルギーの予防には早い時期から「いろいろ食べさせる」ことを推奨している．湿疹がでたときは，皮膚からのアレルゲン吸収を避ける治療を受けながら，医師に相談して，いろいろと食べさせてもよさそうだ．

　一方で，食物アレルギーが発症した場合の対策としては，**食物経口負荷試験**とそれに基づく**経口免疫療法**がある．しかし，これらは一定の成果は出ているものの，重度のアレルギー症状を起こす事例も発生しているため，各関連学会ではまだ推奨していない．それにもかかわらず，これらが着目されている理由はなぜか，"社会的ニーズが多い"からである．「卵，乳，小麦（食物アレルギーの約70％）」などのアレルギーを同時にもつ児童は学校生活におけるQOL（quality of life：生活の質）が著しく低下する．早めに専門医に相談することを推奨する．

（大橋典男）

チェック問題

問 題

☐☐ **Q1** 体液性免疫と細胞性免疫の違いについて説明せよ.

☐☐ **Q2** Ⅰ型アレルギーの特徴を説明せよ.また,代表的な疾患例をあげよ.

☐☐ **Q3** 口腔アレルギー症候群であるPFASとはどのようなアレルギー反応か,説明せよ.

☐☐ **Q4** 食物依存性運動誘発アナフィラキシーについて説明せよ.また,原因となる食品をあげよ.

☐☐ **Q5** 即時型アレルギー,遅延型アレルギー,遅発型アナフィラキシーに関与する抗体の種類をそれぞれ答えよ.

☐☐ **Q6** 具体的な自己免疫疾患名をあげよ.

☐☐ **Q7** 生ワクチンと不活化ワクチンについて簡単に説明し,具体的なワクチン名をあげよ.

解答&解説

A1 体液性免疫と細胞性免疫は,どちらも獲得免疫とよばれ抗原を認識する反応は共通しているが,その後の異物を除去するしくみが異なる.体液性免疫は,ヘルパーT細胞によって活性化されたB細胞が増殖・形質細胞へ分化することで抗体を産生し,その抗体が抗原と特異的に結合することで補体や貪食細胞によって除去する.細胞性免疫は,ヘルパーT細胞によって増殖・活性化された細胞傷害性T細胞などによって,異物を直接的に攻撃し除去する.

A2 Ⅰ型アレルギーは,IgEが関与する即時型アレルギー反応であり,体液性免疫に分類される.代表的な疾患として,食物アレルギー,花粉症,気管支喘息などがあげられる.

A3 花粉に含まれる抗原と野菜や果物中のタンパク質が交差反応することにより誘発される食物アレルギー.

A4 食物依存性運動誘発アナフィラキシーとは,特定の食べ物を摂取した後に運動すると発症するアレルギー反応のことである.食事か運動どちらか単独では発症しないという特徴がある.原因となる食品は,パン,パスタ,えび,かにbuttonなどがある.

A5 即時型アレルギーと遅発型アナフィラキシーは発症までの時間は異なるが,ともにIgE依存性である.一方,遅延型アレルギーにはIgGやIgAが関与する.

A6 全身性エリテマトーデス,橋本病,関節リウマチ,リウマチ熱,1型糖尿病などがある.

A7 生ワクチン:病原性を弱めたウイルスや細菌を用いたワクチンのこと.具体的には,ポリオワクチン,BCGワクチン,麻疹ワクチン,風疹ワクチン,おたふくかぜワクチンなどがある.
不活化ワクチン:ウイルスや細菌を集めて精製した後,加熱や薬剤処理によって病原体の活力を失わせたワクチンのこと.具体的には,日本脳炎ワクチン,狂犬病ワクチンなどがある.

第6章 腸内細菌叢とプロバイオティクス

Point

1 ヒトの健康と腸内細菌叢について理解する

2 プロバイオティクスについて理解する

3 プレバイオティクス・シンバイオティクスについて理解する

4 腸内環境を改善する機能性食品などについて理解する

概略図 プロバイオティクスとプレバイオティクスの概要

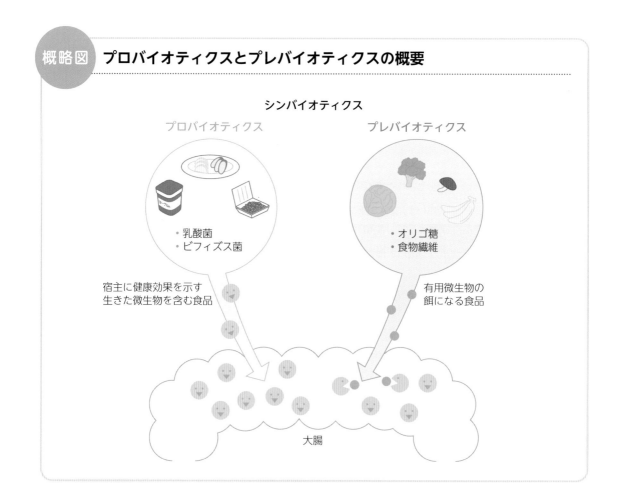

1 腸内細菌叢

A. 腸内細菌叢

　ヒトの腸には，大腸と小腸があり，それぞれ異なる機能がある．小腸は，主に食べたものを消化・吸収する器官で，大腸は栄養を吸収した後の残りを糞便として排出できるよう形成する器官である．ヒトに定着している細菌の90％は消化管（口から大腸まで）に生息し，**腸内細菌叢**をつくっている．腸内細菌数はおよそ100兆個で，その種類は1,000種以上，重さにして約1～1.5 kgもあるといわれている．ヒトの体を構成する細胞数は約37兆個なので，腸内細菌数はヒト細胞数を上回っていることになる．通常，細菌やウイルスなどの異物は免疫系により体内から排除される．しかし，腸内に棲む細菌は**免疫寛容**という機構により排除されず，ヒトとの共存が許された細菌である．つまり，ヒトはこれらの細菌と手を組んだのである．腸内細菌叢は，菌種ごとに塊となって腸壁に隙間なく張り付いている．この状態が，品種ごとに並んで咲くお花畑（flora）に見えることから，**腸内フローラ**とよばれるようになった．最近では，"microbiota"や"microbiome"ともよばれている．

　消化管に定着する細菌は，口腔内では唾液1 mL当たり10^8個以上存在する．しかし，胃では，その強い酸性環境のため菌数は減少し，摂取食物中の細菌数は食事直後で$10^5 \sim 10^7$/g（空腹時では10^3/gまで）に減少する．十二指腸から小腸上部（空腸）に定着している細菌もごくわずかであるが，小腸の下部（回腸）に向かうにつれて菌数は増加し，大腸では急激に上昇して10^{11}/g以上に達する．その構成もほぼ糞便の細菌叢と同様となる．小腸部に定着する菌数が少ないのは，胆汁酸分泌による．胆汁酸は，脂質や脂溶性ビタミンを乳化して消化・吸収を促進しているが，同時に細菌を溶菌する作用も有するため，小腸内での腸内細菌叢の形成を阻止している．肝臓で合成された胆汁酸（グリシン抱合型とタウリン抱合型が多い）は，胆嚢で濃縮され，食事のたびに胆管から十二指腸に分泌される．この抱合型胆汁酸は，その95％が小腸下部（回腸）で再吸収されて肝臓に戻り再利用される（**腸肝循環**）．

よって，溶菌作用のある胆汁酸が回腸でほとんど吸収されるため，腸内細菌は回腸以降の大腸で活動し，菌数が増加しているのである．また，腸の下部に進むにつれ，腸管内の酸素濃度は低下し，大腸に至るころにはほぼ嫌気性環境になる．したがって，大腸に棲む細菌は嫌気的条件下でも生育できる細菌が優占される．

　ヒトと手を組んだ大腸内の主な細菌は，大きく4つに分類される．**ファーミキューテス門**（Firmicutes★），**アクチノバクテリア門**（Actinobacteria★），**プロテオバクテリア門**（Proteobacteria★），**バクテロイデテス門**（Bacteroidetes★）である．それぞれの代表的な細菌類を表1に示した．

B. 善玉菌と悪玉菌

　もう1つ，腸内細菌をわかりやすく説明する例として，**善玉菌**と**悪玉菌**に分類されることがある．善玉菌はヒトの健康維持に貢献し，悪玉菌は害をおよぼすとされている．しかし，どちらにも分類されない細菌も存在し，これを**日和見菌**とよぶ．これらは，学術的には用いられない用語であるが，腸内バランスを理解するうえで便利な用語であるので，表1に追記した．

　善玉菌は発酵活動で生存するが，悪玉菌は腐敗活動で生命維持を行う．善玉菌は，ヒトでは栄養素とならない食物繊維などを摂取して発酵させ，乳酸や酢酸を産生し，腸内を弱酸性に保つ役割を担っている．悪玉菌は腸内をアルカリ性に傾けるが，善玉菌により腸内が酸性になると，悪玉菌は増殖できなくなり，有毒物質（ニトロソアミンやインドールなど）が産生されなくなる．外部から侵入する病原菌も酸性条件下では生存が困難なため，感染防御にも貢献している．悪玉菌には悪いイメージがあるが，これらもヒトにとっては不可欠な細菌で，消化しきれなかった肉類などのタンパク質を分解して糞便として排泄できるよう処理してくれる．つまり，健全な腸内環境を形成するには善玉菌や悪玉菌などの腸内細菌叢のバランスが重要となる．理想のバランスは，善玉菌2割，悪玉菌1割，日和見菌7割といわれている．最も多い日和見菌は，善玉菌と悪玉菌のうち，優勢となった菌に同調する．つまり，腸内環境をコントロールして日和見菌を善玉菌の味方

★は巻末の付表（学名変更表）参照．

表1 主な腸内細菌の分類

門	グラム染色性	細菌類	善玉菌・悪玉菌・日和見菌
ファーミキューテス (Firmicutes)	グラム陽性菌	ブドウ球菌属菌 (*Staphylococcus*)	悪玉菌
		ラクトバシラス属菌 (*Lactobacillus*)*	善玉菌 (乳酸産生菌)
		ウェルシュ菌 (*Clostridium perfringens*)	悪玉菌
		クロストリジウム属菌 (*Clostridium*)	日和見菌 (非病原性)
		ユーバクテリウム属菌 (*Eubacterium*), アナエロブチリカム属菌 (*Anaerobutyricum*)*	日和見菌 (非病原性)
		ルミノコッカス属菌 (*Ruminococcus*)	日和見菌 (非病原性)
		フィーカリバクテリウム属菌 (*Faecalibacterium*)	一部善玉菌
アクチノバクテリア (Actinobacteria)	グラム陽性菌	ビフィドバクテリウム属菌 (*Bifidobacterium*)*	善玉菌 (乳酸・酢酸を産生するビフィズス菌)
		コリネバクテリウム属菌 (*Corynebacterium*)	菌種により,悪玉菌・善玉菌に分かれる (皮膚などの腸管以外)
プロテオバクテリア (Proteobacteria)	グラム陰性菌	大腸菌 (*Escherichia coli*)	菌種により,悪玉菌 (病原性大腸菌)・日和見菌 (非病原性) に分かれる
バクテロイデテス (Bacteroidetes)	グラム陰性菌	バクテロイデス属菌 (*Bacteroides*), フォカエイコラ属菌 (*Phocaeicola*)*	日和見菌 (非病原性)

*再分類により細分化され,新属名が付された菌種がある (巻末の付表参照).

につけることが健康維持につながると考えられる.

C. クロストリジウム・クラスター (*Clostridium cluster*)

　前述のように,腸内細菌の99％以上がファーミキューテス,バクテロイデテス,プロテオバクテリア,アクチノバクテリアの4つの門に属する.特に多い腸内付着細菌はファーミキューテス門 (60％) のもので,続いてバクテロイデテス門 (20％) の付着細菌である.ファーミキューテス門に属するクロストリジウム目の19種のクラスターのうち,クロストリジウム・クラスターⅣとⅩⅣに含まれる細菌種が腸内で最も優勢で,60％のファーミキューテス門のそのほとんどを占めている.大腸菌などの腸内細菌科 (*Enterobacteriaceae*) の細菌はプロテオバクテリア門のなかでも少数派である.

　クロストリジウム属菌には,生命を脅かすような病原体が存在し,これらがこの属の悪い印象を与えてきた.そのなかでも,特に**クロストリディオイデス・ディフィシル** (*Clostridioides difficile*★,旧クロストリジウム・ディフィシル) は悪評が高く,致命的な下痢性疾患と関連する日和見性の腸内病原体である.その他,ボツリヌス菌 (*C. botulinum*,ボツリヌス中毒),ウェルシュ菌 (腸内常在菌の悪玉菌ではなく,外部から侵入する毒素産生病原菌としての*C. perfringens*,食中毒),破傷風菌 (*C. tetani*,破傷風) などが,代表的な病原菌と疾患である.しかし,クロストリジウム目のクロストリジウム・クラスターレベルの広さでみてみると,じつはクロストリジウム・クラスターⅣとⅩⅣaは多数の**酪酸産生菌**を含んでおり,これらが腸内有用細菌群のクラスターであることがわかってきた.そのなかでも,クロストリジウム・クラスターⅣに属するフィーカリバクテリウム・プラウスニッジイ (*Faecalibacterium prausnitzii*) は,健常成人の酪酸産生菌として最も多く腸内に存在し,食物繊維などを発酵して酪酸を産生する (すべての*F. prausnitzii*が酪酸を産生するか否かはいまだ不明ではある).酪酸は,短鎖脂肪酸の1つで,腸内を弱酸性に保ち,有害な細菌の増殖抑制,肥満予防,腸の炎症予防,免疫機能の調整など,さまざまな健康効果が知られている.したがって,自らの腸内酪酸産生菌の増殖や活性を高める食品 (食物繊維など) を積極的に摂取することが健康維持・増進につながるものと考えられる.*F. prausnitzii*の場合,海藻の食物繊維の主成分であるアルギン酸や玄米が本菌の増殖を促すことが報告されている.

D. 腸内細菌叢のバランス

　ところで,腸内細菌はどこから来るのであろうか.

母親の胎内にいる胎児は，基本的に無菌状態である．新生児は産道を通過するとき母親から菌を受け継ぐといわれている．また，授乳などを介して母親からもらったり，周囲の環境から受け取ることもある．その後，食事や加齢などにより，腸内細菌叢は変化し，ヒトはそれぞれ自分だけの細菌叢をもつようになる．一般的には，乳児ではビフィドバクテリウム属菌（*Bifidobacterium*）が最優勢となり，離乳食をとるようになると，バクテロイデス属菌（*Bacteroides*）やユーバクテリウム属菌（*Eubacterium*）が増加し，成人にもみられる細菌群が優勢となり，ビフィドバクテリウム属菌は減少する．野菜を含む食事をとるようになると，バクテロイデス属菌が全体の3割を占めるようになる．加齢が進むと，ビフィドバクテリウム属菌はさらに減少し，代わってラクトバシラス属菌（*Lactobacillus*）やプロテオバクテリア門の細菌，ウェルシュ菌（*Clostridium perfringens*）などが増加する．しかし，これらは一般的にいわれていることで，今日では国民の健康維持への意識が高くなり，発酵食品を食する人も増えていることから腸内細菌叢の状況は変化していると思われる．

また近年，腸内細菌叢のバランス異常（dysbiosis）がさまざまな疾患リスクを高めていることもわかってきた．例えば，炎症性腸疾患（潰瘍性大腸炎，クローン病）などの患者は腸内細菌叢のバランスが乱れており，疾患の発症や悪化とdysbiosisの関連が疑われている．特に，潰瘍性大腸炎やクローン病の患者では，腸内の主要な酪酸産生菌である前述の *F. prausnitzii*（*Clostridium cluster* IV）が健常成人と比較して減少していることが明らかとなっている．さらに，新型コロナウイルス感染症（COVID-19）で重症度が高かった患者ほど，この *F. prausnitzii* が少なくなっていることも指摘されている．

では，健康増進のために，腸内細菌叢をバランスよく向上させるためにはどうすればよいか考えてみよう．結局は，肉類のみならず，野菜や海藻類などの食物繊維を豊富に含む食品を積極的に摂取するなど，栄養バランスがとれた食事が重要なのである．また適度な運動も腸内細菌叢をよい方向に活性化するといわれているので，心掛けたいものである．

2 プロバイオティクス

A. プロバイオティクスの定義と特性

プロバイオティクス（probiotics）という考え方は，1900年代，メチニコフ（Metchnikoff）が，コーカサス地方の人々に長寿者が多いのは乳酸菌を多量に含む発酵乳（ヨーグルト）を毎日食べて，それが腸内に定着して有害細菌による酸敗を抑え，老化を遅らせているからであるという"発酵乳の不老長寿説"を提唱したことに遡る．その後，1989年，フラー（Fuller）によって，プロバイオティクスは**「腸内細菌のバランスを変えることにより宿主に有益な保健効果を示す生きた微生物」**として定義された．

現在，世界各国でプロバイオティクスに用いられている代表的な菌属・菌種は，**ラクトバシラス属**（*Lactobacillus*）[※1]，**ラクトコッカス属**（*Lactococcus*），**ビフィドバクテリウム属**（*Bifidobacterium*），**エンテロコッカス属**（*Enterococcus*）のものであり，表2に示す．これらのプロバイオティクスに用いられる微生物は，腸内に常在する乳酸菌やビフィズス菌などの増殖を促進し，短鎖脂肪酸，抗菌性物質などを腸内で産生して，有害細菌の腸内増殖を抑制し，有害物質の生成を抑制する働きをしている．

プロバイオティクスに必要な特性は，①胃酸や胆汁酸などの強い酸に耐性のある細菌であること，②大腸内で増殖することによって，腸内常在菌のバランスを変えること，③便の調子や腸内常在菌のバランスを改善，腸内の腐敗物質を減少させるなどの効果をもつこと，④抗菌性物質の産生や病原細菌に対して抑制作用があることである．また，発酵食品として利用する場合は，風味やテクスチャーなどをもたらす発酵特性も重要である．

日本では昔から，漬物，しょうゆやみそ，清酒（日本酒）などの発酵食品が利用されてきた（第3章参照）．これらの発酵食品に用いられる植物性乳酸菌は，乳や腸管などの栄養豊富な環境中に生きている動物性乳酸菌と違い，植物表面に存在する他の細菌やカビ，

※1 ラクトバシラス属は再分類され，新たな属名が付けられているものが多い（巻末の付表参照）．

酵母などとの生存競争に勝つ必要がある．さらに植物アルカロイドやタンニンなどの抗菌性物質に触れる機会も多く，これらにも対抗しなくてはいけない．そのため，植物性乳酸菌は酸性環境下の生存率が明らかに高く（図1），植物性乳酸菌は動物性乳酸菌に比べて生きたまま腸へ到達しやすい．このように，日本では古くから食生活にプロバイオティクスをとり入れてきた．また，乳酸菌飲料は日本独自のプロバイオティクスで

あり，1930年代から販売されている．

B. 期待される保健効果

プロバイオティクスの保健効果は数多く報告されている．腸内環境改善作用，下痢症予防，栄養素の消化吸収改善作用など科学的に証明されている保健効果を紹介する（図2）．

1）腸内環境改善作用

プロバイオティクスの摂取は，腸内細菌叢を構成する乳酸菌やビフィズス菌などの有用細菌を増加させるとともに，有害細菌であるウェルシュ菌（*Clostridium perfringens*）および大腸菌（*Escherichia coil*）などの菌数を低下させることが知られている．これは，腸内有用細菌の増加に伴い，短鎖脂肪酸産生量が増加することで腸内pHが低下し，有害細菌が増殖できなくなるというメカニズムである．

また，腸内では，タンパク質やアミノ酸などから腸内細菌の代謝によりアンモニア，アミン類，フェノール類，インドール，硫化水素などの腐敗物質が産生される．これらの物質は細胞毒性を有し，老化や生活習慣病の発症に関与する．プロバイオティクス摂取による腸内pHの低下は，腐敗物質産生菌の増殖を抑制することで，腐敗物質の減少やがん関連酵素の酵素活性低下に関与することが推察されている．

2）下痢症予防

プロバイオティクスの摂取は，食中毒菌などの外来性病原菌によって引き起こされる下痢症において，病原体を排除して下痢症の予防効果を示す．さらに，一

表2 プロバイオティクスに用いられる代表的な菌属・菌種

ビフィドバクテリウム属	ラクチプランチバシラス属
B. bifidum *B. adolescentis* *B. animalis* *B. longum* *B. thermophilum*	*L. plantarum*★
	レビラクトバシラス属
	L. brevis★
	ラチラクトバシラス属
	L. curvatus★
ラクトバシラス属	エンテロコッカス属
L. acidophilus *L. delbrueckii* 　subsp. *bulgaricus* *L. gasseri* *L. delbrueckii* subsp. *lactis*	*Ent. faecalis*（死菌） *Ent. faecium*（死菌）
	プロピオニバクテリウム属
	P. freudenreichii
ラクチカゼイバシラス属	ストレプトコッカス属
L. casei★ *L. paracasei*★ *L. rhamnosus*★	*S. salivarius* *S. intermedius* *S. salivarius* subsp. *thermophilus*
リモシラクトバシラス属	ラクトコッカス属
L. reuteri★ *L. fermentum*★	*L. cremoris*★ *L. lactis*★

★は巻末の付表（学名変更表）参照．
「腸内共生系のバイオサイエンス」（日本ビフィズス菌センター／編），p259, 丸善出版, 2011をもとに作成．

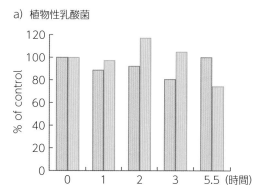
a）植物性乳酸菌

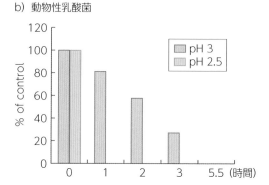
b）動物性乳酸菌

図1　人工胃液中での植物性乳酸菌と動物性乳酸菌の生存率
「現代乳酸菌科学—未病・予防医学への挑戦—」（杉山政則／著），p69, 共立出版, 2015より引用．

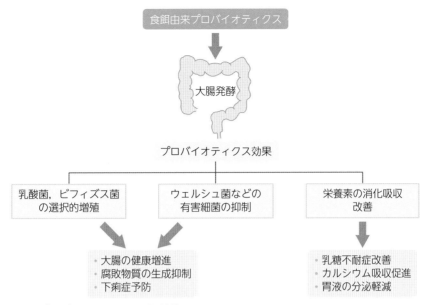

図2　プロバイオティクスの保健効果

「補完・代替医療　プロバイオティクス」（辨野義己／著），p72，金芳堂，2010を参考に作成.

部のプロバイオティクスの摂取により，ロタウイルス下痢症の症状を軽減する効果が認められている．また，抗生物質の投与は，アンバランスな腸内細菌叢の状態を惹起し，特殊な内因性細菌の増殖状態を発生させることで下痢や腸炎を発生させるが，プロバイオティクスはその発生率を低下させることが知られている．

3）栄養素の消化吸収改善作用

　牛乳を乳酸菌などのプロバイオティクスで発酵させた発酵乳には，栄養素の消化吸収改善作用がある．乳糖不耐症では，小腸粘膜に存在するラクターゼの酵素活性が低いため，小腸で乳糖が消化吸収できずに大腸に到達する．乳糖はその後大腸で腸内細菌によって分解され，短鎖脂肪酸産生により二酸化炭素と水素ガスが産生する．そして，これらのガスにより腸内の浸透圧が高まり，腸内に大量の水分が貯留され，さらに乳糖自体の腸管蠕動運動促進作用により，水溶性下痢，腹痛などの症状があらわれる．発酵乳は，乳糖の30～40％がグルコースとガラクトースに分解されているので，発酵乳の摂取では下痢を起こさない，あるいは低減化することが示されている．また，発酵乳では乳酸菌のプロテアーゼによって牛乳中のタンパク質が分解されるので，タンパク質の吸収性が高くなる．さらに，

発酵乳は発酵によってカルシウムが乳酸と結合して乳酸カルシウムとなり，吸収されやすくなる．この他，乳酸菌によってつくられた乳酸は胃酸の分泌を軽減し，胃の負担を軽くする働きもしている．

4）その他プロバイオティクスに期待される効果

　プロバイオティクスには前述の作用の他に，発がんリスク低減，免疫能力調節，アレルギーの低減，血圧降下，胃内ピロリ菌抑制，過敏性大腸炎・クローン病および潰瘍性大腸炎の症状の軽減，クロストリディオイデス・ディフィシル（*Clostridioides difficile*）下痢症の症状の低減，食餌性コレステロールの低減，乳児および児童の呼吸器感染症の抑制，口腔内感染症の低減などの多くの効果が期待されている（表3）．

3　プレバイオティクス・シンバイオティクス

A. プレバイオティクス

　プレバイオティクス（prebiotics）は，日本で開発されたオリゴ糖にヒントを得てつくられた言葉で，1995年にギブソン（Gibson）とロバーフロイド（Roberfroid）

により「**特定の腸内細菌の増殖，および／または，活動を選択的に促進することにより，宿主の健康の維持増進に寄与する難消化性の食品成分**」と定義されたものである.

　プレバイオティクスは，胃および小腸ではほとんど

消化吸収されることなく大腸に達し，特定の腸内細菌に炭素源として利用される. 特定の腸内細菌に利用されたプレバイオティクスは，最終的には短鎖脂肪酸に代謝され，pHを低下させるなど腸内環境をよい方向に変化させる. そのため，プレバイオティクスの条件は，①上部消化管において消化も吸収も受けないこと，②大腸内に常在する特定の有用微生物の栄養源となり，その微生物の増殖または代謝活性を選択的に刺激すること，③これにより腸内細菌叢を健康な状態に導くことができることである. プレバイオティクスは「腸内に常在する有用細菌」に対する資化性（利用されやすさ）が重要となり，その生理機能は必ず腸内常在細菌叢の変化を介して起こる. プレバイオティクスの機能については図3に示す.

　プレバイオティクス摂取により，ビフィドバクテリウム属などの有用細菌が増加し，クロストリジウム属などの有害細菌が減少する腸内細菌叢の変化について，フラクトオリゴ糖（FOS）のヒトへの摂取試験により明らかにされて以降，さまざまなオリゴ糖および食物繊維において同様の現象が確認されている. そのため，プレバイオティクスに分類される食品成分として，フラクトオリゴ糖やガラクトオリゴ糖（GOS）に代表さ

表3　プロバイオティクスに期待される効果

科学的に証明されている健康表示	・ロタウイルス下痢症改善作用 ・抗生物質誘導下痢症改善作用 ・乳糖不耐症軽減作用 ・乳児食餌性アレルギー症軽減作用 ・整腸作用
ヒト試験が求められる試験研究	・発がんリスク低減作用 ・免疫能調節作用 ・アレルギーの低減作用 ・血圧降下作用 ・胃内ピロリ菌抑制作用 ・腸内環境改善作用 ・過敏性大腸炎，クローン病および潰瘍性大腸炎の軽減作用 ・*Clostridium difficile*＊下痢症の低減作用 ・食餌性コレステロールの低減作用 ・乳児および児童の呼吸器感染症の抑制作用 ・口腔内感染症の低減作用

＊*Clostridium difficile*は，2016年に*Clostridioides difficile*に改名された（巻末の付表参照）.
「補完・代替医療　プロバイオティクス」（辨野義己／著），p72，金芳堂，2010より引用.

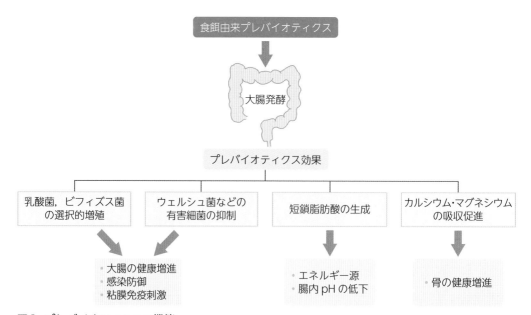

図3　プレバイオティクスの機能
「食物繊維―基礎と応用―」（日本食物繊維学会編集委員会／編），p160，2008を参考に作成.

れる**オリゴ糖類**や，難消化性デキストリンなどの**食物繊維**が知られている（表4）.

1）オリゴ糖

①フラクトオリゴ糖

オリゴ糖は，単糖が3～10個程度結合したものである．オリゴ糖のうち，フラクトオリゴ糖はスクロースにフルクトースが1～3個結合したものであり，スクロースを原料につくられている．また，フラクトオリゴ糖は，玉ねぎ，ごぼう，アスパラガス，バナナ，蜂蜜などの野菜や果物などに含まれている．フラクトオリゴ糖のエネルギー値は小腸で吸収される糖質としては0 kcalであるが，大腸で腸内細菌により分解を受けて短鎖脂肪酸へと変換され，その一部がエネルギーとなる．フラクトオリゴ糖はビフィズス菌を選択的に増加させる効果があり（図4），大腸内のpHを酸性側に保ち，短鎖脂肪酸の働きにより排便を促進する．さまざまな研究結果より，フラクトオリゴ糖はおなかの調子を整える健康表示として許可を受けた最初の特定保健用食品（後述）となった．さらに，フラクトオリゴ糖摂取により大腸でのカルシウム，マグネシウム吸収が増加することが明らかとなっている．大腸でのカルシウム吸収促進は腸内細菌によって産生される短鎖脂肪酸による腸内pHの低下とともに，カルシウム輸送タンパク質の大腸での遺伝子発現を介して起こる．そのため，フラクトオリゴ糖は特定保健用食品の「ミネラルの吸収促進作用をもつ食品成分」としても許可されている.

最も低分子のフラクトオリゴ糖であるケストースは，最も幅広い腸内有用菌に対して良好な増殖を示すオリゴ糖であり，ケストースの継続的な摂取によってアレルギー疾患や，生活習慣病を予防・改善できる可能性が報告されている．クローン病では，症状の増悪・寛解に，前述した腸内の*Faecalibacterium prausnitzii*（Fp）数の減少・増加が伴うことが知られている．Fpはヒトの腸内に定住する代表的な酪酸産生菌であり，ケストースは，Fpの増殖および酪酸産生に対して優れた促進効果があるため，クローン病に対するプレバイオティクスとして用いることが提唱されている.

②その他のオリゴ糖

プレバイオティクスに分類されるその他のオリゴ糖には，大豆中に含まれる大豆オリゴ糖の**スタキオース**やラフィノース，牛乳中に含まれるラクトースを原料につくられる**ラクツロース**，清酒，みりん，みそ，しょうゆなどの発酵食品や，蜂蜜などに含まれており，で

表4 代表的なプレバイオティクス

	一般的名称	主な構造	原料	製法
オリゴ糖	フラクトオリゴ糖（FOS） └ケストース	Glc-(Fru)$_n$ Glc-Fru-Fru	スクロース	酵素反応 （転移・縮合）
	ガラクトオリゴ糖（GOS）	(Gal)$_n$-Glc	ラクトース	
	ラクトスクロース （乳果オリゴ糖）	Gal-Glc-(Fru)$_n$	ラクトース・スクロース	
	イソマルトオリゴ糖（IMO）	(Glc)$_n$	でんぷん	
	キシロオリゴ糖（XOS）	(Xyl)$_n$	キシラン	酵素反応 （多糖類の分解）
	イヌロオリゴ糖 （オリゴフラクトース）	Glc-(Fru)$_n$ Fru-(Fru)$_n$	イヌリン	
	ラフィノース	Gal-Glc-Fru	テンサイ	植物から抽出
	大豆オリゴ糖	(Gal)$_n$-Glc-Fru	ダイズ	
	ラクツロース	Gal-Fru	ラクトース	アルカリ異性化反応
	一般的名称	構造上の特徴		
食物繊維	難消化性デキストリン	マルトデキストリン（易消化性）には含まれない1-2, 1-3結合を有する		
	ポリデキストロース	ブドウ糖のβ-1,6結合を主とした重合物を主成分とする		
	グアーガム分解物	ガラクトマンナンの加水分解物		

Glc：グルコース，Fru：フルクトース，Gal：ガラクトース，Xyl：キシロース.
「腸内共生系のバイオサイエンス」（日本ビフィズス菌センター/編），p259，丸善出版，2011より引用（「食品機能性の科学」，p471，産業技術サービスセンター，2008より一部転載したもの）．ケストースは著者による追記.

第**6**章 腸内細菌叢とプロバイオティクス

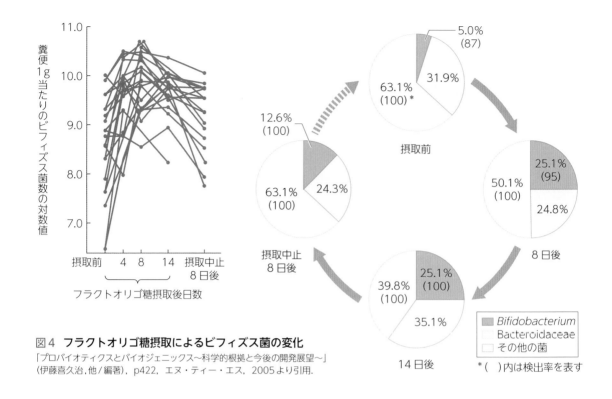

図4 フラクトオリゴ糖摂取によるビフィズス菌の変化
「プロバイオティクスとバイオジェニックス～科学的根拠と今後の開発展望～」
(伊藤喜久治,他/編著), p422, エヌ・ティー・エス, 2005より引用.

グラフ内表記:
糞便1g当たりのビフィズス菌数の対数値
摂取前 4 8 14 摂取中止8日後
フラクトオリゴ糖摂取後日数

円グラフ内表記:
摂取前: 5.0%(87) 31.9% 63.1%(100)*
8日後: 25.1%(95) 24.8% 50.1%(100)
14日後: 25.1%(100) 35.1% 39.8%(100)
摂取中止8日後: 12.6%(100) 24.3% 63.1%(100)

凡例:
■ Bifidobacterium
▨ Bacteroidaceae
□ その他の菌
*(　)内は検出率を表す

んぷんを原料としてつくられる**イソマルトオリゴ糖**
（IMO），トウモロコシに含まれるキシランを原料につくられる**キシロオリゴ糖**（XOS），サトウキビと牛乳を原料として，スクロースとラクトースから作られる**乳果オリゴ糖**などがある．オリゴ糖は多くとり過ぎると軟便化，さらにはおなかが緩くなることが知られている．

2）食物繊維

食物繊維は「ヒトの消化酵素で消化されない食品中の難消化性成分の総体」と定義されている．食物繊維のうち，プレバイオティクス効果をもつものとして，難消化性デキストリン，ポリデキストロース，グアーガム酵素分解物が知られている．

①デキストリン

デキストリンとは，でんぷんの部分分解物であり，消化・吸収性に優れるものであるが，そのなかにアミラーゼで分解されにくい難消化性成分があることが知られている．これを**難消化性デキストリン**という．難消化性デキストリンは，腸内細菌による資化の結果，短鎖脂肪酸となり大腸内のpHを低下させる．これに

よりビフィズス菌の割合が増加し，腸内細菌叢の改善につながる．難消化性デキストリンはトウモロコシのでんぷんを原料につくられている．

②ポリデキストロース

ポリデキストロースはグルコースがランダムに結合したもので，難消化性の多糖である．大腸で大部分が発酵する．通常の食物繊維と同様に，腸内有用細菌の増殖を促進し，腐敗菌を減少させることにより腸内細菌叢を改善する．また，短鎖脂肪酸の生産を増やす一方で，発がん性の代謝物質の産生を抑制することが知られている．ポリデキストロースは，肥満予防を目的に，グルコース，ソルビトール，クエン酸を原料として開発されたものである．

③グアーガム酵素分解物

グアーガムは，原産国であるインドなどで栽培されている1年生マメ科植物グアーの種子胚乳部分によって得られる精製多糖で，水溶性食物繊維の一種である．グアーの種子中に含まれるガラクトマンナンは，そのままでは分子量が約20～30万と大きく高い粘性をもつため，サプリメントとして扱いにくい．そこで酵素

による部分加水分解を行い，分子量2万程度に低分子化されたものが開発され利用されている．グアーガム分解物もビフィズス菌の増殖促進をすることが知られている．

B. シンバイオティクス

シンバイオティクス（synbiotics）は，プロバイオティクスとプレバイオティクスを組合わせたものである．シン（syn）には「一緒に」という意味があり，1995年にギブソンらにより提唱された．プロバイオティクスは生菌として腸内細菌叢バランスを改善し，プレバイオティクスは腸内有用菌の増殖促進・有害細菌の増殖抑制によって，どちらも宿主に有益に作用するが，この2つを組合わせることにより，双方の機能がより効果的に宿主の健康に有利に働くことをめざしている．

オリゴ糖が添加された市販のヨーグルトは，プロバイオティクスである乳酸菌とプレバイオティクスであるオリゴ糖を配合した，シンバイオティクスである．乳酸発酵した漬物も，乳酸菌とプレバイオティクスである食物繊維を同時摂取できるシンバイオティクスの食品である．

近年，シンバイオティクスは医療現場でも応用されている．新生直後より重症の小児外科疾患を有する患者においては，反復する抗生物質の投与による腸内細菌叢の悪化が重要な検討課題であるが，これらの患者にシンバイオティクス療法を行うと，腸内細菌叢が改善し，腸管機能とともに全身の症状も顕著に改善することが報告されている．また，胆道がんなどの術後に発生する感染性合併症を，シンバイオティクスの投与により顕著に抑制しうることなども報告されている．

4 その他の微生物が生み出す有用物質

A. バイオジェニックス

バイオジェニックス（biogenics）は，発酵乳・乳酸菌の効用のなかで，有効性が生菌に起因しない場合があることをもとに，「**腸内フローラを介することなく，直接，免疫賦活，コレステロール低減作用，血圧降下**

作用，整腸作用，抗腫瘍効果，抗血栓，造血作用などの生体調節・生体防御・疾病予防・回復・老化制御などに働く食品成分」と定義されている．英語で「生物により生成された」「生物にとって必要な」という意味の用語（biogenic）をプロバイオティクス，プレバイオティクス以外の機能性食品成分に対して用いたものである．1970年代に，殺菌発酵乳をマウスに終生投与することで，寿命が延長することが認められ，発酵産物の有効性が提起された．現在では，発酵乳からの発酵代謝産物として血圧降下作用を示すペプチド（ラクトトリペプチド）が見つかっている．

B. ポストバイオティクス

ポストバイオティクス（postbiotics）は，サルミネン（Salminen）らによって2021年に「**宿主の健康に有効な作用を発揮する不活化菌体，その構成成分や代謝物**」として定義されたものである．ポストバイオティクスの性質，ポストバイトティクスでないものは表5のとおりである．現在，ポストバイオティクス成分が，過敏性腸症候群患者の症状を軽減すること，原因不明の慢性下痢を軽減することなどについて報告されている．

表5 **ポストバイオティクスの性質と　ポストバイオティクスでないもの**

ポストバイオティクスの性質
① ポストバイオティクスは微生物に由来するが，必ずしもプロバイオティクスに由来する必要はない．
② 細胞の生存を止める意図的な処理を施す必要がある．製造されたポストバイオティクスは，不活性化された微生物細胞および/または代謝産物，あるいは細胞構成成分を含まなければばらない．
③ 生きている細胞は，最終製品には存在しないかごくわずか．
④ 対象の宿主において，健康によい効果をもたらすということを示したエビデンスが必要．
⑤ 使用目的に沿ったポストバイオティクス調製物の安全性の評価が必要．

ポストバイオティクスではないもの
① ウイルス（バクテリオファージを含む）
② ワクチン
③ 細胞の構成成分を含まないろ過液
④ 精製された微生物由来の成分（例：タンパク質，ペプチド，菌体外多糖など）
⑤ 精製された微生物代謝産物（例：有機酸など）

ISAPP（International Scientific Association for Probiotics and Prebiotics）ホームページを参考に作成（https://isapp science.org/wp-content/uploads/2022/08/Postbiotics_Japanese.pdf）．

5　関連する機能性食品

　日本ではさまざまな機能性をもつ食品が販売されているが，一定の条件を満たしたものを**保健機能食品**という．保健機能食品は機能の違いにより，**特定保健用食品，栄養機能食品，機能性表示食品**に分類されている．特定保健用食品（いわゆるトクホ）は，身体の生理学的機能や，生物学的活動に影響を与える保健機能成分を含み，その摂取により，特定の保健の目的が期待できる旨の表示ができる食品のことである．商品ごとに消費者庁による個別審査を受け，国の許可を得なければならない．栄養機能食品は，一日に必要な栄養成分（ビタミン，ミネラルなど）が不足しがちな場合，その補給・補完のために利用できる食品である．すでに科学的根拠が確認された栄養成分を一定の基準量含む食品であれば，特に届出などをしなくても，国が定めた表現によって機能性を表示することができるものである．

　さらに，平成27年4月に新しく「機能性表示食品」制度がはじまった．これまでは，機能性を表示することができる食品は，特定保健用食品（トクホ）と栄養機能食品に限られていたが，機能性をわかりやすく表示した商品の選択肢を増やし，消費者が商品の正しい情報を得て選択できるようにしたものである．機能性表示食品は，事業者の責任において，科学的根拠に基づいた機能性を表示した食品であり，販売前に安全性および機能性の根拠に関する情報などが消費者庁長官へ届出られたものである．ただし，特定保健用食品とは異なり，消費者庁長官の個別の許可を受けたものではない．現在，機能性表示食品の届出数は毎年右肩上がりであり，特定保健用食品よりも市場規模が拡大している．

A. 機能性ヨーグルト

　機能性ヨーグルトとは，健康の維持や増進に効果が期待される乳酸菌や特定の菌などを含むヨーグルトのことである．

　特定保健用食品の2020年の販売高は5,610億円である．このうち整腸効果関連品目は全体の56.5％の3,168億円であり，特定保健用食品の半分以上を占める．特定保健用食品の品目数は，2023年1月20日現在で1,062品目であり，プロバイオティクスが含まれる機能性ヨーグルトがそのうち45品目ある．しかし，特定保健用食品として認められている機能性ヨーグルトの効果は，整腸効果に関する内容がほとんどである（表6）．プロバイオティクスの他の機能性については，効果の立証と作用機序の解明が行われているが，新規保健機能効果の表示には高い基準の科学的根拠が求められるため，許可されていなかった．しかし，2018年1月に脂肪吸収抑制効果が許可されている．また，機能性表示食品として販売されている機能性ヨーグルト

表6　プロバイオティクスが含まれる主な機能性ヨーグルト

商品名	企業名	関与成分	効果	分類
明治ブルガリアヨーグルト	（株）明治	*Lactobacillus delbrueckii* subsp. *bulgaricus* 2038, *Streptococcus salivarius* subsp. *thermophilus*★ 1131	整腸効果	特定保健用食品
ナチュレ 恵megumi	雪印メグミルク（株）	*Lactobacillus gasseri* SBT2055, *Bifidobacterium longum* SBT2928		
タカナシヨーグルトおなかへGG！	タカナシ乳業（株）	*Lactobacillus rhamnosus*★ GG		
ビヒダス プレーンヨーグルト	森永乳業（株）	*Bifidobacterium longum* BB536		
ソフール プレーン	（株）ヤクルト本社	*Lactobacillus casei*★ YIT 9029		
恵megumiガセリ菌SP株ヨーグルト	雪印メグミルク（株）	*Lactobacillus gasseri* SBT2055	脂肪減少効果	
BifiX ヨーグルト	江崎グリコ（株）	*Bifidobacterium animalis* subsp. *lactis* GCL2505	整腸効果	機能性表示食品
明治プロビオヨーグルト LG21	（株）明治	*Lactobacillus gasseri* OLL2716	一時的な胃の負担をやわらげる機能	

★は巻末の付表（学名変更表）参照.

もあり，整腸効果だけでなく，一時的な胃の負担を和らげる機能を表示しているものもある．

B. サプリメント

プロバイオティクスに必要な特性として，胃酸や胆汁酸などの強い酸に耐性のある細菌であること，大腸内で増殖することで腸内常在菌のバランスを変えることは非常に重要であるが，腸への届きやすさや定着のしやすさなどを兼ね備えた乳酸菌食品は少ない．そのため，胃酸や胆汁酸に曝露しても乳酸菌を保護できる耐酸性カプセルを用いたサプリメントや乳酸菌製剤が販売されている．サプリメントや乳酸菌製剤には複数の乳酸菌が配合されていたり，ビタミンを添加されているものもある．

近年，乳酸菌，ビフィズス菌に続き，第三のプロバイオティクスとして，酪酸産生菌の「*Clostridium butyricum*」のサプリメントが市販されるようになった．酪酸は，前述のとおり腸内環境を改善し，さまざまな健康効果をもたらす．しかし，酪酸産生菌を外部からとり入れた場合，産生された酪酸の効果は期待できるも

のの，外部菌由来の大量の酪酸により，自らの腸内酪酸産生菌群に負のフィードバックがかかり，自分の酪酸産生菌の増殖が抑制されてしまうのではないだろうか．よって，プロバイオティクス酪酸産生菌の利用には注意が必要であるように思われる．

C. その他の機能性食品

プレバイオティクスである食物繊維やオリゴ糖は，整腸効果のある特定保健用食品として十分に許可実績があり，科学的根拠が蓄積されている成分であるため，規格基準に適していれば個別審査なしで許可されることのできる，**規格基準型特定保健用食品**の成分である（表7）．また，バイオジェニックスの一例として前述した発酵乳からの発酵代謝産物である**ラクトトリペプチド**は，特定保健用食品で血圧降下作用を示す成分として認められている．さらに，プラズマ乳酸菌（*L. lactis* strain Plasma）は，健康な人の免疫機能を維持する効果が示され，機能性表示食品として消費者庁に届出受理されている．

表7 **規格基準型特定保健用食品成分**

区分	関与成分	1日摂取目安量	表示できる保健の用途	摂取上の注意事項
I（食物繊維）	難消化性デキストリン（食物繊維として）	3～8 g	○○（関与成分）が含まれているのでおなかの調子を整えます．	摂り過ぎあるいは体質・体調によりおなかがゆるくなることがあります．多量摂取により疾病が治癒したり，より健康が増進するものではありません．他の食品からの摂取量を考えて適量を摂取して下さい．
	ポリデキストロース（食物繊維として）	7～8 g		
	グアーガム分解物（食物繊維として）	5～12 g		
II（オリゴ糖）	大豆オリゴ糖	2～6 g	○○（関与成分）が含まれておりビフィズス菌を増やして腸内の環境を良好に保つので，おなかの調子を整えます．	
	フラクトオリゴ糖（FOS）	3～8 g		
	乳果オリゴ糖	2～8 g		
	ガラクトオリゴ糖（GOS）	2～5 g		
	キシロオリゴ糖（XOS）	1～3 g		
	イソマルトオリゴ糖（IMO）	10 g		

「腸内共生系のバイオサイエンス」（日本ビフィズス菌センター / 編），p259，丸善出版，2011より引用．

6章
腸内細菌叢とプロバイオティクス

透析患者とヨーグルト

　リンやカリウムの主要排泄経路は腎臓である．腎不全になると腎臓からリンやカリウムが十分排泄されなくなり，血液中のリンやカリウム濃度が上昇し，高リン血症や高カリウム血症になりやすい状態となる．また，尿量も低下するため水分制限が実施される．腎不全で透析を行っている患者は，カリウム制限のための野菜不足（食物繊維不足），および治療で投与される血液中のリンやカリウムを下げる薬剤の副作用により，便秘になりやすくなることが知られている．便秘による腸内環境の乱れは，免疫低下や尿毒素産生による腎疾患の悪化を招く他，腸閉塞などの大腸疾患や糖尿病，がんなどの疾病の発生リスクを高めてしまう．

　このような合併症を予防するためには，便秘対策に効果のある食品をリンやカリウム量に注意しながらとり入れ，良好な腸内環境を保つことが望まれる．一般的には，便秘改善のためヨーグルトを食する人が多くなってきた．しかし，ヨーグルト，牛乳，チーズなどの乳製品にはリンとカリウムが多く含まれているため，透析患者への提供はかなり注意が必要である．よって，血清リン値やカリウム値が高い患者には，乳酸菌飲料やオリゴ糖などのリンやカリウムの少ない食品の提供が有効である．さらに近年，サプリメントとして，乳酸菌やビフィズス菌などをカプセル化したものも利用されはじめている．　　　　　　（大橋典男）

文　献

1）「腸内共生系のバイオサイエンス」（日本ビフィズス菌センター／編），丸善出版，2011
2）「現代乳酸菌科学―未病・予防医学への挑戦―」（杉山政則／著），共立出版，2015
3）「補完・代替医療　プロバイオティクス」（辨野義己／著），金芳堂，2010
4）「食物繊維―基礎と応用―」（日本食物繊維学会編集委員会／編），2008
5）「食品機能性の科学」（食品機能性の科学編集委員会／編），産業技術サービスセンター，2008
6）「プロバイオティクスとバイオジェニックス〜科学的根拠と今後の開発展望〜」（伊藤喜久治，他／編著），エヌ・ティー・エス，2005
7）ISSAPホームページ（https://isappscience.org/wp-content/uploads/2022/08/Postbiotics_Japanese.pdf）
8）「乳酸菌とビフィズス菌のサイエンス」（日本乳酸菌学会／編），京都大学学術出版会，2010
9）「腸内フローラとプロバイオティクス」（光岡知足／著），学会出版センター，1998
10）平山和宏：腸内細菌叢の基礎．モダンメディア，60：307-311，2014
11）北島幸枝：食事中カリウム制限の実践と問題点．Jinzou.net（https://jinzounet.pro/%e7%89%b9%e9%9b%8631c%e7%ab%a0/）
12）古賀泰裕，峯 徹哉：新規プレバイオティクスによる腸内酪酸産生菌活性化を介した消化管疾患の治療．日本消化器病学会雑誌，116：224-234，2019
13）門田吉弘，他：ケストースが持つ多様な生理機能の解明と実用化に向けた取り組み．日本栄養・食糧学会誌，73：123-131，2020

第6章 チェック問題

問 題

☐ ☐ **Q1** 腸内細菌叢において，分類学上，代表的な4種類の門の名称をあげよ.

☐ ☐ **Q2** プロバイオティクスに用いられている代表的な菌属を4つ答えよ.

☐ ☐ **Q3** プロバイオティクスとプレバイオティクスの違いについて簡単に説明せよ.

☐ ☐ **Q4** 「宿主の健康に有効な作用を発揮する不活化菌体，その構成成分や代謝物」と定義されるものは何か，答えよ.

☐ ☐ **Q5** 保健機能食品のなかで，商品ごとに消費者庁により個別審査を受け，国の許可を得なければならない食品を何というか，答えよ.

☐ ☐ **Q6** 機能性表示食品について簡単に説明せよ.

解答&解説

A1 ファーミキューティス門，アクチノバクテリア門，プロテオバクテリア門，バクテロイデテス門.

A2 ラクトバシラス属，ラクトコッカス属，ビフィドバクテリウム属，エンテロコッカス属.

A3 宿主に健康効果を示す生きた微生物を含む食品がプロバイオティクスで，特定の有用微生物の餌（栄養源）になるのがプレバイオティクスである.

A4 ポストバイオティクス.

A5 特定保健用食品（トクホ）.

A6 機能性表示食品は，事業者の責任において，科学的根拠に基づいた機能性を表示した食品であり，販売前に安全性および機能性の根拠に関する情報などが消費者庁長官へ届出られたものである. 特定保健用食品とは異なり，消費者庁長官の個別の許可を受けたものではない.

微生物の学名変更表

本文中★で示した微生物（近年学名が変更になったものなど）について新旧の学名を以下に示す.

章	ページ	旧学名	新学名
第3章	66	*Lactobacillus heterohiochii*	*Fructilactobacillus fructivorans*
	72	*Lactobacillus plantarum*	*Lactiplantibacillus plantarum*
		Lactobacillus brevis	*Levilactobacillus brevis*
		Pediococcus halophilus	*Tetragenococcus halophilus*
		Lactobacillus sakei	*Latilactobacillus sakei*
	76	*Streptomyces avermectinius*	*Streptomyces avermitilis*
第4章-§1	88	*Clostridium difficile*	*Clostridioides difficile*
	91	*Bifidobacterium lactis*	*Bifidobacterium animalis* subsp. *lactis*
		Propionibacterium acnes	*Cutibacterium acnes*
	101	*Brucella suis*	*Brucella melitensis*
		Brucella abortus	*Brucella melitensis*
		Brucella canis	*Brucella melitensis*
	108	*Mycoplasma pneumoniae*	*Mycoplasmoides pneumoniae*
第6章	227	Firmicutes（門）	Bacillota（門）
		Bacteroidetes（門）	Bacteroidota（門）
		Proteobacteria（門）	Pseudomonadota（門）
		Actinobacteria（門）	Actinomycetales（門）
	228	*Clostridium difficile*	*Clostridioides difficile*
	230	*Lactobacillus casei*	*Lacticaseibacillus casei*
		Lactobacillus paracasei	*Lacticaseibacillus paracasei*
		Lactobacillus rhamnosus	*Lacticaseibacillus rhamnosus*
		Lactobacillus reuteri	*Limosilactobacillus reuteri*
		Lactobacillus fermentum	*Limosilactobacillus fermentum*
		Lactobacillus plantarum	*Lactiplantibacillus plantarum*
		Lactobacillus brevis	*Levilactobacillus brevis*
		Lactobacillus curvatus	*Latilactobacillus curvatus*
		Streptococcus cremoris	*Lactococcus cremoris*
		Streptococcus lactis	*Lactococcus lactis*
	236	*Streptococcus salivarius* subsp. *thermophilus*	*Streptococcus thermophilus*
		Lactobacillus rhamnosus	*Lacticaseibacillus rhamnosus*
		Lactobacillus casei	*Lacticaseibacillus casei*

※本文中には，旧学名が記載されている場合と，新学名が記載されている場合がある.

索引

執筆者一覧

▤ 編 者

大橋　典男　　　静岡県立大学食品栄養科学部微生物学研究室 教授
おおはし　のりお

▤ 執筆者一覧 (五十音順)

新井　映子　　　静岡県立大学食品栄養科学部 名誉教授
あらい　えいこ

市川　陽子　　　静岡県立大学食品栄養科学部フードマネジメント研究室 教授
いちかわ　ようこ

大橋　典男　　　静岡県立大学食品栄養科学部微生物学研究室 教授
おおはし　のりお

紅林　佑希　　　静岡県立大学薬学部生化学分野 助教
くればやし　ゆうき

小林　麻貴　　　神戸学院大学栄養学部栄養学科 助教
こばやし　まき

島村　裕子　　　静岡県立大学食品栄養科学部食品衛生学研究室 助教
しまむら　ゆうこ

鈴木　隆　　　静岡県立大学 名誉教授／客員教授
すずき　たかし

曽根　保子　　　高崎健康福祉大学健康福祉学部健康栄養学科 准教授
そね　やすこ

藤澤　誠　　　東洋大学食環境科学部健康栄養学科 准教授
ふじさわ　まこと

増澤　俊幸　　　静岡県立大学 客員教授／千葉科学大学 非常勤講師
ますざわ　としゆき

三浦　進司　　　静岡県立大学食品栄養科学部栄養化学研究室 教授
みうら　しんじ

三宅　正紀　　　奥羽大学薬学部微生物学分野 教授
みやけ　まさき

栄養科学イラストレイテッド シリーズ

B5判

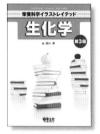
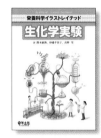
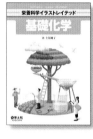
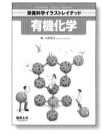
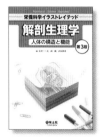
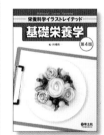

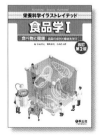
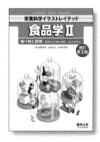

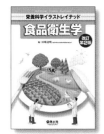

食品衛生学
改訂第2版

田﨑達明／編

- 定価3,080円（本体2,800円＋税10％）
- 272頁　ISBN978-4-7581-1359-5

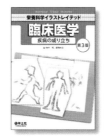

臨床医学
疾病の成り立ち
第3版

田中　明, 藤岡由夫／編

- 定価3,190円（本体2,900円＋税10％）
- 320頁　ISBN978-4-7581-1367-0

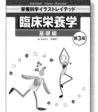

臨床栄養学
基礎編
第3版

本田佳子, 曽根博仁／編

- 定価2,970円（本体2,700円＋税10％）
- 192頁　ISBN978-4-7581-1369-4

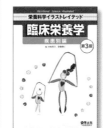

臨床栄養学
疾患別編
第3版

本田佳子, 曽根博仁／編

- 定価3,080円（本体2,800円＋税10％）
- 328頁　ISBN978-4-7581-1370-0

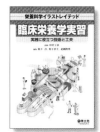

臨床栄養学実習
実践に役立つ技術と工夫

中村丁次／監,
栢下　淳, 栢下淳子, 北岡陸男／編

- 定価3,190円（本体2,900円＋税10％）
- 231頁　ISBN978-4-7581-1371-7

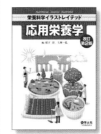

応用栄養学
改訂第2版

栢下　淳, 上西一弘／編

- 定価3,080円（本体2,800円＋税10％）
- 255頁　ISBN978-4-7581-1364-9

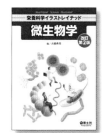

微生物学
改訂第2版

大橋典男／編

- 定価3,190円（本体2,900円＋税10％）
- 256頁　ISBN978-4-7581-1373-1

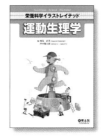

運動生理学

麻見直美, 川中健太郎／編

- 定価3,080円（本体2,800円＋税10％）
- 224頁　ISBN978-4-7581-1356-4

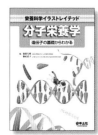

分子栄養学
遺伝子の基礎からわかる

加藤久典, 藤原葉子／編

- 定価2,970円（本体2,700円＋税10％）
- 231頁　2色刷り
- ISBN978-4-7581-0875-1

栄養科学イラストレイテッド［演習版］　2色刷り

生化学ノート　第3版
- 定価2,860円（本体2,600円＋税10％）
- 232頁　ISBN978-4-7581-1355-7

解剖生理学ノート
人体の構造と機能　第3版
- 定価2,860円（本体2,600円＋税10％）
- 231頁　ISBN978-4-7581-1363-2

基礎栄養学ノート
第4版
- 定価2,860円（本体2,600円＋税10％）
- 200頁　ISBN978-4-7581-1361-8

■ 編者プロフィール

大橋典男（おおはし　のりお）
静岡県立大学食品栄養科学部食品生命科学科，同大学大学院薬食生命科学総合学府
食品栄養科学専攻（修士課程）・薬食生命科学専攻（博士課程），微生物学研究室　教授

1981年 新潟薬科大学薬学部薬学科卒業．'84年金沢大学大学院薬学研究科修士課程修了．'92年 博士（薬学）を東京大学にて取得．'84～'97年 新潟薬科大学薬学部助手．1998～2002年 米国オハイオ州立大学獣医学部リサーチ・サイエンティスト．2002～'06年 静岡県立大学環境科学研究所助教授．'06～'08年 同大学環境科学研究所教授．'08年～ 同大学食品栄養科学部食品生命科学科教授．また，'17年～ 静岡大学教育学部学校教育教員養成課程養護教育専攻非常勤講師（微生物学・食物アレルギー分野）も兼務．専門分野は病原微生物学，応用微生物学，感染症学，免疫学など．研究では，「プロバイオティクス・プレバイオティクス研究から有害微生物の解析まで」を大きなテーマとしており，そのなかで（1）プロバイオティクス効果が期待できる微生物の機能性食品への応用，（2）食品やその成分の腸内細菌叢変動を介した機能性に関する研究，（3）マダニ媒介細菌性新興感染症の実態解明と感染機構の解析および早期診断法の確立を中心に展開している．特に病原微生物学・感染症学の分野では，リケッチア症を専門としており，'13年に日本国内ではじめてリケッチア関連感染症の1つである「アナプラズマ症」の存在を明らかにし報告した．

栄養科学イラストレイテッド

微生物学 改訂第2版

2020年 3月 1日	第1版第1刷発行		
2022年 8月20日	第1版第3刷発行		
2023年12月15日	第2版第1刷発行		

編　集　　大橋典男

発行人　　一戸敦子

発行所　　株式会社 羊 土 社
〒 101-0052
東京都千代田区神田小川町 2-5-1
TEL　　03（5282）1211
FAX　　03（5282）1212
E-mail　eigyo@yodosha.co.jp
URL　　www.yodosha.co.jp/

© YODOSHA CO., LTD. 2023
Printed in Japan

ISBN978-4-7581-1373-1

表紙イラスト　エンド譲

印刷所　　株式会社 加藤文明社印刷所